Erich Jonasch · Unfallchirurgische Operationen

UNFALLCHIRURGISCHE OPERATIONEN

INDIKATION — TECHNIK — FEHLER

VON

DR. MED. ERICH JONASCH

FACHARZT FÜR UNFALLCHIRURGIE
OBERARZT AM UNFALLKRANKENHAUS WIEN XX DER ALLGEMEINEN UNFALLVERSICHERUNGSANSTALT

2. ERWEITERTE UND VERBESSERTE AUFLAGE MIT EINEM

GELEITWORT VON PROFESSOR DR. MED. LORENZ BÖHLER

UND

121 ABBILDUNGEN IN 315 EINZELDARSTELLUNGEN

WALTER DE GRUYTER & CO.

VORMALS G. J. GÖSCHEN'SCHE VERLAGSHANDLUNG · J. GUTTENTAG VERLAGSBUCHHANDLUNG · GEORG REIMER · KARL J. TRÜBNER VEIT & COMP.

BERLIN 1970

Archiv-Nr. 5 615 701 — Printed in Germany — Satz und Druck: Buchdruckerei Franz Spiller, D 1 Berlin 36

Geleitwort

Wir trachten möglichst viele Knochenbrüche konservativ zu behandeln. Daß wir keine grundsätzlichen Gegner der Operation sind, geht daraus hervor, daß wir von den ungefähr 150 000 Knochenbrüchen des Unfallkrankenhauses Wien XX im Verlauf der letzten 40 Jahre mehr als 10 000 operativ behandelt haben.

Wir haben Tausende von Verletzten gesehen, die als Folge von unzweckmäßig durchgeführten Operationen — besonders bei frischen und alten Knochenbrüchen — schwere Dauerschäden erlitten haben. JONASCH hat sie seit vielen Jahren gesammelt, um auf häufig vorkommende Irrtümer bei der technischen Durchführung von Osteosynthesen hinzuweisen. Er hat sich jetzt entschlossen, nicht nur fehlerhafte Osteosynthesen darzustellen, sondern an ausgewählten Fällen zu zeigen, wie man in einfacher und möglichst gefahrloser Weise Knochenbrüche operieren kann.

Dieser sorgfältigen und umfassenden Übersicht hat JONASCH zahlreiche Röntgenbilder beigegeben, deren ausgezeichnete Aufnahmetechnik und Wiedergabe im größtmöglichen Maßstab dem Betrachter jede Einzelheit eindrucksvoll vermittelt.

Wien, Sommer 1965 *Lorenz Böhler*

Vorbemerkung zur 1. Auflage

Die Einstellung der BÖHLER-Schule in der Knochenbruchbehandlung ist konservativ. Es wird nur dann operiert, wenn eine konservative Behandlung allein nicht zum Ziel führt.

In dieser unfallchirurgischen Operationslehre sind die *notwendigen typischen* Operationen, die am Unfallkrankenhaus Wien XX (emerit. Leiter Prof. Dr. L. BÖHLER) durchgeführt werden, beschrieben.

Bei jedem Abschnitt werden auch fehlerhafte Eingriffe besprochen und bewußt mit so zahlreichen Röntgenbildern belegt, um ihre Folgen zu ersehen.

Für das Gelingen einer Operation ist nicht nur die richtige Technik, sondern auch die richtige Indikationsstellung entscheidend. Diese beiden Punkte sind in diesem Buch herausgestellt worden, um den Operateur und den Verletzten vor vielen Unannehmlichkeiten zu bewahren.

Auf die Technik der konservativen Therapie der Knochenbruchbehandlung wird *nicht* eingegangen, da hierfür das Standardwerk von BÖHLER zur Verfügung steht.

Wien, Sommer 1965 *Erich Jonasch*

Vorbemerkung zur 2. Auflage

Da die Unfallchirurgie nicht nur die Behandlung von Verletzungen an den Extremitäten umfaßt, bin ich der Anregung von zahlreichen Kollegen gern gefolgt, in dieser 2. Auflage auch die Behandlung der Verletzungen des Schädels, der Wirbelsäule und der Körperhöhlen aufzunehmen. Bei diesen neu hinzugekommenen Kapiteln wurden die Operationsverfahren angegeben, wie sie im Unfallkrankenhaus Wien XX durchgeführt werden.

In der Extremitätenchirurgie wurden in den letzten Jahren neue Operationsverfahren und -techniken angewandt. Solche, die sich uns bewährt haben, fanden ebenfalls in dieser neuen Auflage ihre Berücksichtigung.

Wien, Frühjahr 1970 *Erich Jonasch*

Inhaltsübersicht

Entnahmestellen für körpereigene Knochenspäne

Für die Entnahme körpereigener Knochenspäne kommen das Schienbein, der Darmbeinkamm und das Olekranon in Betracht. Die Spanentnahme aus dem Darmbeinkamm hat den Nachteil, daß die Entnahmestelle längere Zeit hindurch schmerzhaft bleibt, vor allem beim Atmen.

Am besten entnimmt man die Späne dem Schienbein. Sie müssen von der *medialen* Fläche des Schienbeins und *nicht* etwa *von der Schienbeinkante* herausgeschnitten werden. Außerdem dürfen die Späne nicht breiter als 8—10 mm sein. Bei einer Knochenentnahme von der Schienbeinkante oder von Spänen von mehr als 10 mm Breite wird die Festigkeit des Schienbeins herabgesetzt. Es besteht die Gefahr, daß es im geschwächten Bereich bei einer plötzlichen Drehbewegung zu einem Bruch des Schienbeins kommt (Abb. 1).

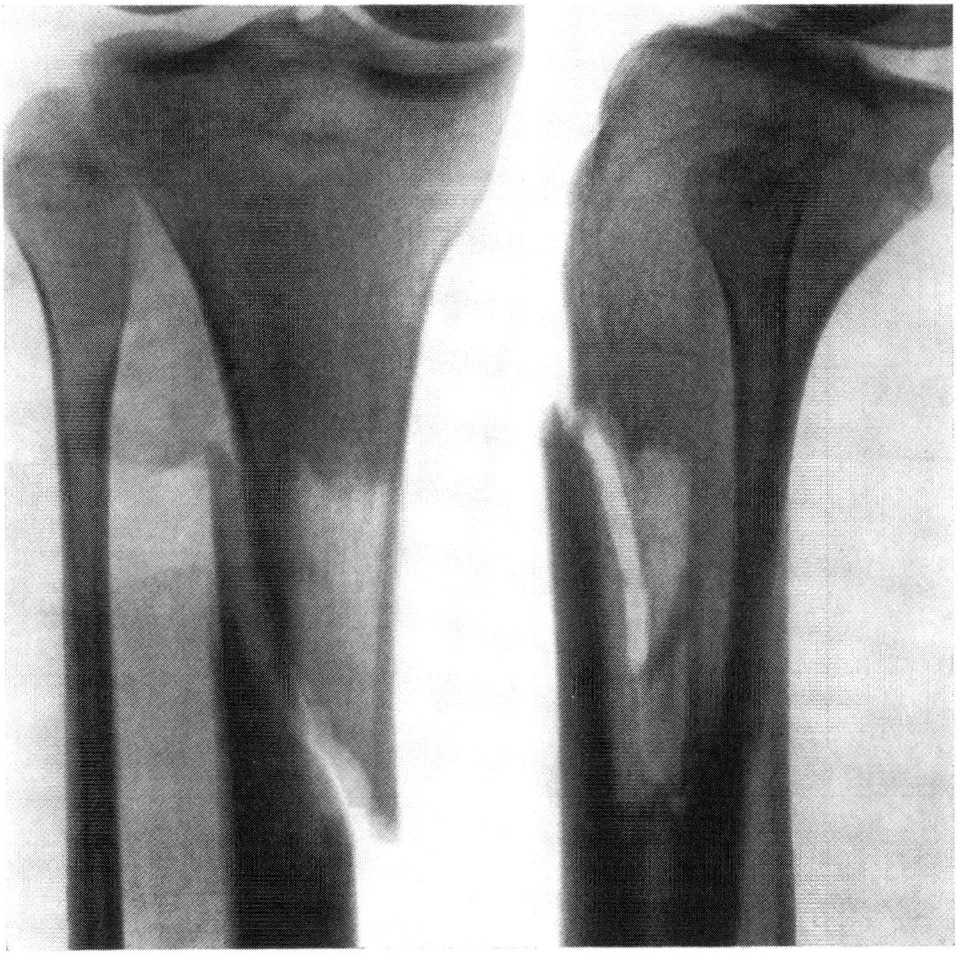

Abb. 1. Drehbruch des rechten Schienbeins in Höhe der Spanentnahme bei einer 28jährigen Hausfrau vier Wochen nach der Operation.
Die Breite des entnommenen Spanes beträgt mehr als 10 mm

Die Spanentnahme muß nicht in Blutleere erfolgen. Nach einem entsprechend großen Hautschnitt wird das Periost der Länge nach durchtrennt, abgeschoben und der Span entnommen. Dann wird das Periost mit zwei oder drei feinen Nähten und die Haut mit Knopfnähten verschlossen, nachdem an der Entnahmestelle eine Saugdrainage angelegt wurde.

Die Hautnähte werden zwei Wochen belassen. Während dieser Zeit muß der Verletzte das Bett hüten.

Vor dem Aufstehen legt man einen Zinkleimverband für den Unterschenkel an, der zwei bis drei Wochen getragen werden soll.

Technik der Drahtnaht

Für eine Drahtnaht darf nur rostfreier amagnetischer Stahldraht verwendet werden. Die Stärke des Drahtes richtet sich jeweils nach seinem Verwendungszweck.

Beim Knüpfen des Drahtes ist darauf zu achten, daß die Drahtenden gegeneinander verdreht werden und nicht das eine Ende um das andere herumgewunden wird.

Der Draht soll so in die Spannzange eingeführt werden, daß diese im geschlossenen Zustand 2 bis 3 cm vom Knochen entfernt ist. Bei Beginn des Zusammendrehens müssen beide Drahtenden gleich lang sein. Ist ein Drahtende kürzer als das andere, so wird beim

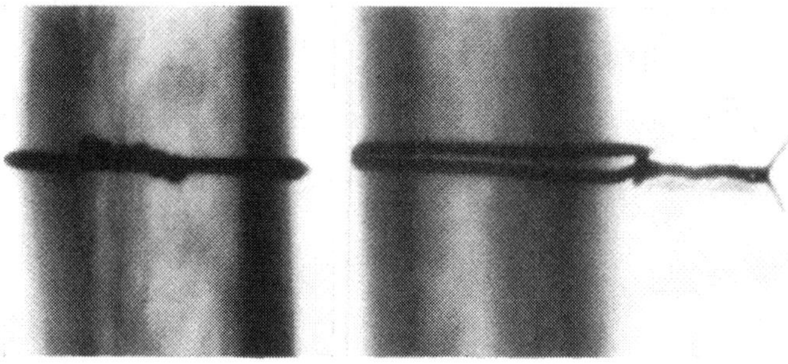

a b

Abb. 2a. Die Enden des Drahtes sollen *senkrecht* auf die Schlinge umgebogen werden und nicht parallel zu ihr

Abb. 2b. Der Draht ist *nicht* umgebogen. Seine Enden stehen gegen die Haut vor. Außerdem ist der Draht nicht in Höhe der letzten Umdrehung abgezwickt

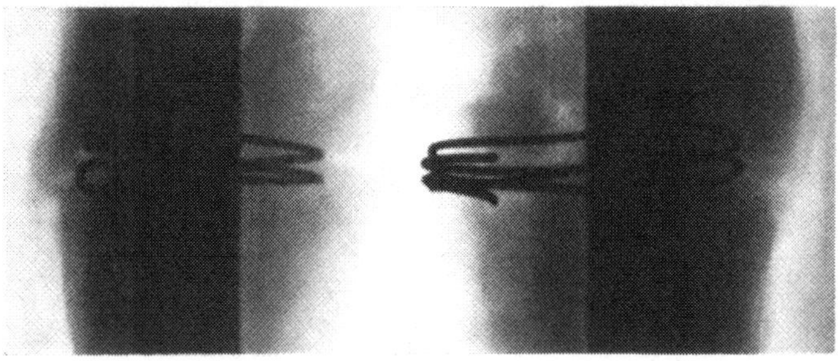

Abb. 3. *Straffe Drahtnaht* des Schienbeins zum Festhalten eines Drehkeiles bei einem offenen Unterschenkelbruch, der mit einem Marknagel versorgt wurde. Die Röntgenbilder von vorne und von der Seite zeigen den Zustand *neun Monate nach der Verletzung*. Die straffe doppelte Drahtschlinge schneidet tief ein, so daß der Bruch *nicht* geheilt ist.

Eine knöcherne Heilung konnte erst nach Entfernung der Drahtschlinge erzielt werden

Knüpfen das längere Drahtende um das kürzere herumgewunden. Bei der geringsten Belastung kann das kürzere Drahtende herausschlüpfen oder an der Basis abbrechen.

Insgesamt sollen fünf Umdrehungen mit der Spannzange gemacht werden. In Höhe der fünften Umdrehung werden die Drähte so abgezwickt, daß die Enden nicht vorstehen, und so umgebogen, daß sie senkrecht zur Schlinge stehen, am Knochen anliegen und nicht gegen die Haut vorstehen (Abb. 2 u. 3).

Bei der *lockeren Drahtnaht* wird vor dem Knüpfen auf den Knochen ein gebogener Steinmann-Nagel aufgelegt und darüber der Draht geknüpft. Dann wird der Steinmann-Nagel wieder entfernt, so daß die Drahtschlinge dem Knochen nicht straff, sondern locker anliegt.

Saugdrainage

Bei den unfallchirurgischen Operationen soll an Stelle eines Blutungsdrains immer eine Saugdrainage angelegt werden. Sie besteht im Prinzip darin, daß das Blut oder Sekret durch Unterdruck dauernd abgesaugt wird (Redon).

In die Operationswunde wird ein 3 mm starker Plastikschlauch, der an einem Ende mehrere Löcher aufweist, eingelegt. Der nicht perforierte Teil des Schlauches wird mit Hilfe einer Spezialnadel, einige Zentimeter von der Operationswunde entfernt, durch die gesunde Haut herausgeführt. Dann erst erfolgt die Wundnaht. Der Schlauch darf *nicht* an die Haut angenäht werden.

Durch einen weiteren Plastikschlauch wird der perforierte Schlauch mit einer Flasche verbunden, in welcher ein Vakuum von mindestens 60 cm/Hg herrscht (Abb. 4).

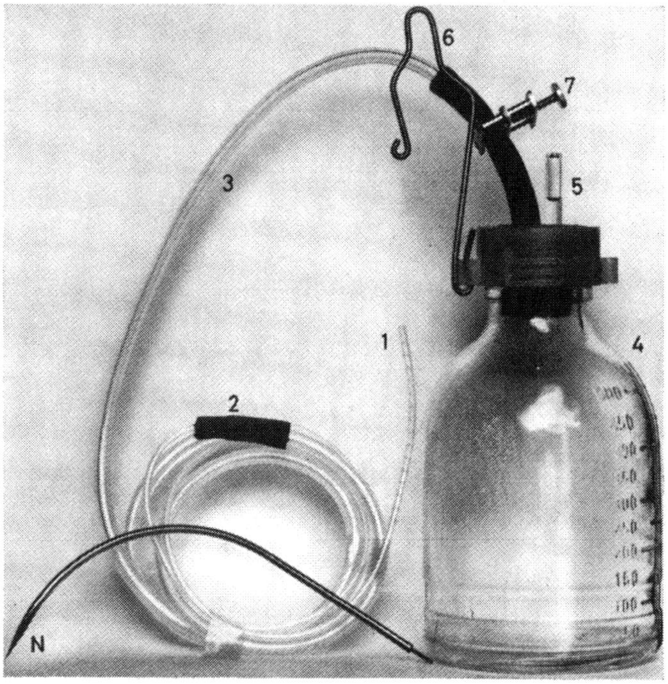

Abb. 4. *Geräte zur Saugdrainage:* Mit der Spezialnadel (N) wird ein an einem Ende perforierter Plastikschlauch (1) von der Operationswunde durch die gesunde Haut nach außen geleitet. Über ein Zwischenstück (2) und einem größeren Schlauch (3) erfolgt die Verbindung mit der Vakuumflasche (4). An Hand der Wassersäule des am Flaschenverschluß eingebauten Manometers (5) kann man den in der Flasche herrschenden Unterdruck jeweils kontrollieren. Außerdem ist noch eine Vorrichtung zum Aufhängen der Flasche (6) und eine zum Abklemmen (7) vorhanden

Die Ansaugung des Blutes oder Sekretes mit Hilfe des Unterdrucks muß ohne Unterbrechung durchgeführt werden, um ein Verkleben der Schläuche zu verhindern. Ist in der Flasche kein Vakuum mehr vorhanden, so wird sie gewechselt.

Die Größe des Unterdruckes wird mit Hilfe der Wassersäule des am Flaschenverschluß angeordneten Manometers kontrolliert.

Die Saugdrainage soll bis 48 Stunden nach der Operation belassen werden.

Die Saugdrainage hat sich ausgezeichnet bewährt. Seit ihrer Einführung konnten postoperativ Hämatome oder Serome nur mehr vereinzelt beobachtet werden.

Spül-Saugdrainage

Nach *septischen* Eingriffen z. B. Osteomyelitiden, Gelenksempyemen usw. soll, wenn möglich, eine Spül-Saugdrainage angelegt werden.

Das Prinzip der Spül-Saugdrainage besteht darin, daß das entsprechende Antibiotikum laufend zugeführt und abgesaugt wird.

Legt man eine Spül-Saugdrainage an, so muß man trotz der septischen Bedingungen, nachdem aus jedem Wundwinkel ein 3 mm starker Plastikschlauch durch die gesunde Haut herausgeleitet wurde, die Operationswunde durch Nähte *wasserdicht* verschließen, damit die Spül-Saugdrainage funktionieren kann.

Durch einen Plastikschlauch — dem zuführenden Schenkel — wird, wie bei einer Dauertropfinfusion, das entsprechende Antibiotikum zugeführt. Um mit den Antibiotizis gezielt vorgehen zu können, muß vor der Operation ein *Bakteriogramm* gemacht werden.

An den zweiten Schlauch, den abführenden Schenkel, wird eine Unterdruckflasche angeschlossen.

Die Spül-Saugdrainage muß so lange belassen werden, bis erhöhte Temperaturen nicht mehr bestehen und die abgesaugte Flüssigkeit vollkommen klar ist, d. h. keine Flocken mehr vorhanden sind. Das kann mitunter mehrere Wochen dauern.

Schlüsselbein

Schlüsselbeinbrüche und Pseudarthrosen

Schlüsselbeinbrüche soll man mit wenigen Ausnahmen (siehe unten) immer *konservativ* behandeln. Am besten eignet sich dazu die Schlüsselbeinschiene nach Böhler oder ein Desault-Verband mit breiter Abstützung auf die gesunde Schulter.

Die *Indikation zur operativen Behandlung bei frischen Schlüsselbeinbrüchen* ist bei folgenden Fällen gegeben:

1. Bei einer starken Seitenverschiebung der Bruchstücke, die durch konservative Maßnahmen nicht beseitigt werden kann, weil Muskelteile interponiert sind.

2. Bei einem durch ein Bruchstück ausgeübten Druck auf den Armplexus und dadurch bedingte neurologisch nachweisbare Ausfälle.

3. Aus kosmetischen Gründen, wenn trotz konservativer Einrichtungsversuche eine Parallelverschiebung der Bruchstücke um volle Schaftbreite bestehen bleibt und man annehmen kann, daß die Stufenbildung bei einem asthenischen Körperbau deutlich sichtbar bleiben wird.

Allerdings soll man bei der Indikationsstellung aus kosmetischen Gründen sehr zurückhaltend sein und immer daran denken, daß nach der knöchernen Heilung des Schlüsselbeinbruches eine vorhandene Vorwölbung einfach abgemeißelt werden kann.

Die Behandlung der *Schlüsselbeinpseudarthrosen* hingegen kann nur eine operative sein.

Die Operationstechnik bei frischen Schlüsselbeinbrüchen und bei Pseudarthrosen ist die gleiche.

Die Operation bei frischen Schlüsselbeinbrüchen soll *nicht sofort* nach der Verletzung, sondern erst 1 bis 2 Wochen später vorgenommen werden, wenn der Bluterguß aufgesaugt ist.

Eine Ausnahme ist gegeben, wenn neurologische Ausfälle bestehen. Auch bei diesen Fällen soll man so lange mit der Operation zuwarten, bis ein genauer neurologischer Befund (komplette oder Teillähmung des Plexus) vorliegt.

Die *Operation* wird in Allgemeinnarkose durchgeführt. Durch einen entsprechend großen Längsschnitt über dem Schlüsselbein werden die beiden Bruchenden freigelegt; dazwischengelagerte Muskelteile werden scharf durchtrennt.

Bei der Pseudarthrose werden die beiden Enden sparsam angefrischt (Abb. 5).

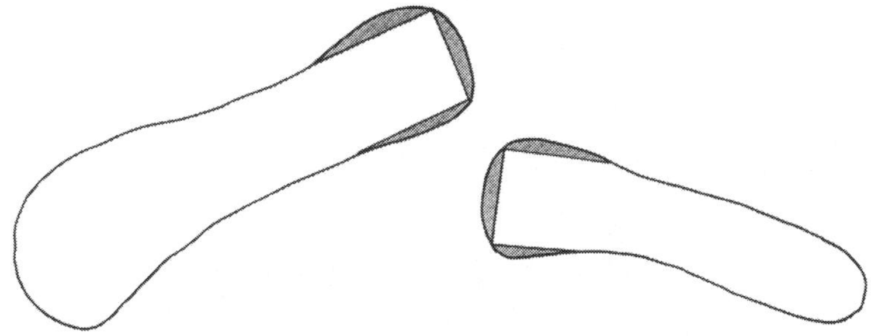

Abb. 5. Anfrischen der Pseudarthroseenden bzw. bei frischen Schlüsselbeinbrüchen Durchtrennung dazwischengelagerter Muskelteile

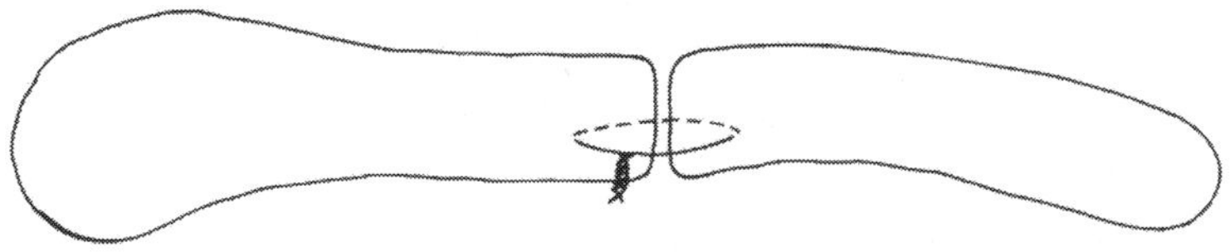

Abb. 6. Einrichten der Bruchstücke. Weichen die Bruchstücke gegeneinander ab, so kann eine Längsdrahtnaht angelegt werden. Diese muß *mehr gegen die Unterfläche* des Schlüsselbeins zu liegen, damit sie beim Fräsen des Spanbettes nicht hinderlich ist

Eine quere Drahtnaht (Abb. 6), welche die beiden Bruchenden in richtiger Stellung hält, ist dann notwendig, wenn die Bruchstücke nach ihrer Freilegung auseinanderweichen. Das Fräsen des Spanbettes und das Anlegen der Bohrlöcher wird dadurch erleichtert.

Bei beiden Schlüsselbeinbruchstücken wird an der Kranialseite ein je 4 cm langes Bett für den aus dem Schienbein entnommenen Kortikalisspan mit der Fräse ausgeschnitten (Abb. 7). Von der Höhe des Schlüsselbeins wird dabei ungefähr ein Drittel der Knochendicke weggenommen, so daß der Markraum größtenteils freiliegt.

Der aus dem Schienbein entnommene Knochenspan muß 8 cm lang und 8—10 mm breit sein und Kortikalisdicke haben.

Kleinere Späne führen häufig zu Mißerfolgen, weil damit keine genügende Stabilität erzielt wird und die Späne häufig brechen.

Anschließend wird jedes Schlüsselbeinbruchstück zweimal durchbohrt (Abb. 8). Die Bohrlöcher im Schlüsselbein an den Enden des vorbereiteten Spanbettes müssen so angelegt werden, daß sie nicht mehr als 5 mm vom Bettende entfernt sind. Dadurch erzielt man ein gutes Anliegen des Spanes.

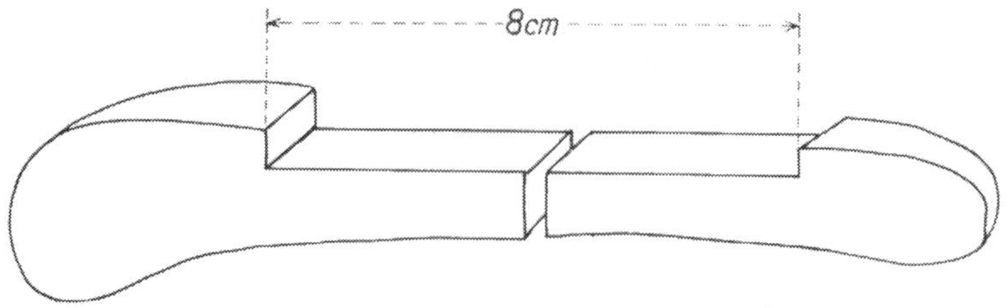

Abb. 7. Ausfräsen eines 8 cm langen und die ganze Schlüsselbeinbreite einnehmenden Bettes an der Oberseite. Dabei soll von der Höhe des Schlüsselbeins ein Drittel weggenommen werden

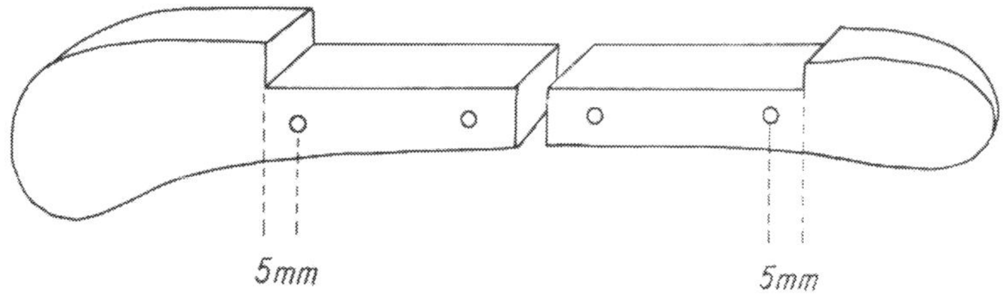

Abb. 8. Durch jedes Bruchstück werden im Bereich des Spanbettes je 2 Bohrlöcher angelegt. Die Bohrlöcher an den Spanbettenden dürfen *nicht mehr als 5 mm* vom Bettende entfernt sein, damit der Span gut anliegt

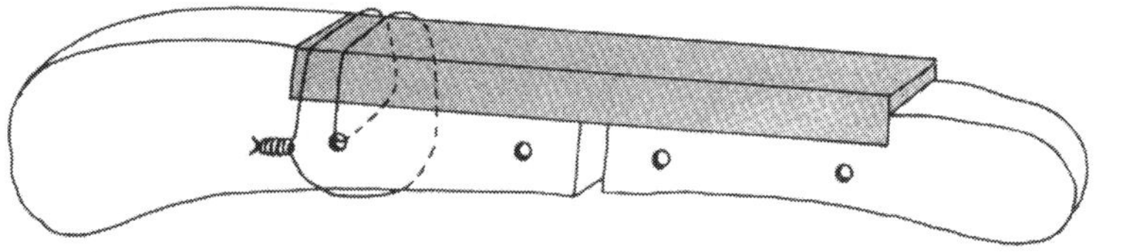

Abb. 9. Der Schienbeinspan wird in das Bett gelagert und mit 1½fachen Drahtumschlingungen fixiert, d. h. der Draht wird durch das Bohrloch im Schlüsselbein gezogen, die beiden Drahtenden werden gegeneinander um Schlüsselbein und Span herumgeführt und dann geknüpft. Die abgezwickten Drahtenden werden nach lateral oder medial zu umgebogen

Der aus dem Schienbein entnommene Span wird in das vorbereitete Bett gelagert und mit 1½fachen Drahtschlingen an das Schlüsselbein fixiert (Abb. 9).

Der Draht muß eine Stärke von 0,8—0,9 mm haben.

Die Drahtenden werden senkrecht zur Drahtnaht umgebogen, damit sie keine Beschwerden infolge Durchstechens der Haut hervorrufen.

Von der richtigen Lage des Spanes und der Drähte überzeugt man sich durch eine Röntgenkontrolle.

Nach dem Anlegen einer Saugdrainage verschließt man durch Subkutan- und Hautnähte die Operationswunde. Zur Ruhigstellung wird ein Desault-Verband angelegt. Bei glatter Wundheilung wird dieser Verband nach zwei Wochen gewechselt; dabei werden die Hautnähte entfernt.

Die Dauer der Ruhigstellung ab Operation beträgt zwölf Wochen.

Die Drahtschlingen können, wenn der Bruch knöchern durchgebaut ist, in Lokalanästhesie entfernt werden.

Die operative Behandlung eines frischen Schlüsselbeinbruches oder einer Schlüsselbeinpseudarthrose mit einem Marknagel, Markdraht, Rush-Pin oder einer LANEschen Platte führen in der Regel zu keinem guten Ergebnis, da es durch die dauernden Bewegungen des Schultergürtels zu einer ständigen scherenden Belastung zwischen den Schlüsselbeinbruchstücken und damit zum Auswandern des versenkten Markdrahtes usw. kommt.

Die Folge davon sind Infektion und Pseudarthrosen.

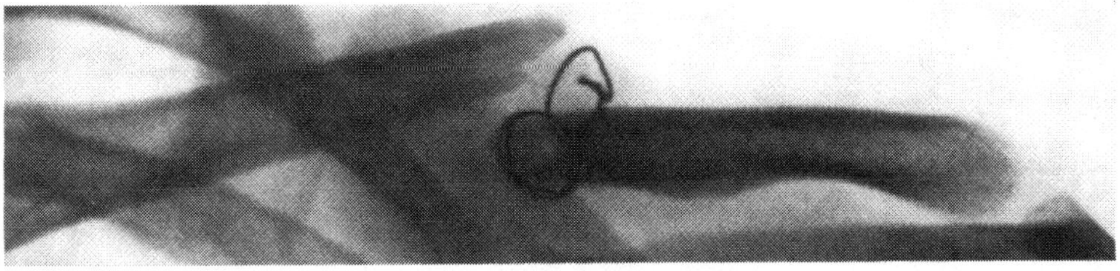

Abb. 10. 24jähriger Maurer, der mit dem Motorrad stürzte und sich das linke Schlüsselbein brach. Einen Tag später wurde der Bruch blutig eingerichtet und mit zwei zirkulären Drahtschlingen fixiert. Anschließend Ruhigstellung im Desault-Verband durch vier Wochen.
Das Röntgenbild zeigt den Zustand bei der Gipsabnahme. Das zentrale Bruchstück ist aus den Drahtschlingen herausgerutscht.
Da laut Operationsbericht keine Interposition von Muskelteilen bestand, wäre der Bruch sicher einfacher mit einer Schlüsselbeinschiene zu behandeln gewesen

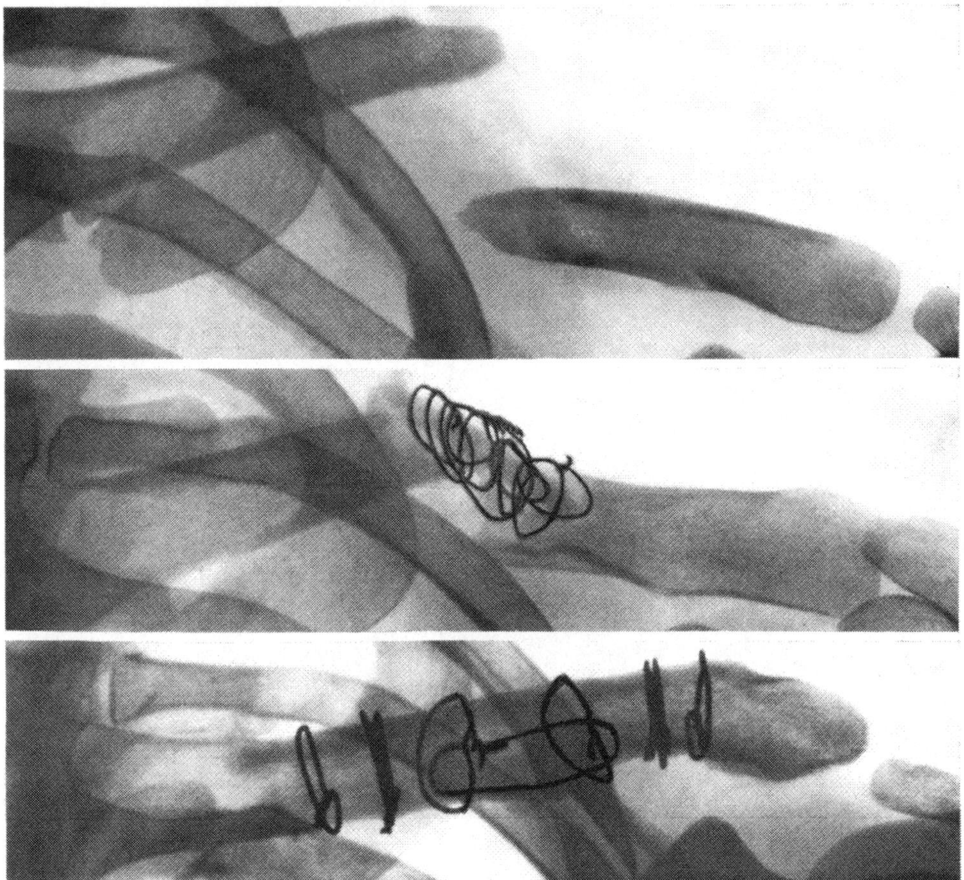

a

b

c

Abb. 11 a—c. 21jähriger Zimmermann, der als Rollerfahrer mit einem PKW zusammenstieß. Außer dem Bruch des linken Schlüsselbeins bestand noch ein Schädelbasisbruch. Die linke obere Extremität wurde mit einem Dreiecktuch ruhiggestellt. Drei Monate später (Abb. 11 a) bestanden Schmerzen bei jeder Bewegung der Schulter.
Deswegen wurde der nicht frische Bruch blutig eingerichtet, mit einem 35 mm langen Schienbeinspan überbrückt und im Desault-Verband durch zehn Wochen ruhiggestellt. Vier Monate nach der Operation zeigt die Röntgenkontrolle (Abb. 11 b), daß sich der zu kurze Span und die Drahtschlingen gelockert haben und eine Schlüsselbeinpseudarthrose besteht.
Erst nach neuerlicher Operation und Verwendung eines 80 mm langen Spanes konnte eine knöcherne Heilung erzielt werden (Abb. 11 c)

a
b
c
d
e

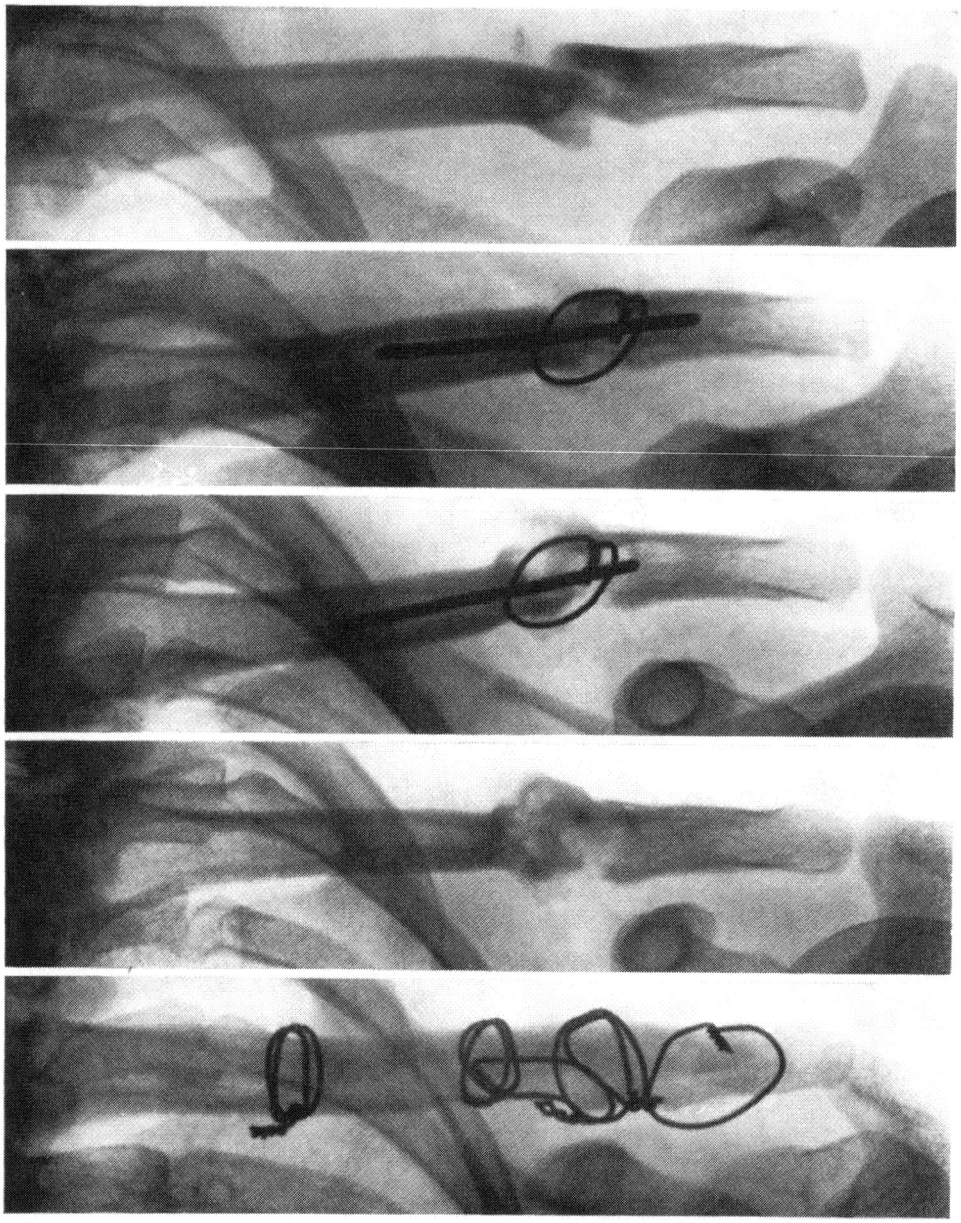

Abb. 12 a—e. Beginnende Schlüsselbeinpseudarthrose bei einer 31jährigen Hausfrau acht Monate nach dem Unfall (Abb. 12 a).

Die Pseudarthroseenden wurden angefrischt, zur inneren Fixation ein Markdraht in das Schlüsselbein eingeführt und die beiden Knochenenden mit einer schrägen Drahtnaht verbunden (Abb. 12 b). Ruhigstellung mit einem Desault-Verband durch zwölf Wochen.

Sechs Monate nach der Operation bestanden immer noch Schmerzen. Die Röntgenkontrolle zeigt, daß der Markdraht nach medial zu gewandert ist und sich eine Schlüsselbeinpseudarthrose gebildet hat (Abb. 12 c).

Daher wurden Markdraht und Drahtschlinge entfernt (Abb. 12 d).

Eine knöcherne Heilung wurde nach dem Anfrischen der Pseudarthroseenden und Beilage eines entsprechend großen Schienbeinspanes erzielt (Abb. 12 e)

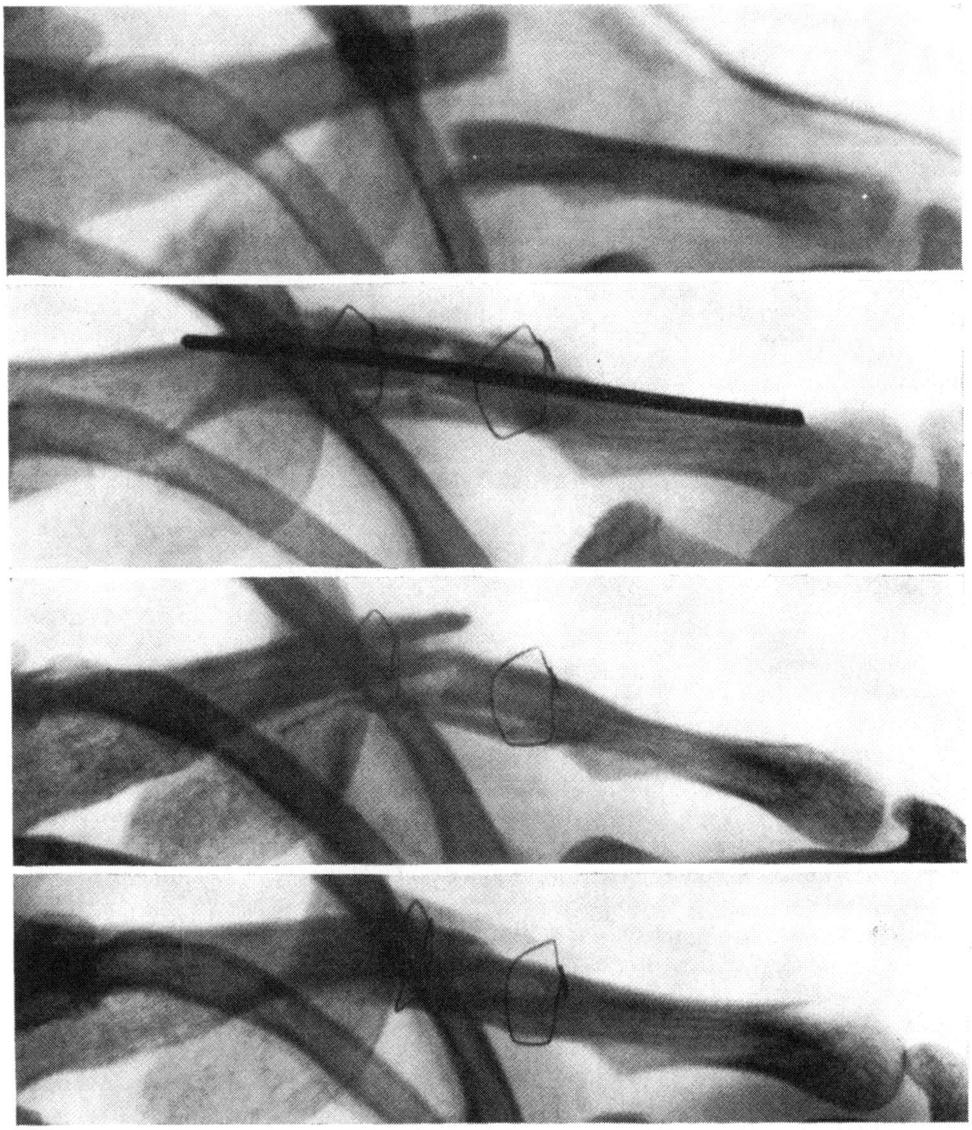

a

b

c

d

Abb. 13 a—d. 21jährige Studentin, die sich durch einen Sturz beim Skifahren das linke Schlüsselbein brach (Abb. 13 a). Weil sich die Verschiebung konservativ nicht ausgleichen ließ, wurde der Bruch nach einer Woche blutig eingerichtet. Dazwischengelagerte Muskelteile wurden entfernt, ein Markdraht eingebohrt und zwei 3 mm dicke und 45 mm lange Späne aus dem Schienbein beigelegt. Die Späne wurden mit zwei feinen Drahtnähten festgehalten. Ruhigstellung mit einem Desault-Verband für fünf Wochen.

Abb. 13 b zeigt den Zustand nach der Gipsabnahme.

Zwei Tage später wurde der Markdraht entfernt. Nach einer Woche klagte die Verletzte über Schmerzen. Die Röntgenkontrolle zeigt, daß die dünnen Beilagespäne gebrochen waren (Abb. 13 c).

Erst nach neuerlicher Ruhigstellung mit einem Desault-Verband mit Abstützung durch acht Wochen war der Schlüsselbeinbruch geheilt (Abb. 13 d)

Auch vor einfachen Drahtumschlingungen des Schlüsselbeinbruches ist abzuraten, weil die Bruchstücke durch die ungenügende mechanische Ruhigstellung aus den Drahtschlingen herausschlüpfen.

Quer angelegte Drahtschlingen reißen in der Regel nach wenigen Wochen.

Ist ein Schlüsselbeinbruch in einer kosmetisch störenden Stellung knöchern geheilt, so trägt man einfach die Vorwölbung ab. Dazu wird in Allgemeinnarkose der Knochenbuckel durch einen entsprechenden Schnitt freigelegt und mit dem Meißel abgetragen. Wenn man sich klinisch und röntgenologisch von einem guten Ergebnis überzeugt hat, schließt man nach Anlegung einer Saugdrainage die Haut. Nach der Operation ist kein Gipsverband notwendig. Der Arm wird mit einem Dreiecktuch durch zwei Wochen ruhiggestellt.

Bei glatter Wundheilung können die Hautnähte nach zwei Wochen entfernt werden und der Verletzte kann den Arm frei gebrauchen.

Akromio-Klavikulargelenk

1. Verrenkung des Akromio-Klavikulargelenkes

Die frische Akromio-Klavikularluxation soll *konservativ* mit einer Schlüsselbeinschiene oder mit einem Desault-Verband behandelt werden. Ist die Verletzung älter als eine Woche, so führt die konservative Behandlung nicht mehr zum Erfolg, weil die zerrissenen Bänder nach dieser Zeit nicht mehr in der richtigen Länge zusammenwachsen.

Es ist sicher verlockend, das Akromion und die Klavikula mit einer straffen Drahtnaht, mit perkutan eingeführten Bohrdrähten oder mit einer Schraube wieder zu vereinen. Durch die dauernden kleinsten Bewegungen des Schultergürtels reißen oder schneiden die Drahtnähte durch, oft noch während der Ruhigstellung im Gipsverband. Die Bohrdrähte beginnen nach einigen Tagen zu wandern und müssen deshalb vorzeitig entfernt werden, oder sie geben Anlaß zur Infektion. Selbst Schrauben, durch die das Schlüsselbein an das Korakoid fixiert wird, können bereits im Gipsverband brechen. Eine neuerliche Verrenkung im Akromio-Klavikulargelenk ist die Folge.

Die *Indikation für die operative Versorgung* einer Akromio-Klavikularluxation ist nur bei *nicht* frischen Fällen, in der Regel *nicht früher als sechs Monate* nach der Verletzung, gegeben, und zwar:

1. Aus kosmetischen Gründen bei jungen Frauen, wenn die Verrenkung des Schlüsselbeins durch Vorwölbung der Haut stark zu sehen ist und als störend empfunden wird.

Allerdings ist dabei zu bedenken, daß nach der Operation wieder Narben vorhanden sind. Überhaupt soll man bei der Operationsindikation aus kosmetischen Gründen stets zurückhaltend sein.

2. Wenn bei Bewegungen des Schultergelenkes Schmerzen infolge der Akromio-Klavikularluxation bestehen, so daß der Verletzte bei seiner Arbeit behindert ist.

Meist machen jedoch die veralteten Akromio-Klavikularverrenkungen keine Beschwerden.

Keine Operationsindikation stellt eine Bewegungseinschränkung der Schulter nach einer Akromio-Klavikularluxation dar. Eine solche Bewegungseinschränkung kann durch die Operation nicht gebessert, sondern eher verschlechtert werden.

Die *Operationstechnik* ist im wesentlichen von BUNNELL beschrieben worden.

In Allgemeinnarkose wird ein schräger Hautschnitt von hinten-außen über das Akromio-Klavikulargelenk nach vorne-innen über das akromiale Ende des Schlüsselbeins angelegt. Das Akromio-Klavikulargelenk, der Processus coracoideus und das akromiale Ende des Schlüsselbeins werden dargestellt und subperiostal freigelegt.

Mit einem Bohrer von 5 mm Durchmesser wird das Akromion, 5—8 mm von seinem Ende entfernt, senkrecht von kranial nach kaudal durchbohrt. Ein zweites Bohrloch wird

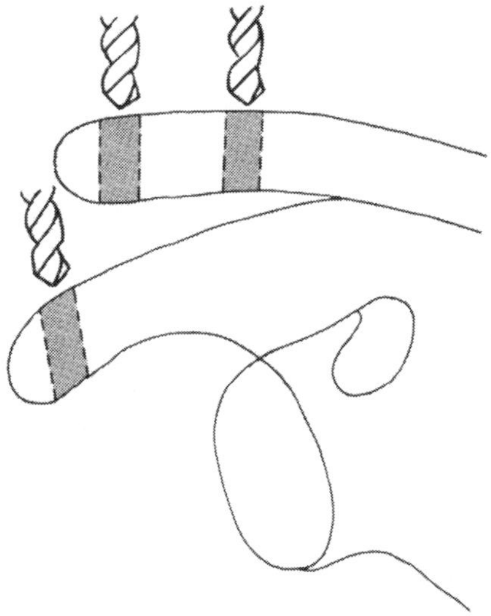

Abb. 14. Mit einem Bohrer von 5 mm Durchmesser werden 2 Löcher in das Schlüsselbein und eines durch das Akromion gebohrt

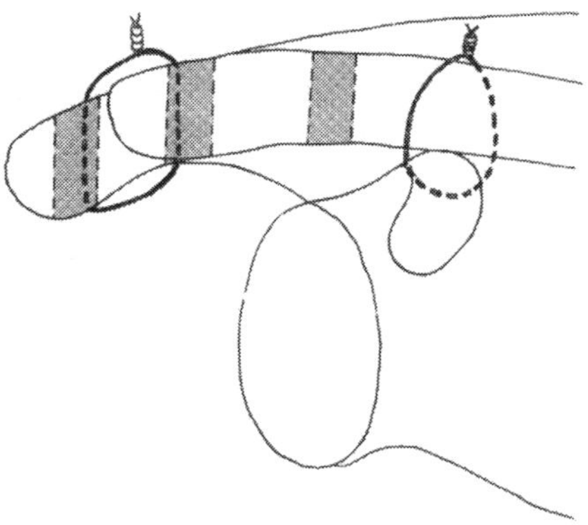

Abb. 15. Die Verrenkung wird eingerichtet und je eine feine Drahtschlinge zwischen Schlüsselbein und Akromion, sowie um das Schlüsselbein und Korakoid geknüpft

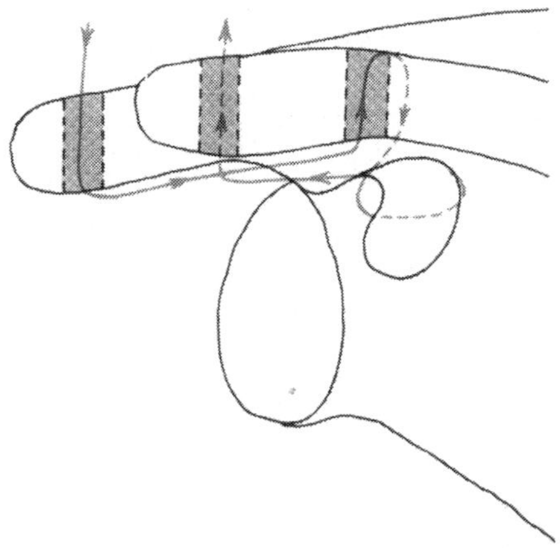

Abb. 16. Durchziehen des Faszienstreifens. Die beiden vorher geknüpften Drahtschlingen sind auf der Zeichnung weggelassen. Wenn der Faszienstreifen durchgezogen und straff angespannt ist, werden die beiden Enden auf 2 cm Länge gedoppelt und miteinander vernäht (über der Oberseite des Akromio-Klavikulargelenkes)

in gleicher Richtung durch das Schlüsselbein, 5—8 mm von seinem akromialen Ende entfernt, hergestellt. Das dritte Bohrloch wird 1½ cm medial von diesem durch das Schlüsselbein in gleicher Richtung angelegt (Abb. 14).

Dann wird um das Korakoid und das Schlüsselbein herum ein dünner Draht gelegt, so daß die beiden Drahtenden an der Schlüsselbeinoberseite zu liegen kommen. Nach dem Einrichten der Verrenkung im Akromio-Klavikulargelenk hält man das Schlüsselbein mit einem einzinkigen Haken in seiner Stellung fest und knüpft den Draht mit einer Spannzange. Der Draht wird abgezwickt und umgebogen. Nun wird ein zweiter dünner Draht durch das Bohrloch des Akromions und durch das laterale Bohrloch des Schlüsselbeins durchgezogen und an der Oberfläche desselben mit der Spannzange geknüpft. Mit diesen beiden dünnen Drahtschlingen läßt sich das Schlüsselbein festhalten (Abb. 15).

Aus der Fascia lata des Oberschenkels der gleichen Seite entnimmt man einen 25 mm breiten und 25 cm langen Faszienstreifen, rollt ihn der Länge nach zusammen und zieht ihn in folgender Reihenfolge durch die Bohrlöcher (Abb. 16):

Von kranial nach kaudal durch das Bohrloch des Akromions, dann weiter von kaudal nach kranial durch das medial gelegene Bohrloch des Schlüsselbeins. Von hier aus wird das Schlüsselbein umschlungen, in einer 8-Tour das Korakoid umfaßt, die Faszie von diesem aus durch das lateral gelegene Bohrloch des Schlüsselbeins von kaudal nach kranial herausgeführt und hier mit dem anderen Ende des Faszienstreifens straff vernäht.

Durch eine Röntgenkontrolle überzeugt man sich, daß die Verrenkung behoben ist.

Nach dem Anlegen einer Saugdrainage an beiden Operationswunden werden diese schichtweise verschlossen.

a

b

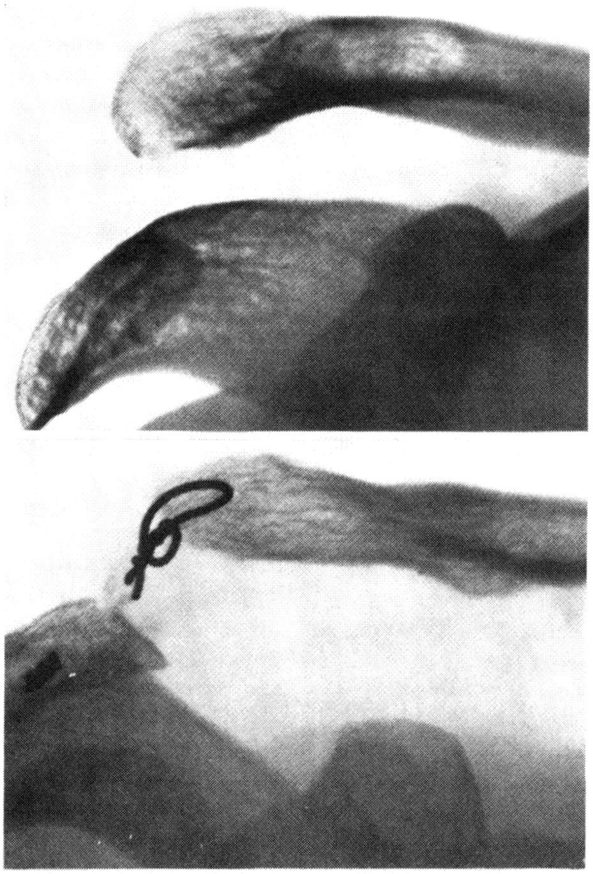

Abb. 17 a u. b. Verrenkung des rechten Akromio-Klavikulargelenkes bei einem 39jährigen Schlosser, entstanden durch Sturz mit dem Fahrrad (Abb. 17 a). Wegen Schmerzen bei Bewegung der Schulter wurde vier Monate später das Schlüsselbein blutig eingerichtet, zwischen Akromion und Schlüsselbein eine Drahtnaht angelegt und zusätzlich das Schlüsselbein mit dem Korakoid durch starke Seidenfäden verbunden. Nach der Operation wurde ein Desault-Verband für eine Woche angelegt. Bereits drei Tage nach der Gipsabnahme zeigt die Röntgenkontrolle, daß der Draht durch das Akromion durchgeschnitten hat und wieder eine Verrenkung des Schlüsselbeins besteht (Abb. 17 b)

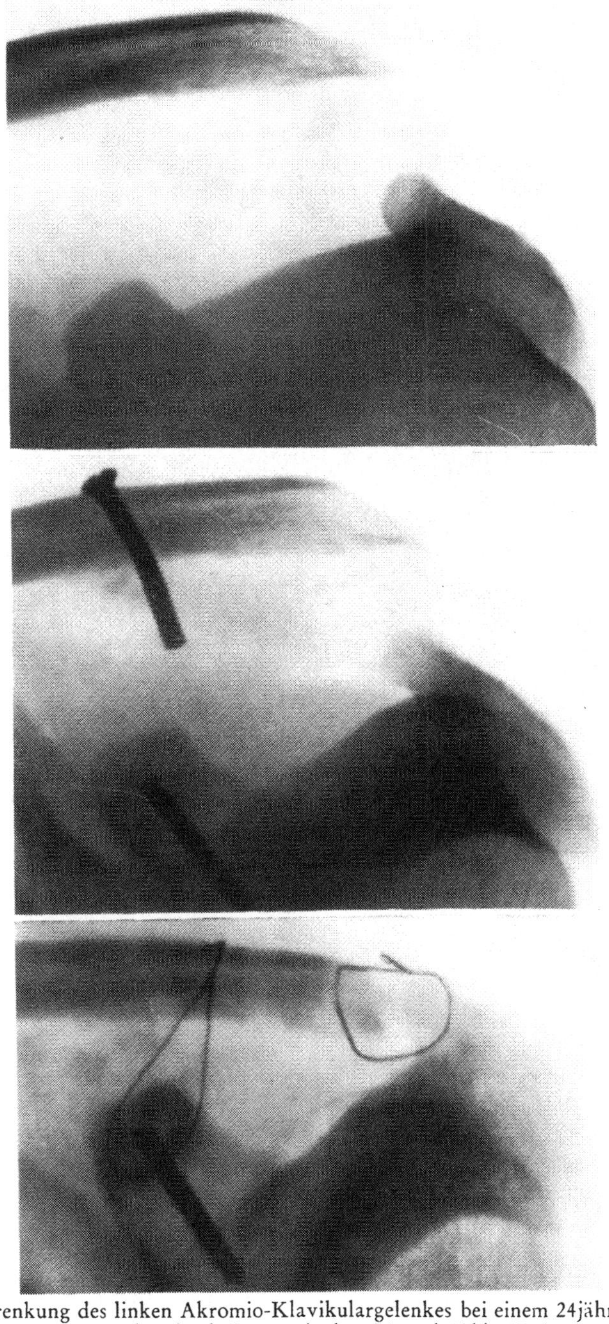

a

b

c

Abb. 18 a—c. Verrenkung des linken Akromio-Klavikulargelenkes bei einem 24jährigen Hilfsarbeiter, entstanden durch Sturz mit dem Moped (Abb. 18 a).

Eine Woche später wurde die Verrenkung blutig reponiert und das Schlüsselbein mit einer Schraube an das Korakoid fixiert. Nach der Operation wurde ein Desault-Verband angelegt. Die Röntgenkontrolle 18 Tage später zeigt, daß die Schraube noch *im* Gipsverband gebrochen und das Schlüsselbein neuerlich verrenkt ist (Abb. 18 b).

Eine Heilung der Verrenkung konnte erst nach einer Faszienplastik erzielt werden. Die Röntgenkontrolle (Abb. 18 c) zeigt den Zustand zwei Monate nach der Faszienplastik

Für den Oberschenkel legt man einen Kompressionsverband und zur Ruhigstellung der Schulter einen Desault-Verband an. Die Dauer der Ruhigstellung beträgt vier Wochen.

Ist die Wunde im Schulterbereich komplikationslos geheilt, so können nach zwei Wochen die Hautnähte entfernt werden. Der Desault-Verband wird durch einen neuen ersetzt.

2. Arthrose des Akromio-Klavikular-Gelenkes

Bei einer schmerzhaften Arthrose im Akromio-Klavikulargelenk soll *keine Arthrodese* des Gelenkes gemacht werden, weil es sonst zur Bewegungseinschränkung im Schultergelenk kommt.

Man entfernt am besten in Allgemeinnarkose 3 cm vom akromialen Ende des Schlüsselbeins. Nach dem Anlegen einer Saugdrainage näht man die Faszie und die Haut und gibt zur Ruhigstellung des Schultergelenkes einen Desault-Verband für zwei Wochen.

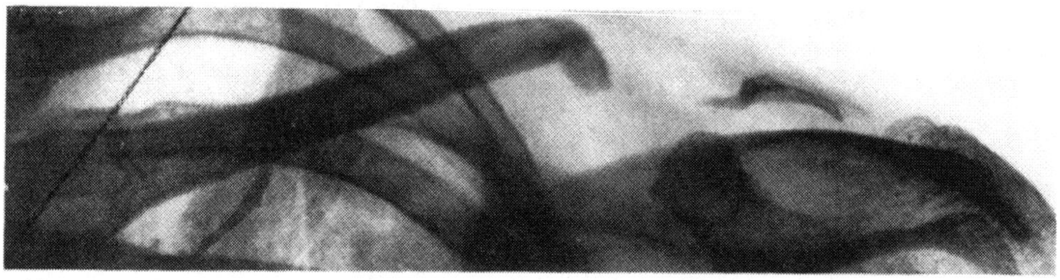

Abb. 19. Resektion des peripheren Anteiles des linken Schlüsselbeins bei einer 43jährigen Hausfrau wegen einer schmerzhaften Arthrose im Akromio-Klavikulargelenk. Das Röntgenbild zeigt den Zustand drei Jahre nach der Operation. Die Patientin ist beschwerdefrei, das Schultergelenk aktiv frei beweglich

Schultergelenk

1. Habituelle Schulterverrenkung

Die Operation einer habituellen Schulterverrenkung soll nur bis zum 55. Lebensjahr ausgeführt werden. Bei höherem Lebensalter soll man nur dann operieren, wenn es sich um ausgesprochen muskelkräftige Sportlertypen handelt.

Die *Operationstechnik* ist im wesentlichen von BANKART beschrieben und von PERSCHL modifiziert worden (Abb. 21).

In Allgemeinnarkose wird ein ungefähr 25 cm langer Hautschnitt, in der Höhe des Schlüsselbeins beginnend, über die Vorderseite des Oberarmes am Sulcus deltoideo-pectoralis angelegt. Die beiden Muskeln werden stumpf voneinander getrennt. Dabei ist auf die in diesem Bereich verlaufende V. cephalica zu achten. Sie wird mit dem M. pectoralis nach medial zu gezogen.

Mit dem Meißel wird die Spitze des Procesus coracoideus mit dem M. coracobrachialis, M. pectoralis minor und dem Caput breve des M. biceps abgetrennt und nach unten geschlagen.

Der nun zur Darstellung kommende M. subscapularis wird bei maximaler Außendrehung des Armes angespannt, mit einer Kocher-Sonde am Übergang des Muskels in die Sehne — das ist ungefähr 3 cm von seiner Ansatzstelle entfernt — unterfahren, mit zwei Haltefäden angeschlungen und mit dem Messer scharf durchtrennt.

Dadurch kommt die Schultergelenkskapsel zur Darstellung.

Die Gelenkkapsel wird an ihrer Vorderseite ca. 1—1,5 cm entlang des Pfannenrandes senkrecht eröffnet. Hierauf wird der Oberarmkopf mit einem „Schuhlöffel" (Abb. 20 a) aus der Gelenkspfanne heraus nach hinten gedrückt, so daß man den Limbus der Gelenkspfanne gut übersehen kann. Vor allem der ventrale aber auch der kaudale Anteil des Limbus sind oft in Form eines Korbhenkels gerissen oder vollkommen abgetrennt. Der abgerissene Teil wird mit dem Messer entfernt.

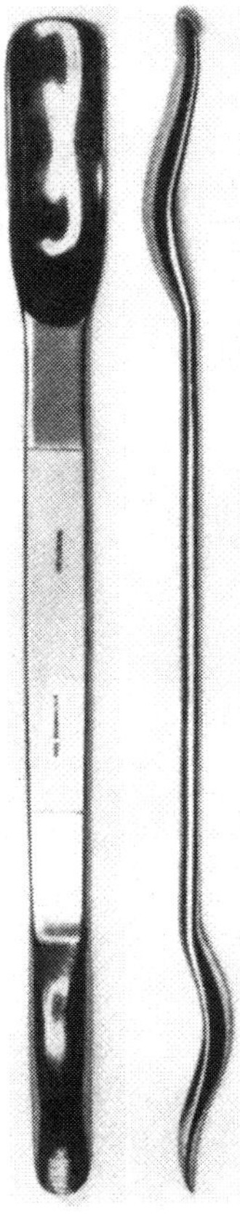

a

Abb. 20 a. Sogenannter „Schuhlöffel" nach Murphy-Lane in der Ansicht von vorn und von der Seite zum Herausdrücken des Oberarmkopfes aus der Gelenkspfanne

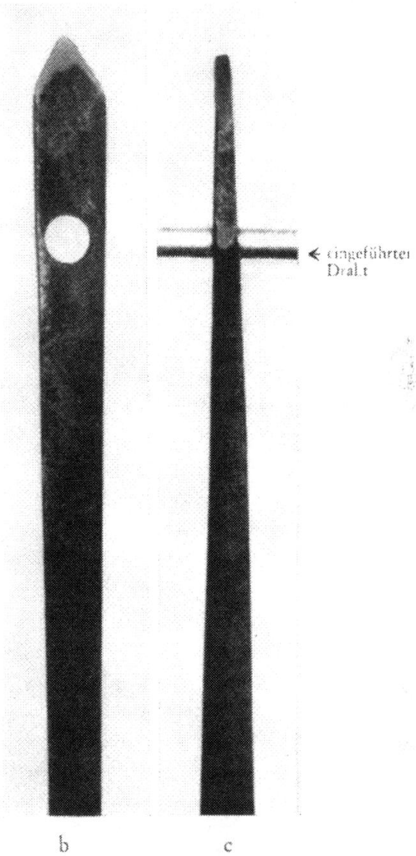

b c

Abb. 20 b u. c. Bohrdraht (vergrößert) mit einer Öse an beiden Enden zum Einführen eines Drahtes. Ansicht von vorn (Abb. 20 b)

Im Schulterblatt wird mit dem Meißel 5 mm medial vom Pfannenrand eine ungefähr 5 mm tiefe Rinne angelegt. In diese werden senkrecht durch das Schulterblatt von vorne nach hinten in Abständen von 5 mm vier Drähte eingebohrt.

Dazu werden Bohrdrähte verwendet (Abb. 20 b u. c), die an beiden Enden mit einer Öse zum Durchziehen des Drahtes für die Naht der Gelenkskapsel versehen sind.

Man durchbohrt nicht nur das Schulterblatt, sondern auch dorsal von diesem die Muskeln und die Faszie und kommt am Rücken durch die Haut heraus.

Ist man mit dem ersten Bohrdraht am Rücken herausgekommen, so wird in die Bohröse ein rostfreier Draht von 0,4 mm Stärke eingelegt und nach ventral mit dem Bohrer durch-

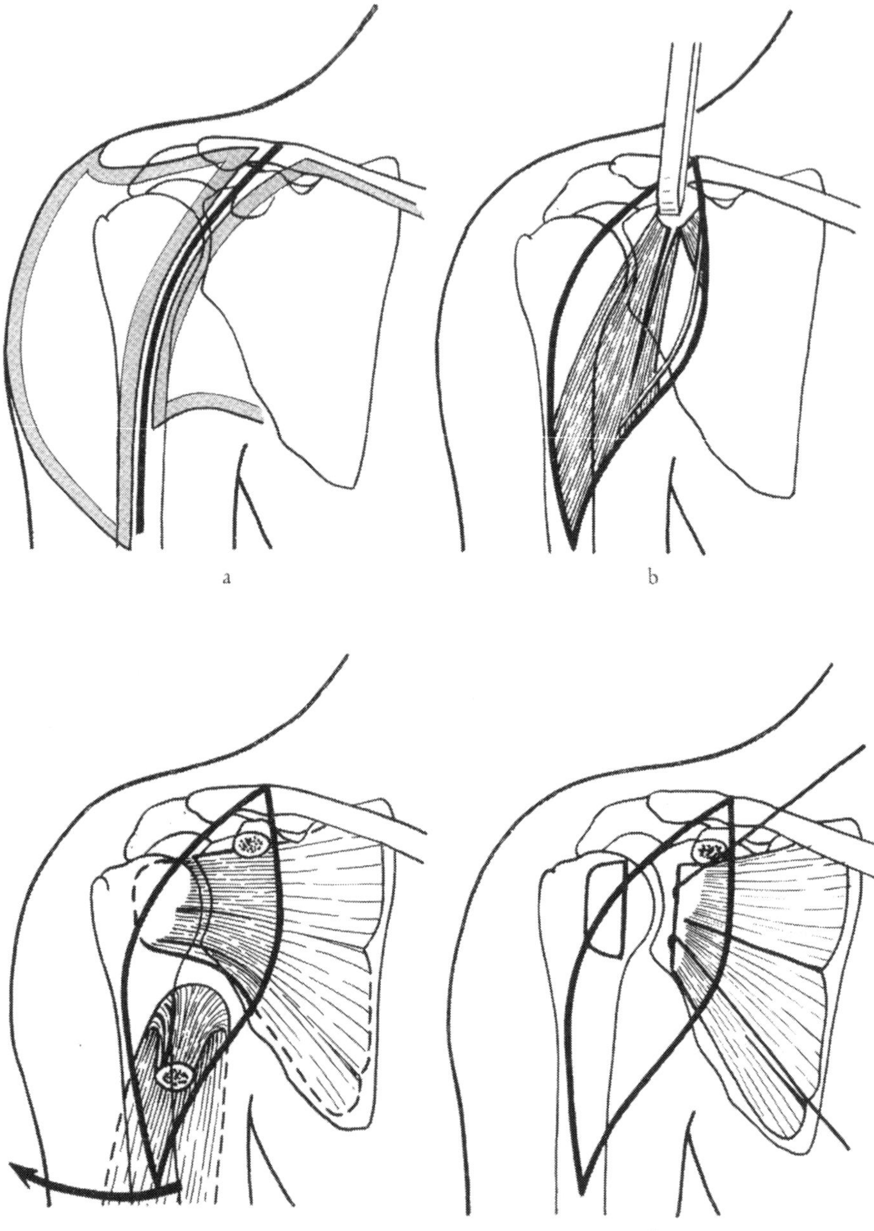

Abb. 21 a—h. Schematische Darstellung der Operationstechnik bei der habituellen Schulterverrenkung.

Der Hautschnitt beginnt in Höhe des Schlüsselbeins und zieht über der Vorderseite des Oberarmes im Sulcus deltoideo-pectoralis (Abb. 21 a).

Die Spitze des Processus coracoideus wird mit dem M. coracobrachialis, M. pectoralis minor und dem Caput breve des M. biceps abgemeißelt (Abb. 21 b) und dnach unten geschlagen (Abb. 21 c).

Der dadurch zur Darstellung kommende M. subscapularis wird durch maximale Außendrehung des Armes angespannt, mit 2 Haltefäden angeschlungen und ungefähr 3 cm von seiner Ansatzstelle entfernt scharf durchtrennt (Abb. 21 d)

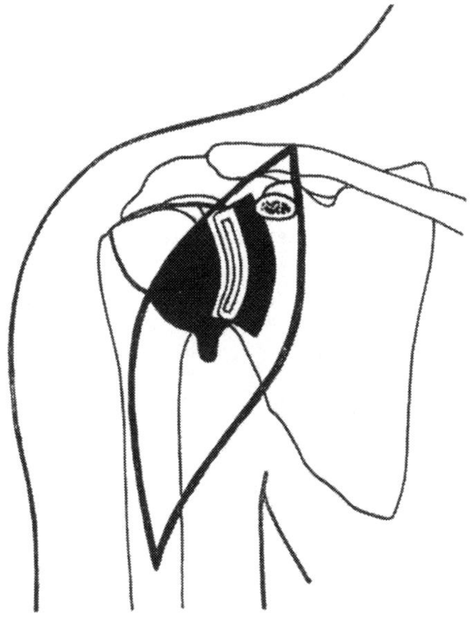

e

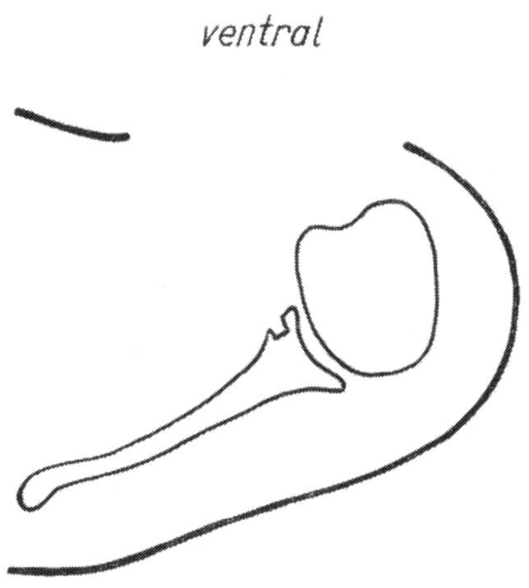

f

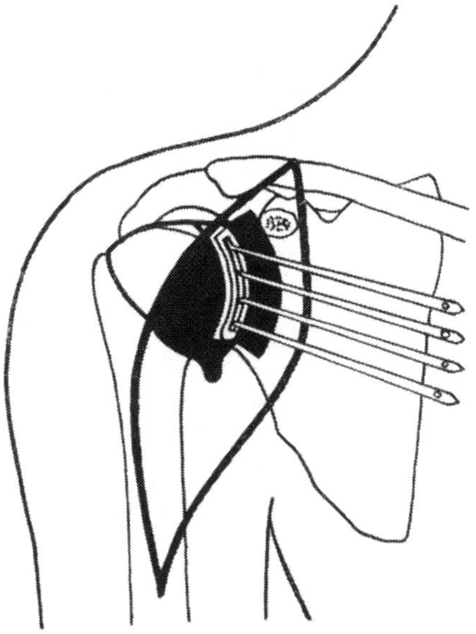

g

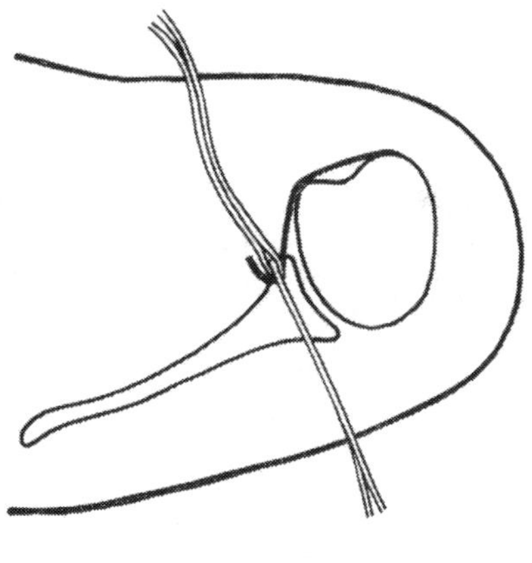

h

Die Gelenkskapsel wird senkrecht eröffnet (Abb. 21 c).

Im Schulterblatt wird mit dem Meißel 5 mm medial vom Pfannenrand eine ungefähr 5 mm tiefe Rinne im Knochen angelegt (Abb. 21 f).

In diese Rinne werden senkrecht durch das Schulterblatt 4 Drähte mit Ösen eingebohrt (Abb. 21 g).

Die Gelenkskapsel wird durch Drahtnähte, die am Rücken herausgeleitet werden, in die gemeißelte Knochenrinne des Schulterblattes hineingezogen und dadurch verkürzt. An der Ventralseite ist der entsprechende Ausziehdraht herausgeleitet (Abb. 21 h) gezogen. Nach Entfernung des Drahtes aus der Öse sticht man diesen durch den lateralen Anteil der durchtrennten Gelenkskapsel, ungefähr 5 mm vom Rand entfernt nach ventral durch. Nach dem Anlegen eines Ausziehdrahtes — er wird an der Ventralseite der Schulter herausgeleitet — wird der Draht neuerlich durch die Gelenkskapsel in dorsaler Richtung durchgestochen und mittels des zweiten Bohrdrahtes am Rücken herausgezogen.

Nachdem man auf diese Weise zwei Drahtnähte mit Ausziehdrähten angelegt hat, werden die Drähte am Rücken über einen Tupfer — um die Haut zu schonen — fest angezogen und geknüpft. Dieser Nahtvorgang erfolgt bei einwärts gedrehtem Oberarm. Durch die Drahtnähe ist die bei der habituellen Schulterverrenkung erweiterte Kapsel verengt und das Gelenk wieder verschlossen. Anschließend wird zusätzlich der mediale Kapselrand aufgedoppelt.

Auf die Kapsel wird der M. subscapularis gelegt und vernäht.

Die abgemeißelte Spitze des Processus coracoideus wird mit Fäden an das Korakoid befestigt.

Die zwei Ausziehdrähte werden durch die gesunde Haut an der Schultervorderseite herausgeleitet. Nach dem Anlegen einer Saugdrainage werden die Faszie und die Haut genäht und ein Desault-Verband wird für drei Wochen angelegt.

Nach der Gipsabnahme werden die geknüpften Drahtschlingen am Rücken in Hautniveau abgeschnitten und durch die Ausziehdrähte an der Ventralseite der Schulter herausgezogen.

2. Versteifung des Schultergelenkes

Zur Versteifung des Schultergelenkes hat sich am besten die Osteosynthese mittels Kompression bewährt.

Die Arthrodese des Schultergelenkes ist vor allem bei Plexusteillähmungen angezeigt.

In Allgemeinnarkose wird der Hautschnitt vom Processus coracoideus über die Oberarmvorderseite entlang des Sulcus deltoideo-pectoralis angelegt. Dabei ist auf die V. cephalica zu achten. Die Spitze des Processus coracoideus wird mit dem M. coracobrachialis, M. pectoralis minor und dem Caput breve des M. biceps abgemeißelt und nach unten geschlagen.

Nachdem man die Gelenkskapsel durch einen senkrechten Schnitt gespalten hat, kann man den Oberarmkopf aus der Pfanne luxieren.

Mit dem Meißel wird der Knorpel der Gelenkpfanne und des Oberarmkopfes entfernt und hierauf der Kopf in der Pfanne eingestellt.

Von großer Bedeutung ist die richtige Stellung des Oberarmes in der Pfanne. Der Winkel zwischen Oberarmschaft und lateralem Schulterblattrand soll 80° betragen. Außerdem soll der Oberam 30—40° nach vorne geführt und leicht nach außen gedreht sein, so daß es dem Verletzten bei Beugung des Ellbogens möglich ist, mit den Fingern den Mund zu berühren.

Durch den Schulterblatthals wird in sagittaler Richtung ein 4 mm starker und 25 cm langer Steinmann-Nagel geschlagen und ein zweiter parallel dazu durch das proximale Ende des Oberarmschaftes.

Auf die Nagelenden werden die Kloben des Kompressoriums aufgesetzt und die Knochen zusammengepreßt. Damit wird eine stabile Osteosynthese geschaffen. Durch eine Röntgenkontrolle überzeugt man sich von der richtigen Stellung Oberarmschaft – lateraler Schulterblattrand und der des Kompressoriums.

Nach dem Anlegen einer Saugdrainage und der Fixierung der abgemeißelten Spitze des Processus coracoideus an das Korakoid werden Faszie und Haut genäht und ein Brustarmgipsverband angelegt, der im Armteil zu spalten ist. Der Gipsverband ist im Bereich der Nägel fensterförmig auszuschneiden, damit er beim Zusammenpressen der Nägel nicht hinderlich ist.

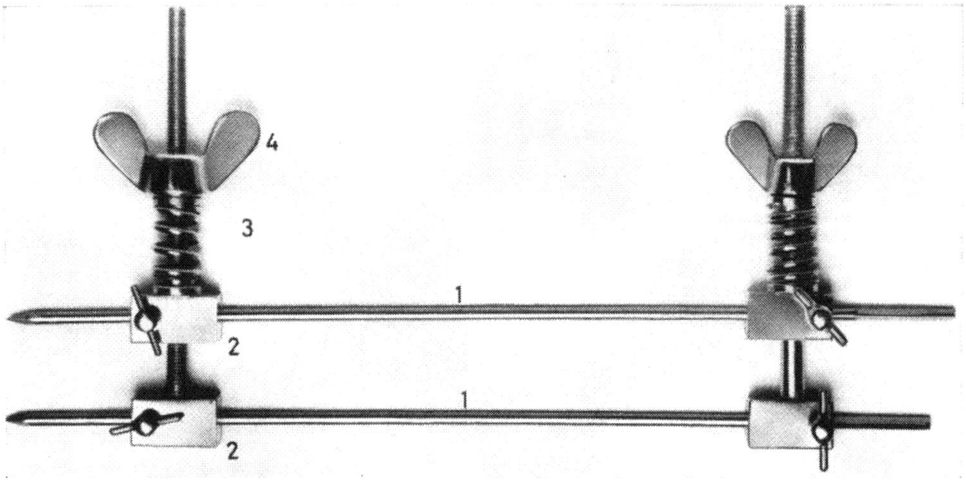

Abb. 22. *Kompressionsgerät.* Die beiden Steinmann-Nägel (1) sind in die Kloben (2) eingespannt. Durch Anziehen der Schraube (4) mit Feder (5) wird die Kompression ausgeübt

Ab der zweiten Woche nach der Operation sind die Schrauben der Kompression jeden zweiten Tag um eine halbe Umdrehung anzuziehen (Abb. 22).

Nach acht Wochen werden der Gipsverband abgenommen, die Spanner und die Steinmann-Nägel entfernt und ein geschlossener Brustarmgipsverband angelegt.

Die Dauer der Ruhigstellung ab Operation beträgt sechzehn Wochen.

Oberes Oberarmende

1. Verrenkungsbrüche des Oberarmes

Wenn sich ein Verrenkungsbruch des Oberarmes konservativ nicht einrichten läßt, so soll man die Verrenkung belassen, da erfahrungsgemäß die operative Einrichtung funktionsmäßig schlechtere Ergebnisse zeitigt.

Außerdem kommt es bei Verrenkungsbrüchen in Höhe des anatomischen Halses häufig zur Nekrose des Oberarmkopfes, wenn operativ eingerichtet wurde.

Eine *Ausnahme* bilden die Verrenkungsbrüche des Oberarmes, bei welchen Gefäß- oder Nervenschädigungen bestehen. Diese müssen sofort operativ eingerichtet werden. Die Bruchstücke werden durch gekreuzte Bohrdrähte in richtiger Stellung festgehalten, gerissene Nerven und Gefäße genäht und, wenn notwendig, durch Transplantate überbrückt.

Die Entfernung des Oberarmkopfes und das Einsetzen einer Kopfprothese aus Kunststoff hat sich nicht bewährt, weil die Beweglichkeit des Schultergelenkes fast immer schlecht wird.

2. Brüche des Tuberculum maius des Oberarmes

Besteht bei einem Bruch des Tuberculum maius keine oder keine wesentliche Verschiebung, so genügt zur Behandlung das Anlegen eines Desault-Verbandes für eine Woche.

Bei Mittelstellung des Armes Bei Innendrehung des Armes

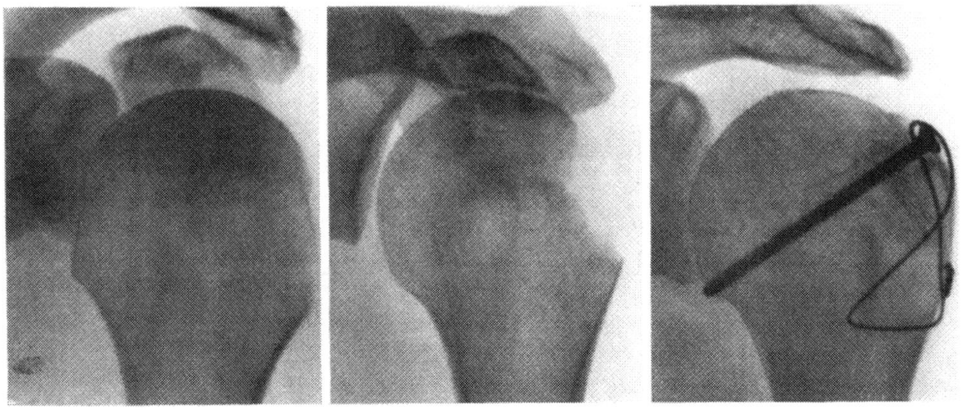

Abb. 23. Bruch des Tuberculum maius bei einem 33jährigen Hilfsarbeiter. Das ausgebrochene Knochenstück ist nach kranial verschoben und liegt unter dem Akromion.

Blutige Einrichtung und Fixation mit einer Drahtnaht. Da diese keine genügende Fixierung ergab, wurde eine Schraube eingebohrt.

Bei der Nachuntersuchung nach $1^1/_2$ Jahren hatte der Verletzte keine Beschwerden. Abduktion und Elevation waren 20° eingeschränkt, die Innen- und Außendrehung des Oberarmes ein Drittel behindert.

(Aus L. BÖHLER, Ergänzungsband zur 12. und 13. Aufl. der Technik der Knochenbruchbehandlung, Abb. 4413—4415)

Ist das *Tuberculum maius* jedoch nach kranial bis *unter das Akromion verschoben*, so muß es *blutig* eingerichtet und mit einer Schraube fixiert werden (Abb. 23). Richtet man nicht blutig ein, so kann der Verletzte den Arm nicht seitwärts heben und auswärts drehen, weil der M. supraspinatus, der M. infraspinatus und der M. teres minor am Tuberculum maius ansetzen.

Ist der Bruch *älter als 14 Tage oder der Verletzte älter als 45 Jahre*, so soll von einer blutigen Einrichtung Abstand genommen werden, weil die Ergebnisse bezüglich der Beweglichkeit nicht zufriedenstellend sind.

Der Zugang zum Tuberculum maius erfolgt wie zur Operation einer habituellen Schulterverrenkung (Seite 14). Mit einem einzinkigen Haken wird das Bruchstück an seine richtige Stelle gelegt und mit einer Schraube fixiert.

Durch eine Röntgenkontrolle überzeugt man sich von der guten Lage des Bruchstückes und der Schraube.

Nach der Operation stellt man den Arm mit einem Desault-Verband durch zwei Wochen ruhig.

3. Brüche des Tuberculum minus des Oberarmes

Am Tuberculum minus setzt der M. subscapularis an, der den Oberarm nach innen dreht und adduziert.

Die Brüche des Tuberculum minus sind genau so zu behandeln wie die des Tuberculum maius (Abb. 24a u. b).

Bei Außendrehung des Armes Bei Innendrehung des Armes

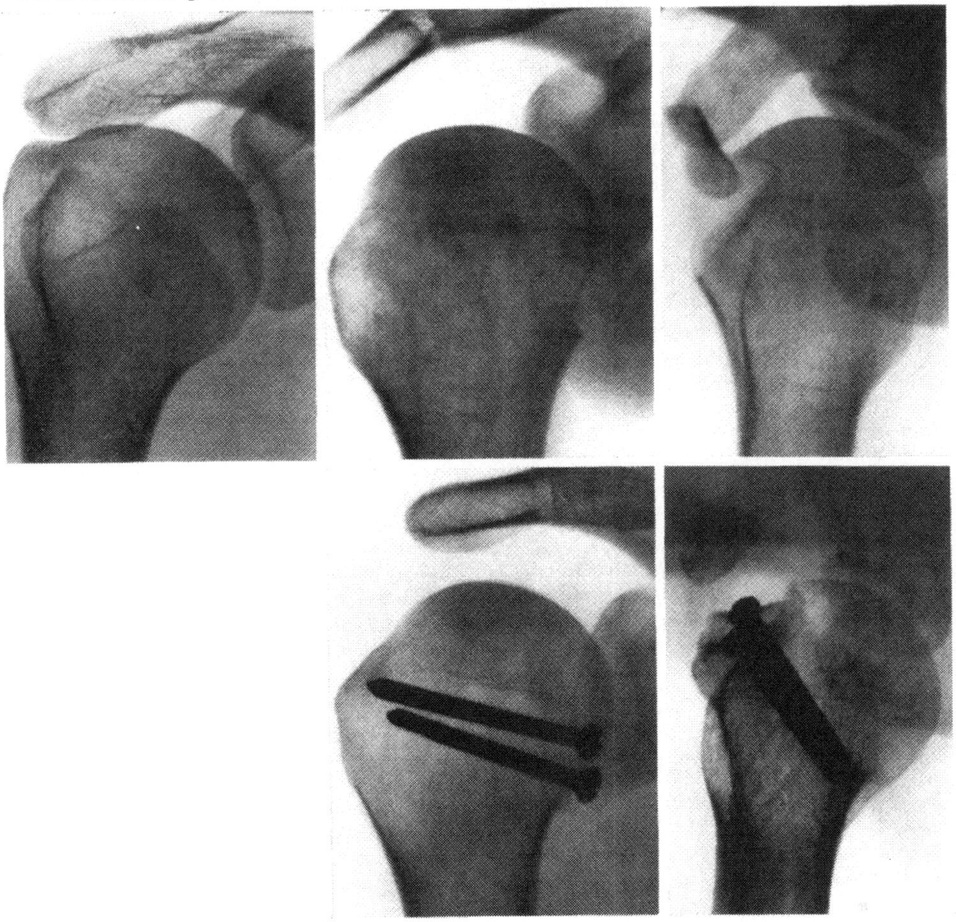

a

b

Abb. 24 a u. b. Abbruch des Tuberculum minus bei einer 30jährigen Frau. Da das Bruchstück in das Gelenk verlagert war, wurde es blutig eingerichtet und mit zwei Schrauben fixiert.
Bei der Nachuntersuchung drei Monate nach der Operation war die Verletzte beschwerdefrei und das Schultergelenk frei beweglich (Abb. 24 b)

4. Subkapitale Oberarmbrüche

Die subkapitalen Oberarmbrüche bei alten Leuten sind in der Regel eingestaucht und brauchen nicht eingerichtet, sondern nur mit einem Desault-Verband durch zwei Wochen ruhiggestellt werden.

Bei Verletzten bis zum 40. Lebensjahr sollen bei nicht eingestauchten Brüchen vorhandene Verschiebungen um mehr als volle Schaftbreite und Achsenknickungen sofort beseitigt werden. Gelingt dies nicht, so wird ein Dauerzug durch das Olekranon angelegt. Damit gelingt es häufig, eine gute Stellung des Bruches zu erzielen.

Steht ein Bildwandler zur Verfügung, so kann der Bruch unter Durchleuchtung unblutig eingerichtet und die gute Stellung mit gekreuzten Bohrdrähten festgehalten werden (Abb. 25 a u. b).

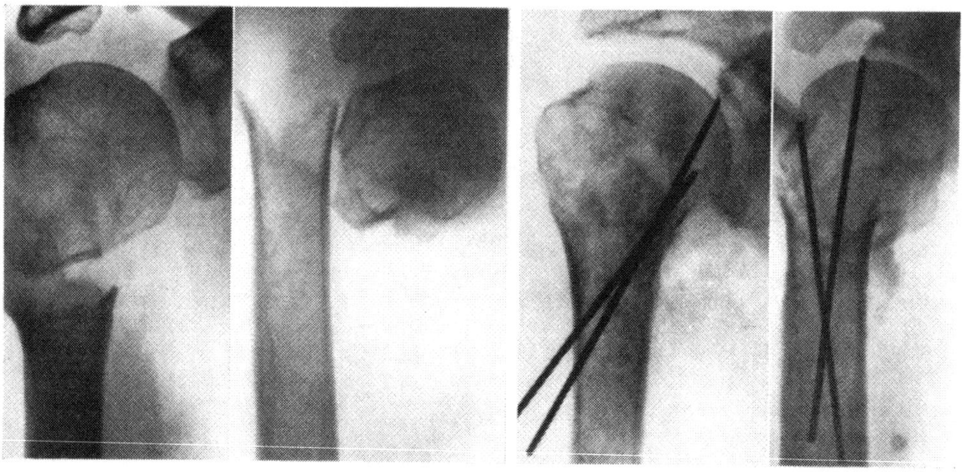

a b

Abb. 25 a u. b. Subkapitaler Oberarmbruch bei einem 38jährigen Angestellten mit Verschiebung um volle Schaftbreite nach hinten.

In Allgemeinnarkose wurde der Bruch unter dem Bildwandler durch Zug und Druck eingerichtet, mit zwei perkutan eingeführten Bohrdrähten fixiert und anschließend durch vier Wochen mit einem Desault-Verband ruhiggestellt.

Die Röntgenkontrolle nach der Gipsabnahme (Abb. 25 b) zeigt, daß der Bruch in guter Stellung von beiden Seiten geheilt ist

Die operative Freilegung der Bruchstücke und ihre Fixation nach der Einrichtung mit einem Marknagel, Rush-Pin oder mit einem Dreilamellennagel sind nicht angezeigt, weil es dabei in der Regel zu einer *starken Einschränkung der Beweglichkeit des Schultergelenkes* kommt.

Ein operatives Vorgehen kommt nur bei Jugendlichen in Frage, wenn ein subkapitaler Oberarmbruch in einer Fehlstellung geheilt ist und dadurch eine starke schmerzhafte Bewegungseinschränkung des Schultergelenkes besteht (Abb. 26 a u. b). Diese geheilten Brüche sollen durch eine Osteotomie geradegestellt und die gute Stellung soll mit Schrauben, Bohrdrähten oder einer Löffelkompressionsplatte festgehalten werden.

5. Epiphysenlösungen am oberen Oberarmende

Epiphysenlösungen am oberen Oberarmende sollen nicht operativ eingerichtet werden, denn als Folge einer solchen Behandlung können Wachstumsstörungen des Oberarmkopfes auftreten (Abb. 27 a—e).

Wenn durch konservative Einrichtung, sei sie manuell oder im Dauerzug, keine anatomisch einwandfreie Stellung erzielt worden ist, so soll man diese besser belassen als operativ einzurichten versuchen. Bei Kindern und Jugendlichen kommt es nach Epiphysenlösungen am oberen Oberarmende zu einem weitgehenden Ausgleich der Parallelverschiebung.

Die *einzige Ausnahme* für *perkutane* Bohrdrähte bilden Verletzte, die älter als 14 Jahre sind, bei denen sich die Epiphysenlösung in anatomisch richtiger Stellung einrichten, aber die gute Stellung sich mit dem Gipsverband nicht erhalten läßt. Um diesen Verletzten eine Extensionsbehandlung zu ersparen, kann der Oberarmkopf nach der Einrichtung durch zwei gekreuzte, perkutan eingeführte Bohrdrähte am Oberarmschaft fixiert werden.

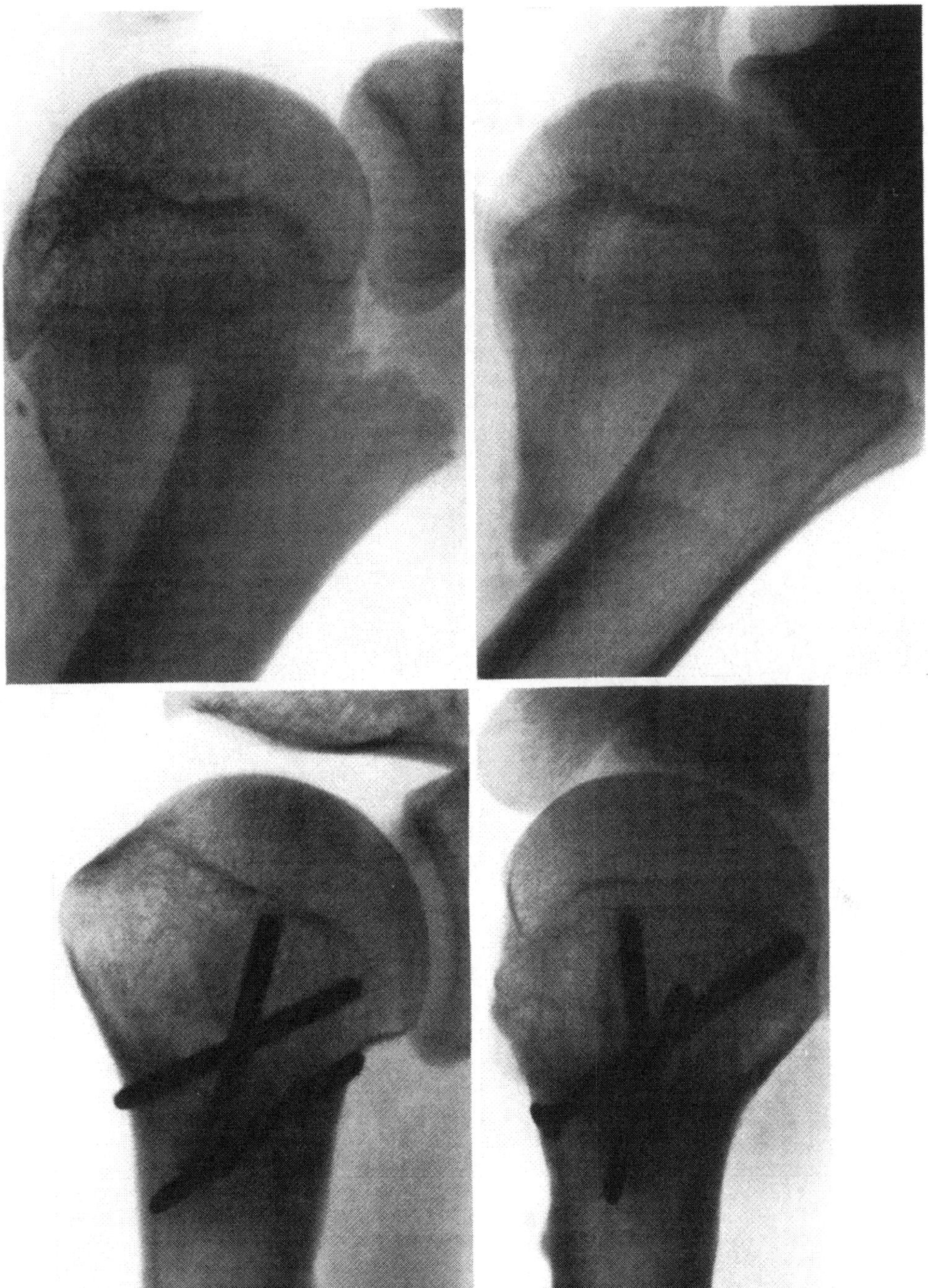

a

b

Abb. 26 a u. b. Infratuberkulärer Oberarmbruch bei einem 18jährigen Dachdecker. Die Behandlung erfolgte mit einem Brust-Armgipsverband durch fünf Wochen. Bei der Gipsabnahme bestand eine Valgusstellung von 40° und eine Antekurvation von 45° (Abb. 26 a).
Die Fehlstellung wurde durch eine Osteotomie beseitigt. Fixation mit drei Schrauben. Ruhigstellung mit einem Desault-Verband durch vier Wochen. Die Röntgenkontrolle sechs Jahre nach der Operation zeigt, daß der Bruch in achsengerechter Stellung von beiden Seiten geheilt ist (Abb. 26 b). Der Verletzte war beschwerdefrei. Sämtliche Armgelenke waren frei beweglich

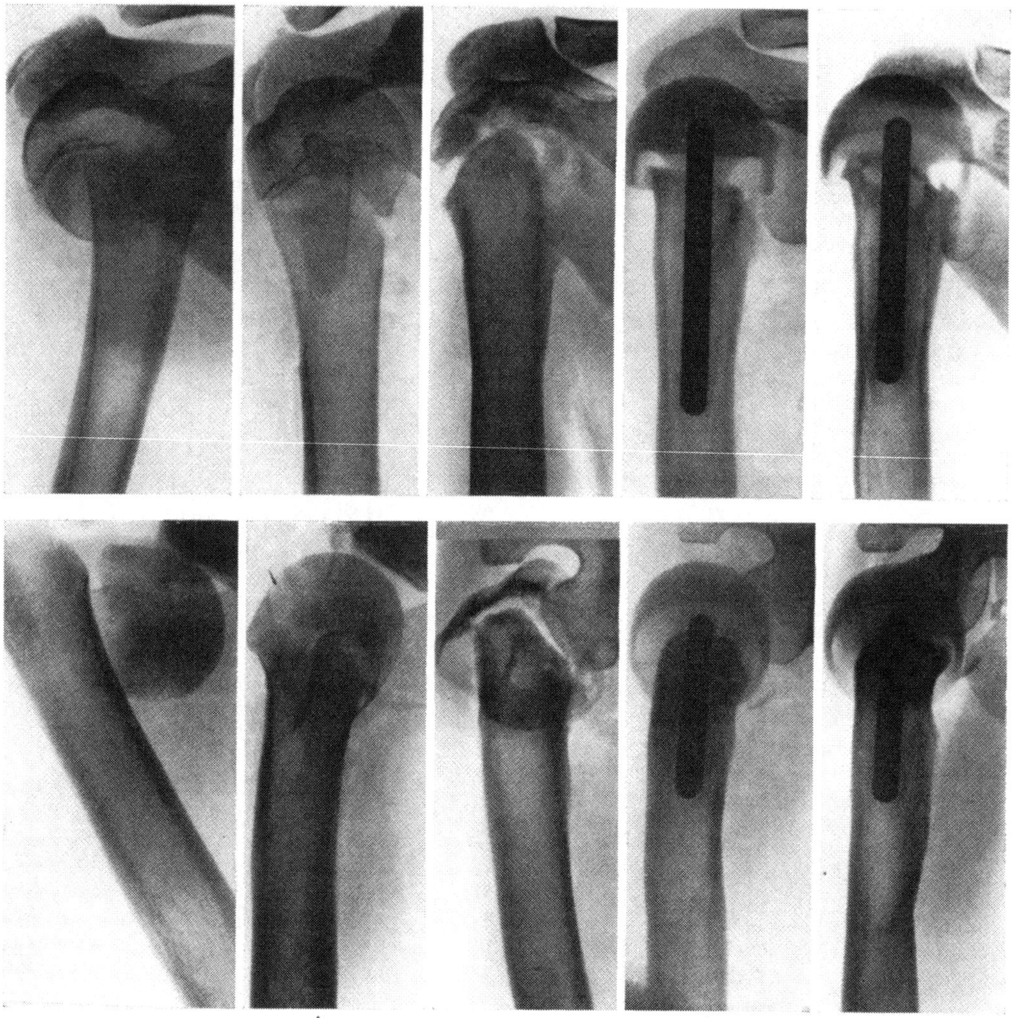

a b c d e

Abb. 27 a—e. 14jähriges Mädchen, das durch Sturz vom Pferd eine Epiphysenlösung am oberen Oberarmende erlitt (Abb. 27 a).

Da im Streckverband keine anatomische Einrichtung der Epiphysenlösung erreicht werden konnte, wurde einige Tage später die Epiphysenlösung blutig eingerichtet und mit einem Schienbeinspan gebolzt (Abb. 27 b).

Es kam zu keiner Infektion. In der Folgezeit bestanden dauernd Schmerzen und eine Bewegungseinschränkung der Schulter. Die Röntgenkontrolle zwei Jahre nach der Operation zeigt, daß es zu einer *Nekrose des Oberarmkopfes* gekommen ist (Abb. 27 c).

Statt diesen Zustand zu belassen und das Ende des Knochenwachstums abzuwarten, wurde bei dem nun 16jährigen Mädchen der nekrotische Oberarmkopf entfernt und ein *Plexiglaskopf* eingesetzt (Abb. 27 d).

Die Beschwerden und die Bewegungseinschränkung des Schultergelenkes blieben unverändert. Der Plexiglaskopf subluxiert zunehmend bei den kleinsten Bewegungen nach ventral. Die Abb. 27 e zeigt den Zustand ein Jahr nach dem Einsetzen des Plexiglaskopfes. Es ist zu einer deutlichen Resorption um den Stift des Plexiglaskopfes im Oberarmschaft gekommen.

Es soll hier ausdrücklich hervorgehoben werden, daß die Einrichtung von Epiphysenlösungen nur manuell gelingt, im Streckverband nie vollkommen

Die Verletzten müssen aber, wie erwähnt, mindestens 14 Jahre alt sein, weil es schon durch die Bohrdrähte zu einem frühen Schluß der Oberarmepiphyse und dadurch zu Wachstumsstörungen kommen kann.

Die Ruhigstellung erfolgt durch einen Desault-Verband für vier Wochen. Nach der Gipsabnahme sollen die beiden Bohrdrähte, sobald die Haut in Ordnung ist, wieder entfernt werden.

Oberarmschaft

1. Oberarmschaftbrüche

Frische geschlossene Oberarmschaftbrüche sollen *immer konservativ* behandelt werden.

Bei den Oberarmschaftbrüchen gibt die konservative Behandlung, ganz unabhängig von der Bruchform, die besten Ergebnisse. Verschiebungen um volle Schaftbreite, Achsenknickungen bis zu 10° und Verkürzungen bis zu 1 cm können bei der konservativen Behandlung außer acht bleiben. Sie brauchen *nicht* korrigiert zu werden, weil dennoch ein einwandfreies funktionelles und kosmetisches Ergebnis erzielt wird.

Die Einrichtung mit *Verkürzung* ist bei allen Oberarmschaftbrüchen *Voraussetzung für eine schnelle knöcherne Heilung und deshalb erwünscht.* Bei Querbrüchen mit Verschiebung um volle Schaftbreite und Verkürzung bis zu 1 cm ist der Ausgleich der Seitenverschiebung daher nicht notwendig.

Ist eine entsprechende Verkürzung vorhanden, so kommt es in sechs bis acht Wochen zur Heilung des Bruches.

Die häufigste Ursache einer verzögerten Kallusbildung und der Ausbildung einer Pseudarthrose bei Oberarmschaftbrüchen ist die Distraktion der Bruchstücke.

Die Radialislähmung kommt hauptsächlich bei Biegungsbrüchen durch Zerrung und Quetschung des Nerven und nur selten bei Drehbrüchen durch Einklemmung zwischen den Bruchstücken zustande.

Wenn man annehmen kann, daß der Nerv bei einem Drehbruch an der Grenze mittleres unteres Oberarmdrittel zwischen den Bruchflächen eingeklemmt ist, so soll man ihn sofort freilegen und aus der Einklemmung befreien.

Bei Biegungsbrüchen soll man nur operieren, wenn die Funktion des Nerven nach acht bis zehn Wochen nicht zurückgekehrt ist.

In Blutleere und Allgemeinbetäubung wird dem Verlauf des N. radialis entsprechend ein leicht bogenförmiger Hautschnitt von der Hinterseite der Oberarmmitte zur Beugeseite in Richtung Ellenbeuge gemacht.

Der N. radialis verläuft in Oberarmmitte an der Außenseite zwischen dem M. triceps und dem M. brachialis, dann zwischen M. brachialis und M. brachioradialis, um mehr beugeseitig im Ellbogenbereich in den Vorderarm überzugehen.

Hat man die Bruchstücke dargestellt, so sieht man in der Regel, daß der N. radialis bei Drehbrüchen zwischen den beiden Bruchflächen eingeklemmt, plattgedrückt und blutig verfärbt ist. Der Nerv wird aus dem Bruchspalt herausgeholt und anschließend der Bruch eingerichtet.

Wenn es sich um einen Drehbruch handelt, wird der Bruch mit zwei *lockeren* Drahtumschlingungen, *die eine Verkürzung der Bruchenden zulassen,* festgehalten.

Der Nerv darf nicht direkt auf die Bruchstelle zurückgelagert werden, weil er bei stärkerer Kallusbildung in den Kallus eingescheidet werden kann und so neuerlich Ausfallserscheinungen des N. radialis auftreten können. Man soll zwischen Knochen und Nerv Muskulatur aus der Umgebung nähen.

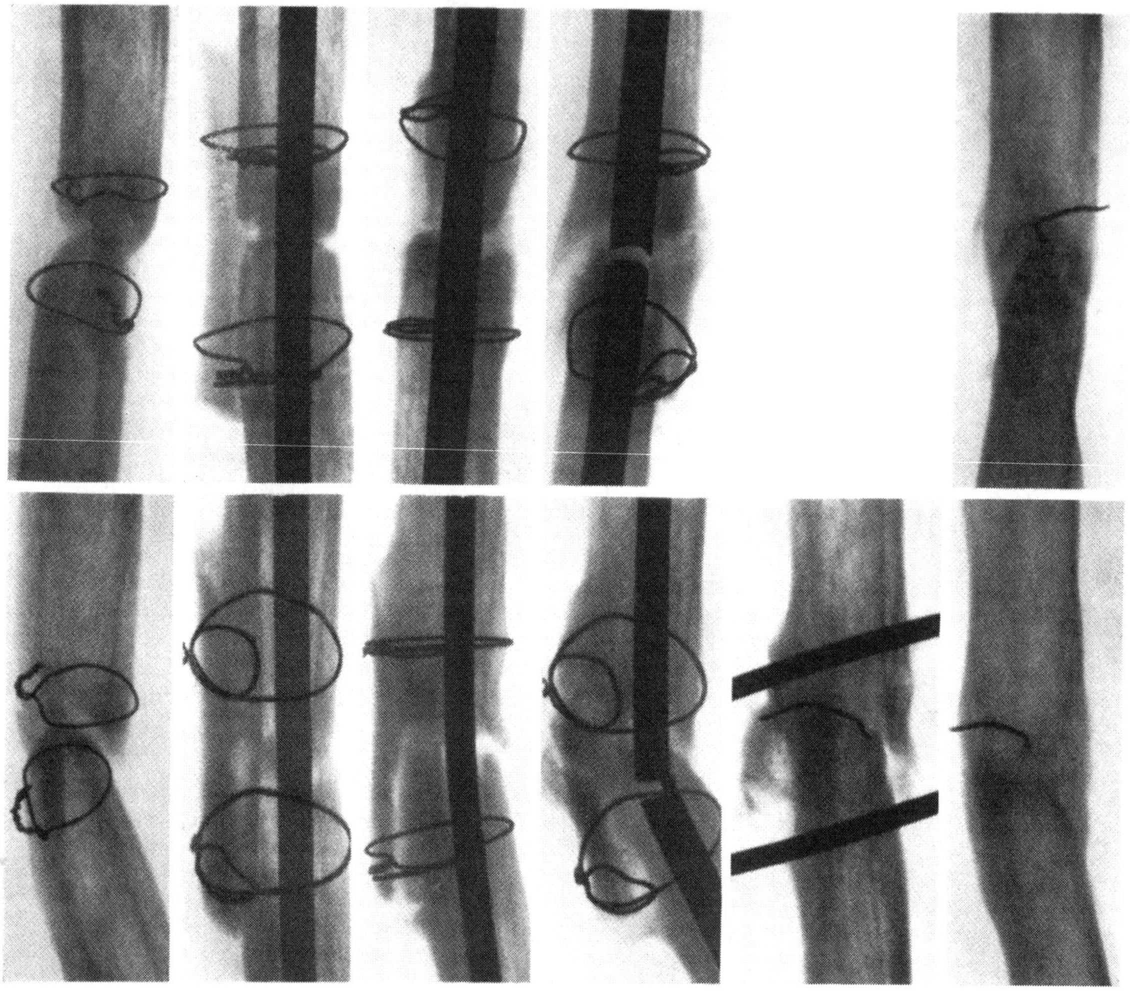

a b c d e f

Abb. 28 a—f. Offener Oberarmbruch bei einem 32jährigen Kraftfahrer, entstanden durch Sturz mit dem Motorrad. Nach Wundausschneidung wurde eine *Markraumbolzung* mit einem Knochenspan durchgeführt und der Bruch mit zwei Drahtschlingen versorgt. Ruhigstellung im Oberarmgipsverband mit Schulterkappe durch drei Monate. Keine Infektion. Die Röntgenkontrolle nach der Gipsabnahme zeigt eine *Pseudarthrose* (Abb. 28 a) Es wurde *keine* Verkürzung der Bruchenden erzeugt.

Deswegen offene Marknagelung mit Anfrischen der Pseudarthroseenden und Anlagerung von Bankspänen. Der Markraum wurde *nicht* aufgebohrt. *Zu dünner Marknagel!* (Abb. 28 b). Ruhigstellung mit einem Brust-Armgipsverband durch zwölf Wochen.

Ein Jahr nach der Operation zeigt die Röntgenkontrolle, daß die Pseudarthrose nicht geheilt ist und der Marknagel sich zu verbiegen beginnt (Abb. 28 c).

Nach weiteren fünf Monaten brach der Nagel, und die straffe Pseudarthrose löste sich (Abb. 28 d).

Eine knöcherne Heilung konnte erst durch eine *Kompressions-Osteosynthese* (Abb. 28 e) und anschließende Ruhigstellung im Brust-Armgipsverband durch zwölf Wochen erzielt werden.

Die Röntgenkontrolle ein Jahr nach der Gipsabnahme zeigt, daß der Bruch *knöchern* durchgebaut ist (Abb. 28 f)

Hat man sich durch eine Röntgenkontrolle von der richtigen Lage der Drahtschlingen und der Stellung des Bruches (Verkürzung!) überzeugt, so können nach Anlage einer Saugdrainage die Faszie und anschließend die Haut genäht werden. Nach dem Verschluß der Wunde wird ein Desault-Verband angelegt. Bei komplikationslosem Heilungsverlauf wird nach vierzehn Tagen der Desault-Verband abgenommen, die Hautnähte werden entfernt und für den Oberarm wird eine U-Schiene mit Abstützung auf der gesunden Schulter, damit keine Distraktion der Bruchenden eintreten kann, gegeben.

Die Dauer der Ruhigstellung beträgt ab Operation zwölf Wochen.

Auch ein *offener* Oberarmschaftbruch ist nach der Wundversorgung und eventuellen Reinigung des Knochens wie ein geschlossener Bruch in der Regel ohne Osteosynthese im Gipsverband zu behandeln.

Die Behandlung von Oberarmschaftbrüchen mit einem zu dünnen Marknagel führt nicht immer zum Erfolg. Weil der Bruch nicht genügend stabilisiert wird, kommt es zu verzögerter Kallusbildung. Selbst bei zusätzlicher Anlagerung von Knochenspänen sieht man häufig Pseudarthrosen. Auch die Versorgung eines Oberarmschaftbruches mit einem Markdraht, mit der Bündel-Nagelung oder mit einem Rush-Pin ist fast immer mit Komplikationen verbunden und daher ungenügend.

2. Oberarmschaftpseudarthrosen

Bei verzögerter Kallusbildung oder bei Oberarmpseudarthrosen soll eine *Kompressionsosteosynthese* gemacht werden. Sie kann im ganzen Oberarmschaftbereich von 3 cm unterhalb des Oberarmkopfes bis 3 cm oberhalb der Oberarmknorren mit Erfolg ausgeführt werden.

In Allgemeinnarkose und wenn möglich in Blutleere (oberes Oberarmende!) werden die beiden Bruchenden durch einen entsprechenden Hautschnitt freigelegt. Ist eine ausgebildete Pseudarthrose vorhanden, so frischt man die beiden Pseudarthroseenden im gesunden Knochenbereich quer an.

Besteht noch keine ausgebildete Pseudarthrose, so ist das vorhandene Bindegewebe zu entfernen und die beiden Bruchenden sind so quer anzufrischen, daß eine gute Kontaktfläche entsteht. Nach Durchbohrung der Kortikalis werden 2 cm von den Resektionsflächen entfernt, je ein 3 mm starker und 220 mm langer Steinmann-Nagel parallel zueinander durch den Oberarmknochen geschlagen.

Damit die Haut nach dem Anlegen der Kompression keine Spannung zeigt, wird sie beim Schlagen des proximalen Nagels nach aufwärts und beim Schlagen des distalen Nagels nach abwärts zu verzogen. Sind die Nägel eingeschlagen, so werden die Kloben der Kompression angelegt. Durch eine Röntgenkontrolle überzeugt man sich von der richtigen Stellung der Bruchstücke und der Nägel.

Nach dem Anlegen einer Saugdrainage werden die Faszie durch einige wenige Nähte und die Haut durch Knopfnähte verschlossen. Zur Ruhigstellung wird ein Brust-Armgipsverband angelegt, der im Armteil gespalten wird. Der Gipsverband ist zwischen den Steinmann-Nägeln auf jeder Seite fensterförmig auszuschneiden, damit er beim Zusammenpressen der Kompression nicht im Wege ist.

Die Stellung der Bruchstücke im Gipsverband wird durch eine Röntgenkontrolle in beiden Ebenen überprüft.

Ab der zweiten Woche nach der Operation werden die Schrauben der Kompression jeden zweiten Tag am eine halbe Umdrehung angezogen. Nach sechs Wochen werden der Brust-Armgipsverband abgenommen, die Spanner und die Steinmann-Nägel entfernt und ein geschlossener Brust-Armgipsverband angelegt.

Die Dauer der Ruhigstellung ab Operation beträgt zehn Wochen.

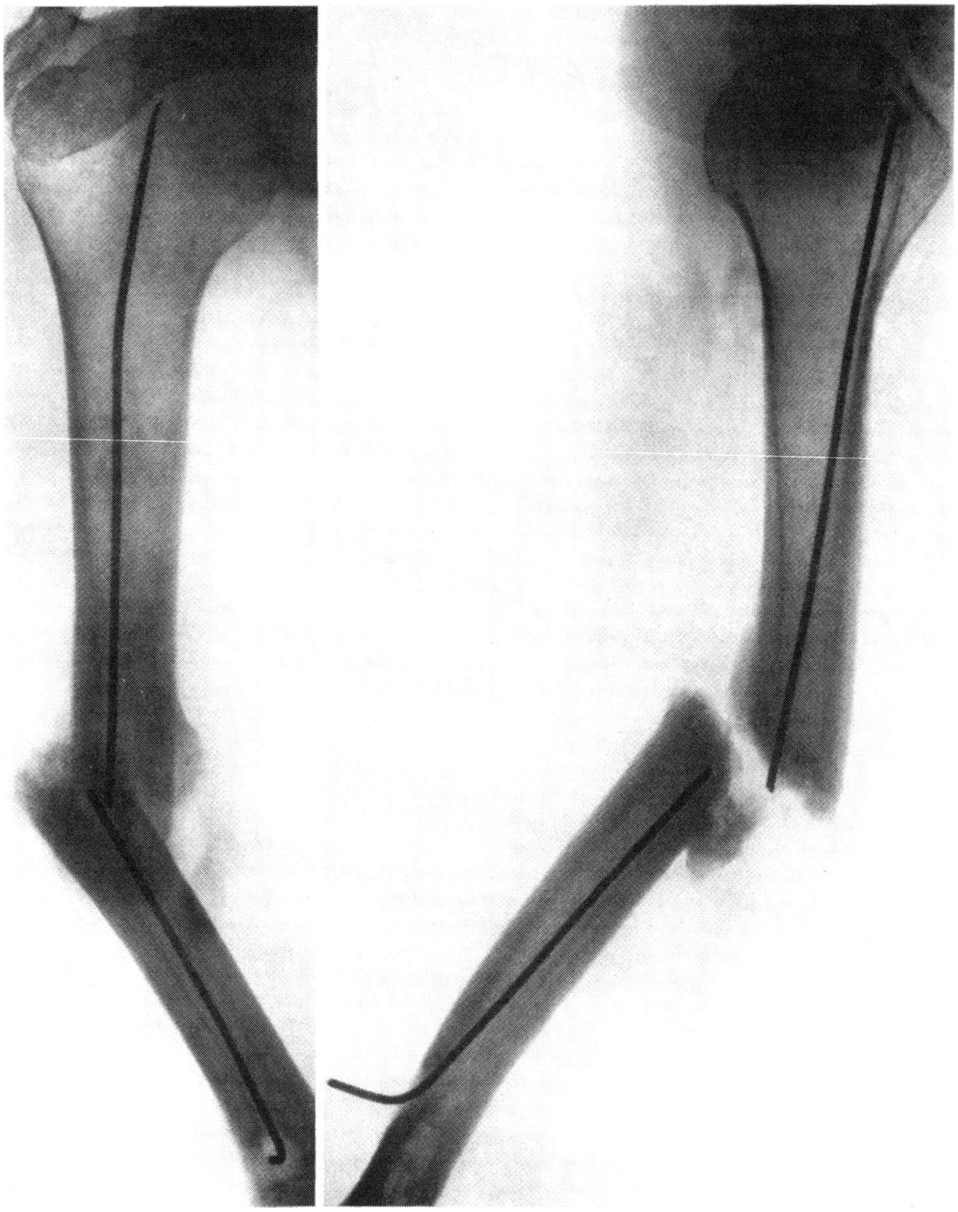

Abb. 29. Offener Oberarmbruch bei einem 46jährigen Hilfsarbeiter. Nach Wundausschneidung und Naht wurde ein Brust-Armgipsverband angelegt. Da sich keine Kallusbildung zeigte und die Bruchenden auseinandergewichen waren, wurde sechs Wochen später eine *Markdrahtung* durchgeführt und ein Brust-Armgipsverband für weitere fünf Monate angelegt. Nach der Gipsabnahme aktive und passive Bewegungsübungen und heiße Bäder.

Der Verletzte hatte *dauernd* Schmerzen an der Bruchstelle und bemerkte eine zunehmende Verbiegung des Oberarmes. Die Röntgenkontrolle zeigt den Zustand zwei Monate nach der Gipsabnahme. Der Markdraht ist in Höhe der Bruchstelle gebrochen, es besteht eine *Pseudarthrose.*

Der Verletzte verweigerte eine neuerliche Operation und bezieht eine 60%ige Dauerrente

Abb. 30 a—e. 37jähriger Kraftfahrer, der sich bei einem Rollersturz einen geschlossenen Bruch des rechten Oberarmes zuzog. Der Bruch wurde mit *drei Markdrähten* versorgt und mit einer Abduktionsschiene durch vier Wochen ruhiggestellt. Die Röntgen-Kontrolle acht Monate nach der Verletzung zeigt, daß eine *Oberarmpseudarthrose* besteht und die drei Markdrähte gebrochen sind (Abb. 30 a)

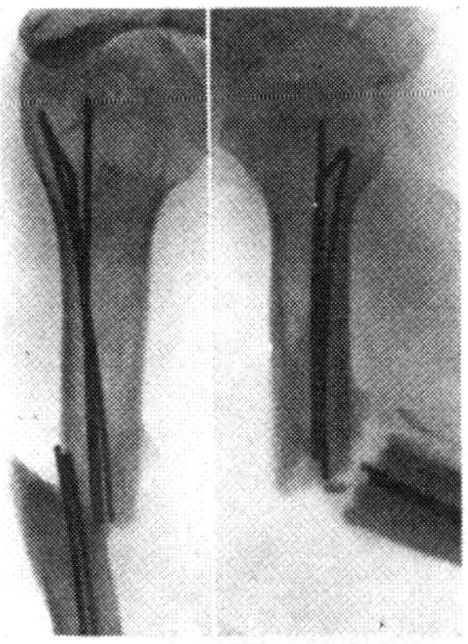

a

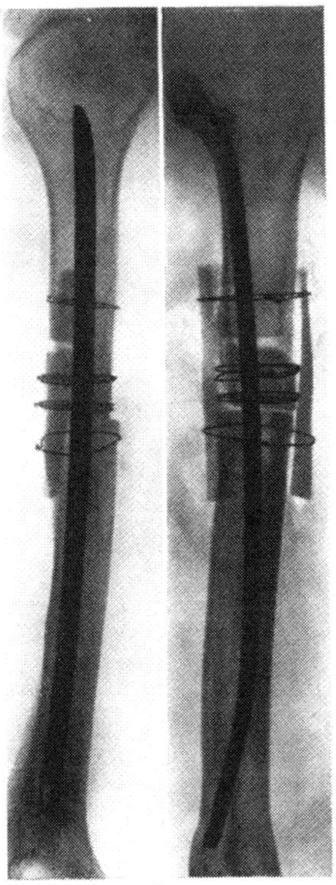

b

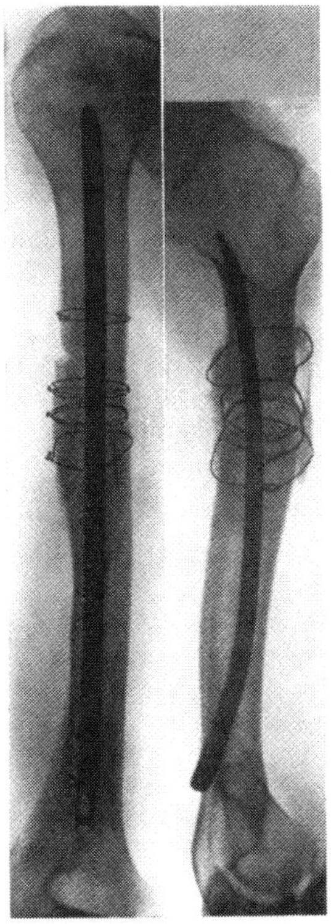

c

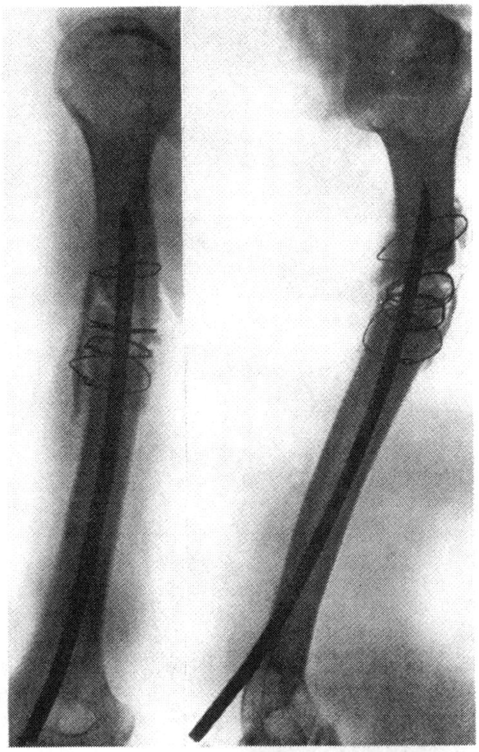

d

Die Pseudarthrose wurde stufenförmig angefrischt, der Oberarm markgenagelt und zwei Bankspäne wurden angelegt (Abb. 30 b). Ruhigstellung im Desault-Verband durch acht Wochen.

3½ Monate nach der Operation sind die Bankspäne zum größten Teil resorbiert (Abb. 30 c).

Nach weiteren drei Monaten ist der zu *dünne* Marknagel nach unten zu herausgewandert. Der Oberarm zeigt eine Antekurvation. Es bildet sich neuerlich eine Pseudarthrose aus (Abb. 30 d).

Zwei Monate später wurde der Marknagel entfernt. Am Oberarm besteht eine Pseudarthrose (Abb. 30 e)

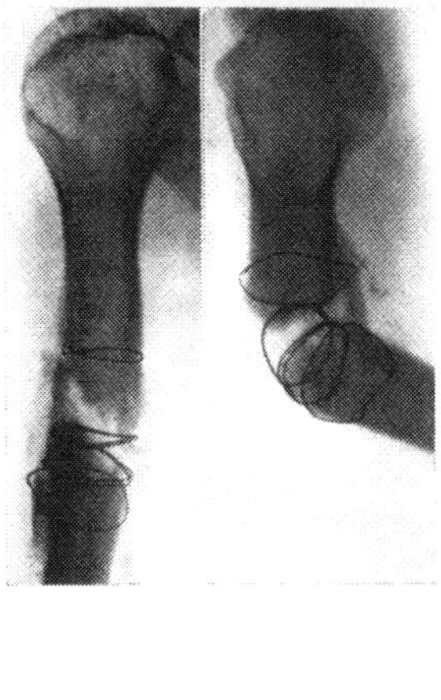

e

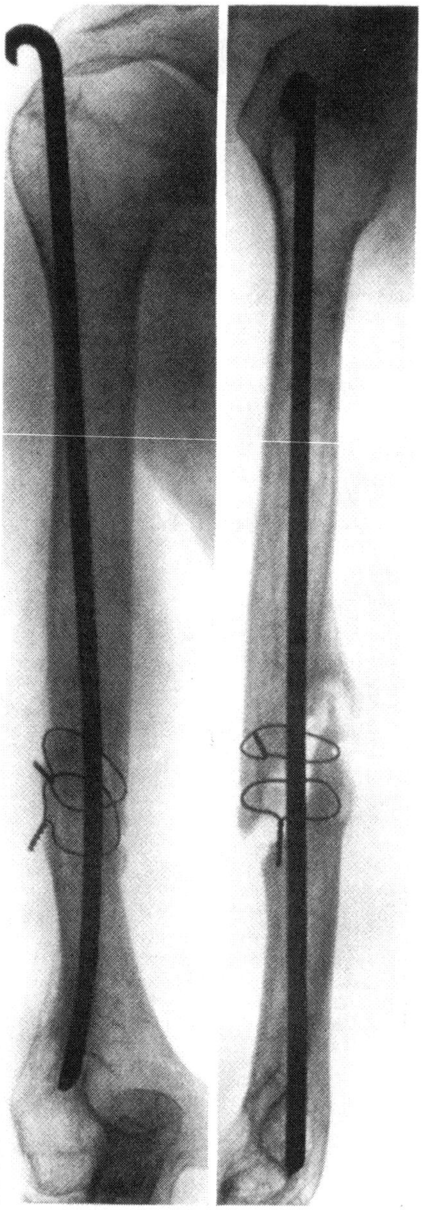

Andere Methoden zur Behandlung der Oberarmpseudarthrose sind die gedeckte Marknagelung nach KÜNTSCHER, dann die Kompression mit der Druckplatte der AO oder die Anlagerung und stabile Verschraubung von Knochenspänen an die Pseudarthrose.

Abb. 31. 54jährige Hausfrau, die sich als Mitfahrerin in einem PKW bei einem Zusammenstoß den rechten Oberarm brach. Der Bruch wurde in einem Brust-Armgipsverband durch zwölf Wochen ruhiggestellt.

Da es zu keiner knöchernen Heilung kam, wurden die Bruchenden angefrischt, mit zwei *straffen* Drahtumschlingungen festgehalten und ein Rush-Pin in den Oberarmknochen eingeschlagen. Nach der Operation wurde der Arm mit einem Desault-Verband durch drei Wochen ruhiggestellt. Die Heilung erfolgte per primam. Anschließend wurde mit aktiven und passiven Bewegungsübungen begonnen, die nach Angabe der Verletzten schmerzhaft waren.

Die Abbildung zeigt die Röntgenkontrolle sieben Monate nach der Operation. Es besteht eine *Pseudarthrose.*

Da es sich um einen geschlossenen Bruch des Oberarmes handelte, ist er im Gipsverband sicher deshalb nicht fest geworden, weil die *Bruchstücke distrahiert* waren. Diese Distraktion ist bei der Operation nicht beseitigt worden; daher ist es bei dem einfachen Oberarmbruch zu keiner knöchernen Heilung gekommen

Unteres Oberarmende

1. Brüche am unteren Oberarmende

Mit der operativen Behandlung der distalen Oberarmbrüche soll man sehr zurückhaltend sein.

Auf alle Fälle soll *konservativ* vorgegangen werden, wenn

1. der Verletzte älter als 50 Jahre ist,
2. wenn mehrere Bruchstücke vorhanden sind und
3. wenn der Bruch älter als eine Woche ist.

Bestehen keine Kontraindikationen für ein operatives Vorgehen, so legt man in Allgemeinnarkose und Blutleere das Ellbogengelenk durch einen hufeisenförmigen Schnitt frei. Dazu lagert man den Arm quer über die Brust des Verletzten. Der Hautschnitt geht von der Außenseite des Oberarmes über die Spitze des Olekranon zur Innenseite des Oberarmes. Dann wird der N. ulnaris dargestellt, aus seinem Bett gelöst und zur Seite verzogen.

Vom Olekranon wird die Ansatzstelle der Trizepssehne mit einer Knochenlamelle von 5 mm Stärke abgemeißelt. Dadurch kann man den M. triceps leicht nach kranial zu hinaufschieben und die Bruchstelle am Oberarm darstellen.

Die Stellung der Bruchstücke wird nach dem Einrichten mit Schrauben oder mit gekreuzt eingeführten Bohrdrähten festgehalten. Dabei ist darauf zu achten, daß weder ein Draht noch eine Schraube durch den Sulcus N. ulnaris hindurchgehen, weil es sonst zu Störungen des N. ulnaris kommen kann (Abb. 32).

Durch eine Röntgenkontrolle überzeugt man sich von der guten Stellung der Bruchstücke und der Drähte oder Schrauben.

Hierauf wird der N. ulnaris in sein altes Bett zurückgelagert und der abgemeißelte Teil des Olekranon durch eine Drahtnaht wieder an das Olekranon befestigt. Nach dem Anlegen einer Saugdrainage wird die Haut durch Knopfnähte verschlossen und ein gespaltener Oberarmgipsverband angelegt.

Bei glatter Wundheilung werden der gespaltene Gipsverband und die Hautnähte nach zwei Wochen entfernt und ein geschlossener Oberarmgipsverband angelegt.

Die Dauer der Ruhestellung ab Operation beträgt acht Wochen.

2. Suprakondyläre Oberarmbrüche bei Kindern

Die kindlichen suprakondylären Oberarmbrüche dürfen nicht in offener Wunde eingerichtet werden; Wachstumsstörungen sind sonst die Folge.

Die Einrichtung dieser Brüche gelingt in der Regel *konservativ.* Bei den Überstreckungsbrüchen kann man die gute Stellung nach der Einrichtung mit zwei perkutan gekreuzt eingeführten Bohrdrähten festhalten. Beim Einführen der Bohrdrähte ist darauf zu achten, daß sie *nicht durch die Wachstumsfugen oder den Sulcus N. ulnaris* gehen (Abb. 33). Es kann sonst zu einem frühzeitigen Schluß der Wachstumsfuge bzw. zu einer Störung des N. ulnaris kommen.

Die Bohrdrähte müssen durch die gegenüberliegende Kortikalis reichen, damit die erforderliche Stabilisierung gegeben ist. Durch eine Röntgenkontrolle überzeugt man sich von der guten Stellung des Bruches und der richtigen Lage der Drähte.

Nach dem Einführen der Drähte wird für das Ellbogengelenk ein dicker Zellstoffverband angelegt. Nach dem Abschwellen des Ellbogens, das ist am zweiten oder dritten Tag nach der Einrichtung, gibt man einen Oberarmgipsverband für vier Wochen.

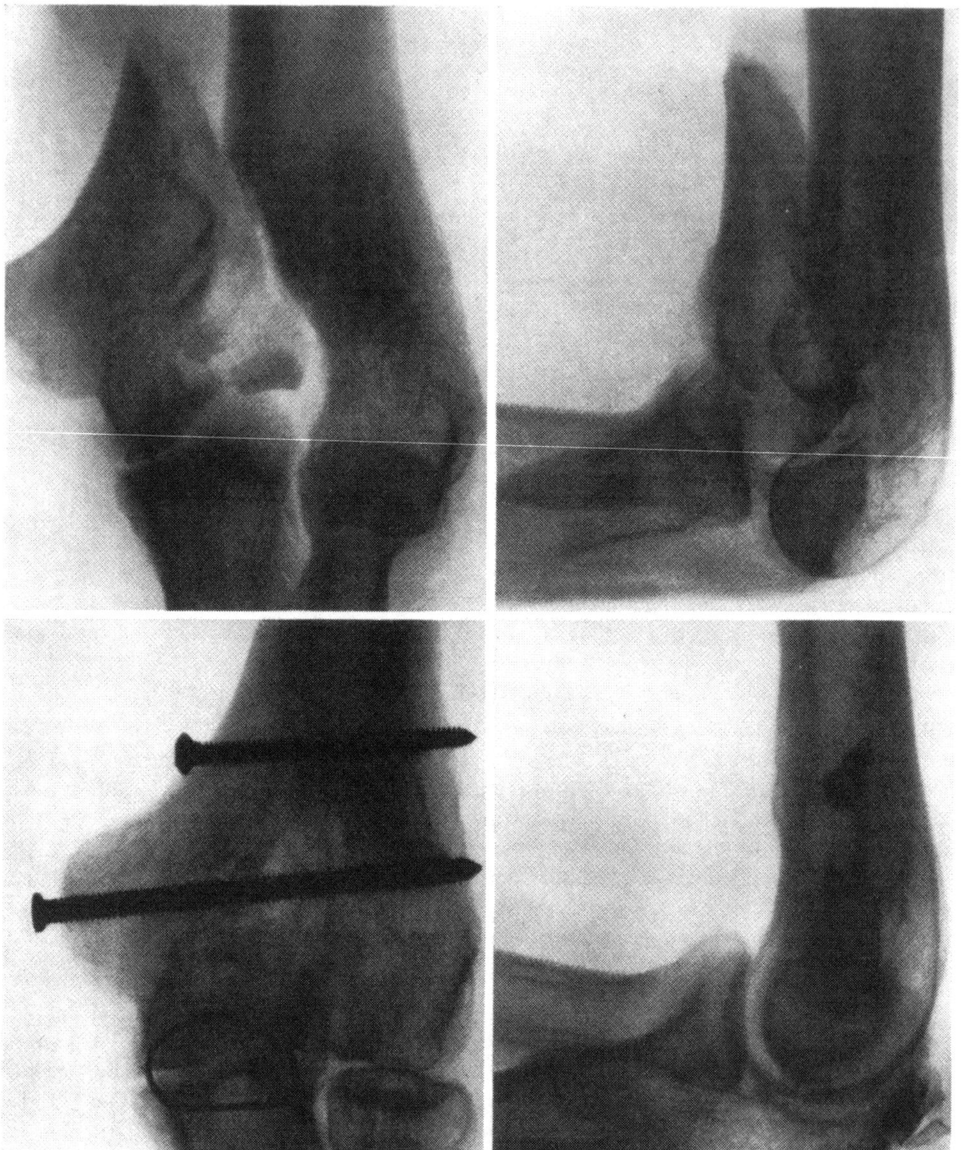

Abb. 32. Bruch des inneren Oberarmknorrens mit Verschiebung nach zentral. Das Ellbogengelenk wurde durch einen hufeisenförmigen Schnitt freigelegt, der Bruch eingerichtet und mit zwei Schrauben fixiert.

Die Röntgenkontrolle zwölf Wochen nach der Verletzung zeigt, daß der Bruch ohne Verschiebung knöchern geheilt ist.

(Aus L. BÖHLER, Ergänzungsband zur 12. und 13. Aufl. der Technik der Knochenbruchbehandlung, Abb. 4422 u. 4423)

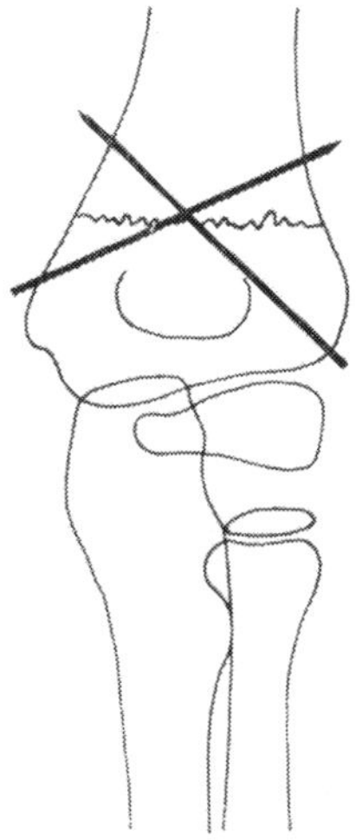

Abb. 33. Die Abbildung zeigt die Lage der Bohrdrähte nach der Einrichtung des suprakondylären Oberarmbruches. Die Drähte müssen durch die gegenüberliegende Kortikalis gebohrt werden und dürfen *nicht* im Sulcus N. ulnaris oder in einer Wachstumsfuge zu liegen kommen

3. Cubitus varus nach suprakondylären Oberarmbrüchen bei Kindern

Die häufigste Fehlstellung, die nach suprakondylären Oberarmbrüchen bei Kindern beobachtet wird, ist der Cubitus varus im Ellbogengelenk. Dadurch erleidet der Arm nicht nur eine häßliche Entstellung, sondern oft auch eine Herabsetzung seiner Leistungsfähigkeit.

Da der Cubitus varus beim weiteren Größenwachstum nicht verschwindet, kann er nur operativ ausgeglichen werden. Bei Kleinkindern soll man mit der Operation bis ungefähr zum 5. Lebensjahr zuwarten. Im späteren Alter kann die Operation jederzeit durchgeführt werden.

Um die Größe der Fehlstellung zu erkennen, müssen vor der Operation Röntgenaufnahmen je nach der Größe des Kindes 12 × 30 cm oder 15 × 40 cm vom Ober- und Vorderarm angefertigt werden, wobei das Ellbogengelenk in Filmmitte sein muß. Bei diesen Röntgenaufnahmen liegt der Vorderarm voll supiniert flach auf dem Tisch. Das Ellbogengelenk ist gestreckt und der Oberarm nach außen gedreht. Die Einstellung des Zentralstrahles erfolgt senkrecht auf das Ellbogengelenk.

Mit dieser Art von Röntgenaufnahmen kann man einwandfrei die Ober-Vorderarmachse ausmessen, während dies bei kleineren Filmformaten nicht immer eindeutig möglich ist. Um die wirkliche Größe der Fehlstellung zu erkennen, ist es wichtig, *Vergleichsbilder* der nicht verletzten Seite zu machen. Der physiologische Valgus schwankt im Ellbogengelenk zwischen 2 und 10°.

An Hand der Röntgenaufnahmen bestimmt man die Größe der Achsenknickung.

In Allgemeinnarkose und Blutleere wird an der Außenseite des unteren Oberarmes, entlang des Margo radialis, ein Hautschnitt entsprechender Größe angelegt. Dabei ist auf den N. radialis zu achten. Der Oberarmknochen wird subperiostal freigelegt. Dann wird er knapp suprakondylär V-förmig von außen nach innen in der Frontalebene durchmeißelt.

Ist der Oberarmknochen in der oben beschriebenen Art durchmeißelt, so drückt man den Vorderarm mit dem Ellbogen nach außen, bis die Fehlstellung ausgeglichen ist.

Die gute Stellung wird durch zwei gekreuzte perkutan eingeführte Bohrdrähte festgehalten. Dann überzeugt man sich durch eine Röntgenkontrolle, ob der Cubitus varus beseitigt und ein Cubitus valgus, entsprechend der nicht verletzten Seite besteht und ob die Bohrdrähte richtig liegen. Ist dies nicht der Fall, so zieht man die Bohrdrähte und korrigiert so lange, bis eine einwandfreie Stellung vorhanden ist. Zeigt die Röntgenkontrolle gute Stellung, so werden die beiden Bohrdrähte subkutan abgezwickt, eine Saugdrainage angelegt, die Operationswunde schichtweise verschlossen und ein gespaltener Oberarmgipsverband gegeben.

Bei glatter Wundheilung werden die Hautnähte und der gespaltene Gipsverband nach zwei Wochen entfernt und ein geschlossener Oberarmgipsverband angelegt.

Die Dauer der Ruhigstellung beträgt ab Operation sechs Wochen.

Wenn man die Osteotomie nicht mit gekreuzten Bohrdrähten stabilisiert, so kommt es im Gipsverband oft zu Verschiebungen. Auch die Fixation mit einer Drahtschlinge gibt nicht immer ein einwandfreies Ergebnis.

4. Brüche der Oberarmepikondylen bei Kindern

Um eine Lösung der Wachstumfuge der Oberarmepikondylen bei Kindern einwandfrei zu erkennen, müssen Röntgenaufnahmen in beiden Ebenen von beiden Ellbogengelenken gemacht werden.

Besteht eine Verschiebung des Epikondylus, so kann diese ruhig belassen werden. Man legt einen Oberarmgipsverband für drei Wochen an. Bei einer stärkeren Verschiebung heilt der Oberarmepikondylus nicht knöchern, sondern pseudarthrotisch. Trotzdem wird das Ellbogengelenk frei beweglich.

Eine *operative* Behandlung ist *nur dann notwendig,* wenn der *abgerissene Epikondylus in das Ellbogengelenk verlagert* ist.

In Allgemeinnarkose und Blutleere werden durch einen Schnitt an der Ellbogeninnenseite der Oberarmkondyl und das Ellbogengelenk freigelegt. Bei der Schnittführung ist auf den N. ulnaris zu achten. Man sieht, daß der Epikondylus mit der Aponeurose der an ihn ansetzenden Beuger und mit Teilen des medialen Gelenkseitenbandes wie eine Kappe in das Ellbogengelenk hineingeschlagen ist. Mit einer Hakenklemme oder einem einzinkigen Haken holt man die „Kappe" aus dem Gelenk heraus, lagert den Epikondylus in sein altes Bett und befestigt ihn dort mit einigen feinen Nähten.

Die Verwendung von Drahtnähten, Schrauben oder Bohrdrähten ist nicht angezeigt, da es dadurch leicht zu Wachstumsstörungen kommen kann.

Nach Verschluß der Haut mit Knopfnähten wird ein gespaltener Oberarmgipsverband angelegt.

Die Dauer der Ruhigstellung ab Operation beträgt drei Wochen.

5. Brüche des Oberarmköpfchens

Es gibt drei Bruchformen des Oberarmköpfchens.

1. Das ganze Köpfchen ist abgeschert und um eine horizontale Achse 90° gekippt.
2. Eine Knorpel-Knochenlamelle ist vom Oberarmköpfchen abgeschert und nach dorsal verschoben.
3. Eine Knorpel-Knochenlamelle ist vom Oberarmköpfchen abgeschert und nach volar verschoben. Bei dieser Bruchform besteht in der Regel noch zusätzlich ein Meißelbruch des Speichenköpfchens (Krösl).

Bei den Gruppen 1 (Abb. 34) *und 2 muß das abgebrochene Knochenstück operativ entfernt werden.* Dazu eröffnet man das Ellbogengelenk wie für eine Entfernung des Speichenköpfchens (Seite 41). Nach der operativen Entfernung des abgesprengten Teiles vom Oberarmköpfchen legt man einen gespaltenen Oberarmgipsverband an.

Die Dauer der Ruhigstellung ab Operation beträgt drei Wochen.

Besteht ein Bruch gemäß *Gruppe 3*, so soll man *konservativ* vorgehen und einen Oberarmgipsverband für drei Wochen anlegen. Durch die konservative Behandlung wird eine *bessere* Beweglichkeit des Ellbogengelenkes erzielt als bei der operativen Entfernung des abgesprengten Oberarmköpfchens.

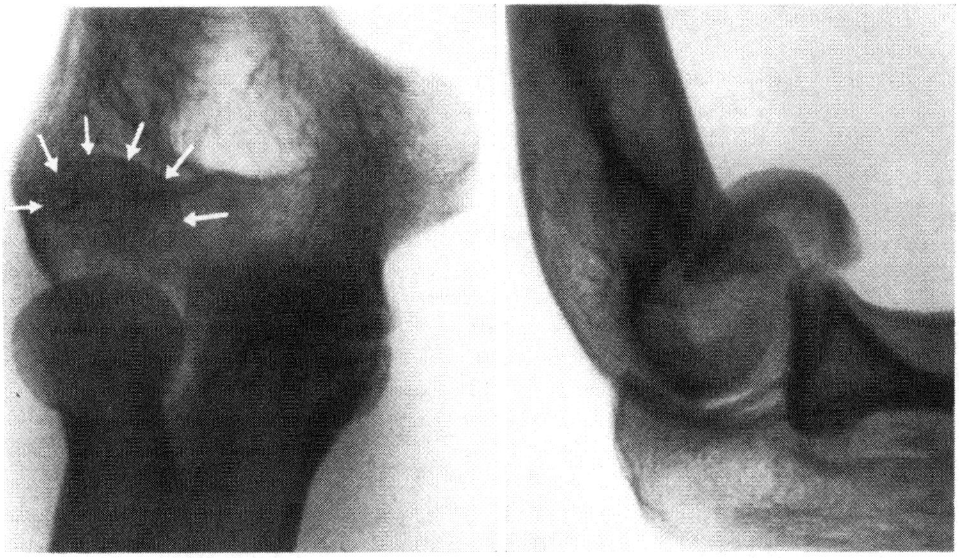

Abb. 34. Abbruch des Oberarmköpfchens *Gruppe 1* bei einer 46jährigen Hausfrau entstanden durch Sturz auf die Hand bei überstrecktem Ellbogen.
Das abgebrochene Oberarmköpfchen wurde operativ entfernt

Ellbogengelenk

Ellbogengelenkplastik

Ist das Ellbogengelenk infolge eines Bruches oder einer Gelenkinfektion nur wenige Grade oder gar nicht beweglich, so kann zur Besserung der Beweglichkeit eine Ellbogengelenkplastik ausgeführt werden.

Hierfür kommen nur *Verletzte mit einem Alter bis zu 40 Jahren* in Betracht. Außerdem soll bei ausgedehnten Band- und Muskelverknöcherungen keine Plastik ausgeführt werden.

Ist die Versteifung des Ellbogengelenkes auf eine *Infektion* zurückzuführen, so soll man nach dem Abklingen der Infektion mit der Ausführung der Gelenkplastik *ein Jahr zuwarten.* Sind störende Hautnarben vorhanden, so ist vorher eine Narbenkorrektur vorzunehmen.

Für die Ausführung der Ellbogengelenkplastik wird der Arm in Allgemeinnarkose und Blutleere auf die Brust des Verletzten gelagert und das Ellbogengelenk durch einen hufeisenförmigen Schnitt freigelegt. Der Hautschnitt geht dabei von der Außenseite des Oberarms über die Spitze des Ellenhakens zur Innenseite des Oberarms.

Der N. ulnaris wird dargestellt, aus seinem Bett ausgelöst und zur Seite verzogen.

Vom Ellenhaken wird eine Knochenlamelle von 5 mm Stärke mit der Ansatzstelle der Sehne des M. triceps abgemeißelt und zentralwärts hinaufgeschlagen. Dadurch kommt die Rückseite des Ellbogengelenkes zur Darstellung.

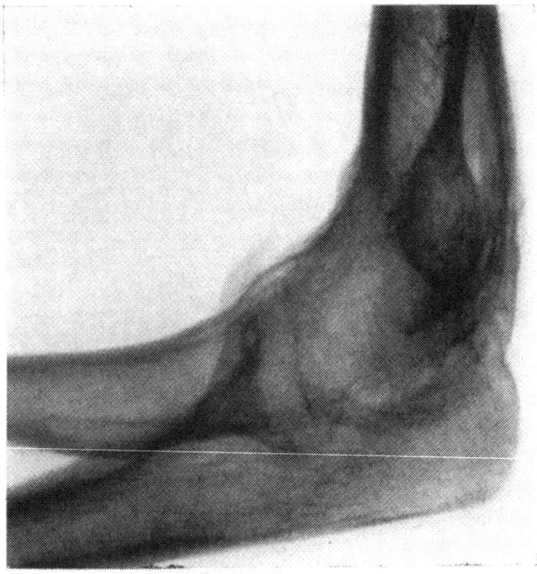

Abb. 35. Ankylose des rechten Ellbogengelenkes bei einem 18jährigen Mädchen infolge Eiterung nach einem offenen suprakondylären Oberarmbruch.

Ein Jahr nach Abheilen der Wunden wurde nach einer Narbenkorrektur eine Ellbogengelenkplastik gemacht

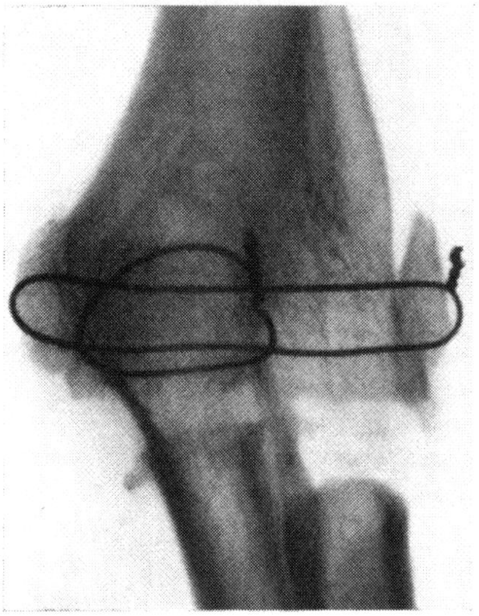

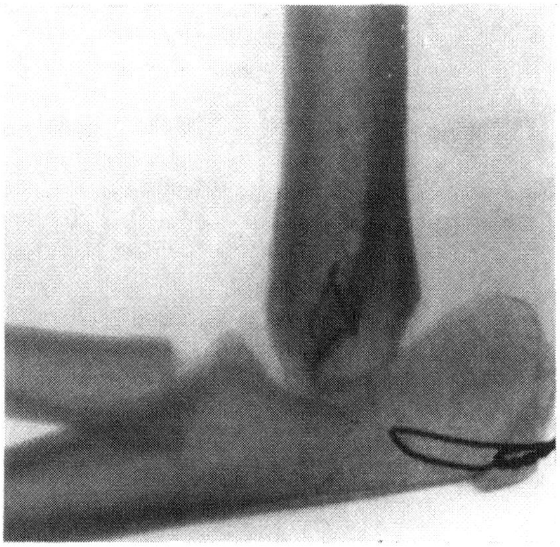

Nach Präparierung des inneren und äußeren Seitenbandes des Ellbogengelenkes werden die Bänder mit den Oberarmepikondylen abgemeißelt.

Eine bindegewebige Ankylose des Ellbogengelenkes kann mit dem Knochenmesser gelöst werden. Besteht eine knöcherne Ankylose, so wird diese möglichst im Bereich der alten Gelenkfläche mit dem Meißel durchtrennt.

Anschließend wird das periphere Oberarmende unter Wegnahme der Kondylen keilförmig zugerichtet und die Gelenkfläche der Elle sehr flach ausgemuldet. Das Speichenköpfchen wird knapp proximal der Tuberositas radii reseziert.

Zeigt die Röntgenkontrolle eine gute Rundung des peripheren Oberarmendes und eine flache Muldung der Gelenkfläche der Elle, so wird vom Oberschenkel ein 8 cm langer und 4 cm breiter Streifen aus der Fascia lata entnommen und damit das angefrischte periphere Ende des Oberarmes überzogen.

Die beiden Gelenkseitenbänder mit den Epikondylen werden zu beiden Seiten des Oberarmes angelagert und mit einer quer angelegten Drahtnaht festgehalten.

Nachdem man auch das Olekranon 2 cm peripher der Meißelstelle quer durchbohrt hat, wird die Knochenlamelle mit der Ansatzstelle der Sehne des M. triceps heruntergeklappt und mit einer Drahtnaht fixiert.

Der N. ulnaris wird in sein altes Bett gelagert, eine Saugdrainage angelegt und die Haut durch Knopfnähte verschlossen.

Zur Ruhigstellung gibt man einen gespaltenen Oberarmgipsverband für drei Wochen.

Oberes Vorderarmende

1. Olekranonbrüche und Pseudarthrosen

Brüche des Olekranon ohne Verschiebung sollen konservativ mit einem Oberarmgipsverband einer Heilung zugeführt werden.

Weichen die Bruchstücke jedoch auseinander, so kann eine knöcherne Heilung nur durch eine Osteosynthese erzielt werden. Bei über 70 Jahre alten Verletzten oder solchen in sehr schlechtem Allgemeinzustand wird man von einer Operation absehen.

Bei einer Operation sollen Nägel, gekreuzte Drähte oder Schrauben zum Festhalten der Bruchstücke nicht verwendet werden, weil sie bei Olekranonbrüchen häufig keine stabile Osteosynthese ergeben.

Wenn man das Periost nur allein näht, so kommt es häufig zum Durchschneiden des Drahtes und zu einem neuerlichen Auseinanderweichen der Bruchstücke.

Die Drahtnaht des Olekranon soll entweder sofort vorgenommen werden, bevor noch ein stärkerer Bluterguß aufgetreten ist oder erst nach etwa einer Woche, wenn der Bluterguß wieder aufgesaugt ist.

Die *Operation* kann entweder in Plexusanästhesie oder Allgemeinnarkose durchgeführt werden. Eine Blutleere ist erforderlich. Der Arm wird über die Brust des Verletzten gelagert. Es wird ein ungefähr 10 bis 12 cm langer Hautschnitt angelegt, am Vorderarm genau über der Ellenkante, über die Olekranonmitte und über die Mitte der Oberarmhinterseite. Zwei Drittel dieses Schnittes sollen am Vorderarm und ein Drittel am Oberarm liegen.

Blutgerinnsel und eventuell vorhandene kleine Knochensplitter werden aus der Bruchstelle entfernt und die über die Bruchränder hinausragenden und zerfetzten Periostteile weggeschnitten. Dann stellt man die Trizepssehne bis 2 cm zentral ihrer Einstrahlung in das Olekranon dar. Das periphere Bruchstück wird 10 mm peripher der Bruchfläche quer durchbohrt. Ist das zentrale Bruchstück groß genug, so kann man es ebenfalls quer durchbohren (Abb. 36 a). Ist es jedoch klein, so umfährt man es subperiostal mit einer spitzen Ahle, die eine Öse zum Durchziehen eines Drahtes aufweist. Dabei muß das Olekranon knapp peripher der Mitte gefaßt sein (Abb. 36 b). Sind zwischen Ahle und Knochen Weichteile, so schneidet mit der Zeit der geknüpfte Draht bis an den Knochen durch. Als Folge davon wird die Drahtnaht locker, so daß die Bruchstücke wieder auseinanderweichen können. Ist das Olekranon vom Draht nicht knapp peripher der Mitte gefaßt, so kann es durch Kippung aus der Drahtnaht herausschlüpfen.

Zur Naht verwendet man einen 0,8—1,0 mm starken rostfreien Draht, der durch die Bohrlöcher bzw. das Bohrloch und die subperiostale Umführung so durchgezogen wird, daß er an der Olekranonaußenseite geknüpft werden kann.

Dünnere Drähte dürfen nicht verwendet werden, da sie bei Belastung zu leicht reißen.

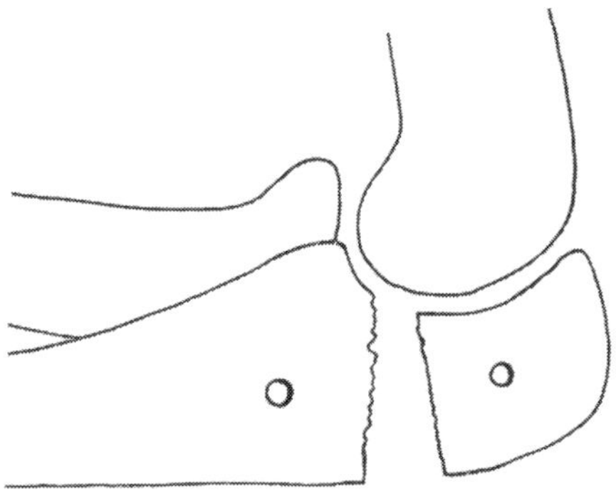

Abb. 36a. Das zentrale Bruchstück des Olekranons ist *groß* genug. Es wird daher für die Drahtnaht ebenfalls quer durchbohrt

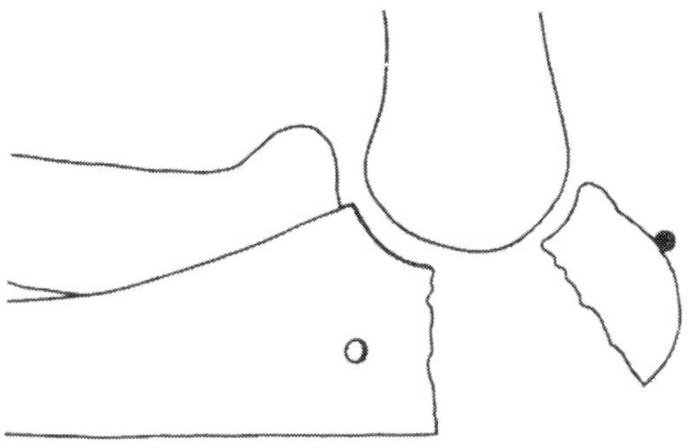

Abb. 36b. Das Bruchstück des Olekranons ist *klein*. Das zentrale Bruchstück muß daher mit einer Ahle streckseitig knapp peripher von der Mitte des Olekranons subperiostal umfahren und mit Hilfe dieser Ahle der Draht herumgeführt werden

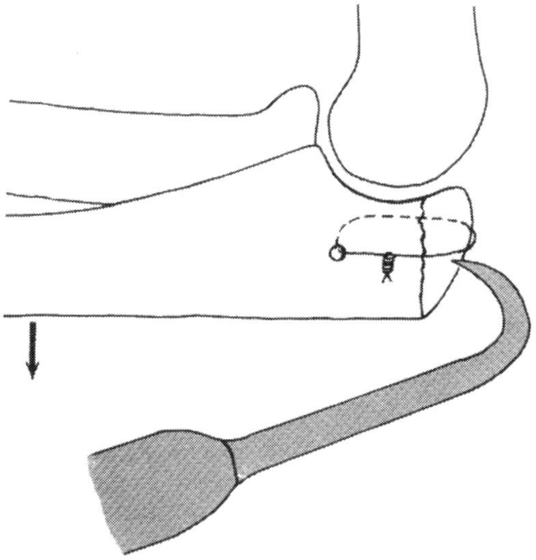

Abb. 36c. Die Abbildung zeigt die angelegte Drahtnaht bei einem *kleinen* Bruchstück.

Zum Einrichten preßt man das zentrale Bruchstück mit einem einzinkigen Haken an das periphere an.

Um leichter Einrichten zu können, soll man den Vorderarm im Ellbogen *strecken*

Nach dem Durchziehen des Drahtes legt man das Olekranon mit einem einzinkigen Haken an die Elle an (Abb. 36c). Gelingt dies nicht, so streckt man im Ellbogengelenk so weit, bis beide Bruchflächen beisammen sind. Der Draht wird mit der Spannzange geknüpft und abgezwickt. Die Enden werden umgebogen.

Durch eine Röntgenkontrolle in beiden Ebenen überzeugt man sich von der richtigen Lage der beiden Bruchstücke und der des Drahtes. Nach einigen wenigen Periostnähten wird eine Saugdrainage angelegt und die Haut verschlossen.

Zur Ruhigstellung wird ein gespaltener Oberarmgipsverband angelegt. Bei glatter Wundheilung werden nach zwei Wochen die Nähte entfernt und ein geschlossener Oberarmgipsverband gegeben.

Die Dauer der Ruhigstellung beträgt ab Operation drei Wochen.

Besteht eine *Pseudarthrose des Olekranons*, so wird nach einem sparsamen Anfrischen der Pseudarthroseflächen eine Drahtnaht in der oben beschriebenen Weise angelegt.

Ist die Trizepssehne stark verkürzt, so daß sich die beiden Pseudarthroseflächen nicht aneinanderlegen lassen, so löst man den äußeren und inneren Muskelkopf von der Sehne ab und zieht an der Sehne so lange kräftig an, bis die beiden Bruchstücke auch bei einer Stellung des Ellbogens von 90° aneinandergelegt werden können.

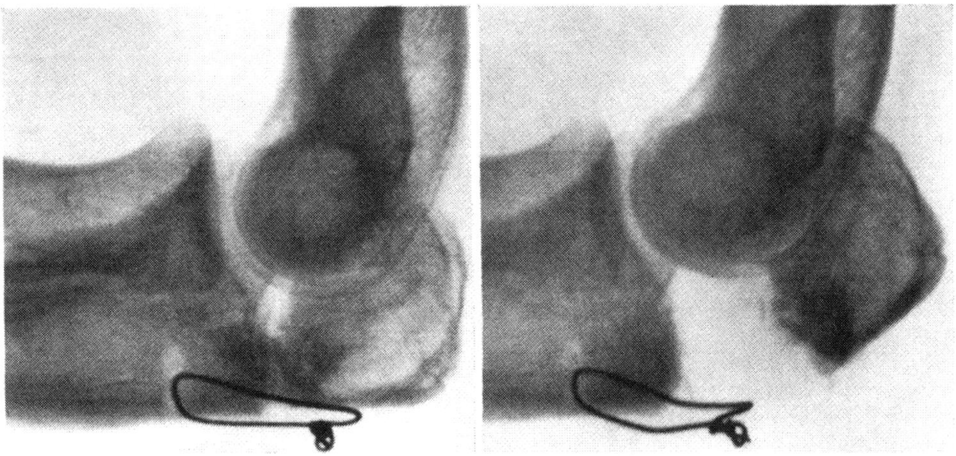

Abb. 37 a. Drahtnaht des Olekranon mit einem zu dünnen Draht. Außerdem wurde der Draht nicht an der Streckseite des Olekranon herumgeführt, sondern an der Streckseite *nur am Periost* gefaßt. Der Draht hat am Periost durchgeschnitten. Als Folge davon sind die Bruchstücke wieder auseinandergewichen

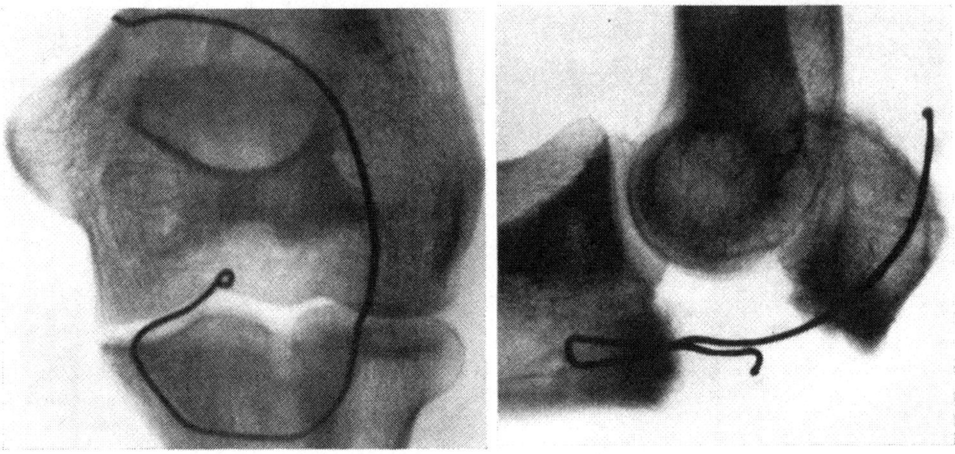

Abb. 37 b. Auseinanderweichen der Bruchstücke zehn Tage nach der Drahtnaht zufolge *unrichtiger Knüpfung des Drahtes.* Die Drähte wurden nicht richtig gegeneinander verdreht, so daß der kürzere Draht bei Belastung herausschlüpfte

Die Dauer der Ruhigstellung im Gipsverband bei Olekranonpseudarthrosen beträgt ab Operation sechs Wochen.

Zur Behandlung eines Olekranonbruches kann auch eine Zuggurtungsosteosynthese gemacht werden (Abb. 38 a u. b).

Bei der *Zuggurtung* werden die Bruchstücke des Olekranons, wie auf Seite 37 beschrieben, freigelegt. Zwei 2 mm starke Bohrdrähte werden nebeneinander durch die Kortikalis an der Streckseite des *zentralen* Bruchstückes gebohrt, der Bruch eingerichtet und die beiden Drähte mit dem Hammer 10—12 cm weit in den Markraum des peripheren Ellenbruchstückes hineingeschlagen. Durch eine Röntgenkontrolle überzeugt man sich, ob die beiden Drähte im Markraum liegen.

Das periphere Bruchstück der Elle wird 2 cm peripher des Bruches quer durchbohrt und ein 0,8 mm starker rostfreier Draht durchgezogen. Der Draht wird an der Dorsalseite des Olekranon gekreuzt, ein Ende um die beiden herausstehenden Bohrdrähe herumgeschlun-

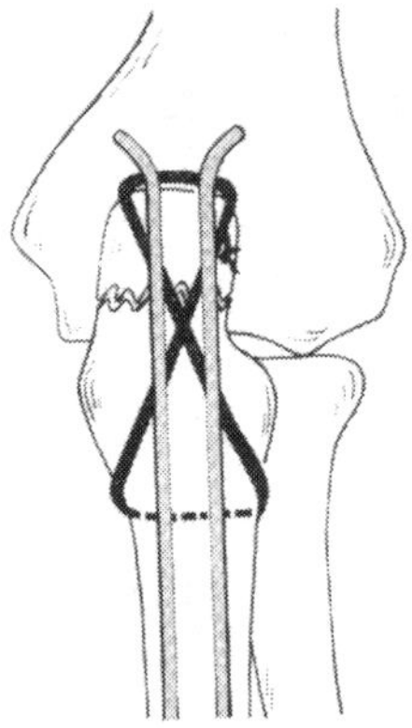

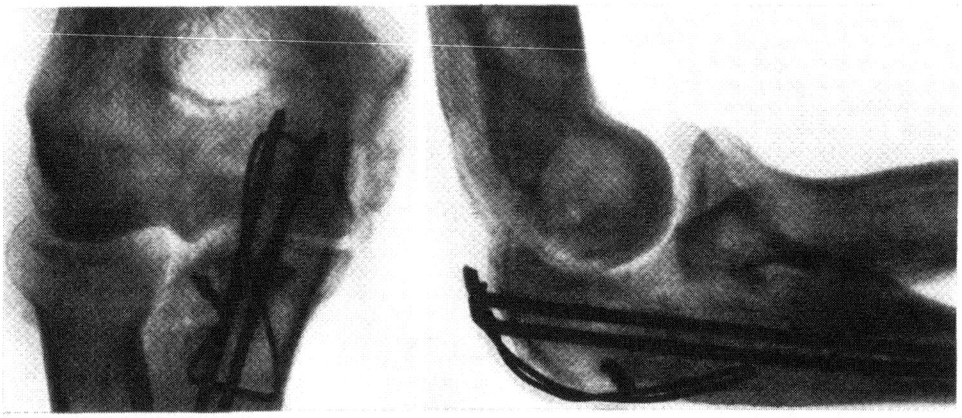

Abb. 38b

gen. Beide Drahtenden werden mit einer Spannzange an der Außenseite des Olekranon geknüpft.

Hierauf werden die beiden Bohrdrähte nach kranial in einem Winkel von 90° umgebogen und so abgezwickt, daß ein Haken von 5 mm Länge bestehen bleibt. Damit der umgebogene Teil der Bohrdrähte dem Knochen gut anliegt, wird die Trizepssehne zweimal der Länge nach eingeschnitten und die Drähte in die Tiefe versenkt. Dieses Versenken der umgebogenen Drähte ist von großer Wichtigkeit, da es sonst zu ihrem Auswandern und damit zur Störung der Wundheilung kommen kann.

Die Ruhigstellung erfolgt mit einem Oberarmgipsverband durch 3 Wochen.

Epiphysenlösungen des Olekranon dürfen *nicht operativ* mit einer Drahtnaht behandelt werden, da es sonst zu Wachstumsstörungen kommen kann. Besteht zwischen den Bruchstücken eine Diastase, so streckt man das Ellbogengelenk. Damit läßt sich die Diastase in der Regel beseitigen. Bei Kindern kann man dann ruhig einen Oberarmgipsverband in Streckstellung des Ellbogengelenkes für drei Wochen anlegen.

2. Speichenköpfchenbrüche

Bei kleinen *Meißelbrüchen* des Speichenköpfchens, bei *kleinen Absprengungen* vom Rand, auch wenn diese mit dem Köpfchen nicht mehr in Berührung sind, und bei Halsabbrüchen *ohne* Verschiebung soll man *konservativ* vorgehen. Man legt einen Oberarmgipsverband für drei Wochen an.

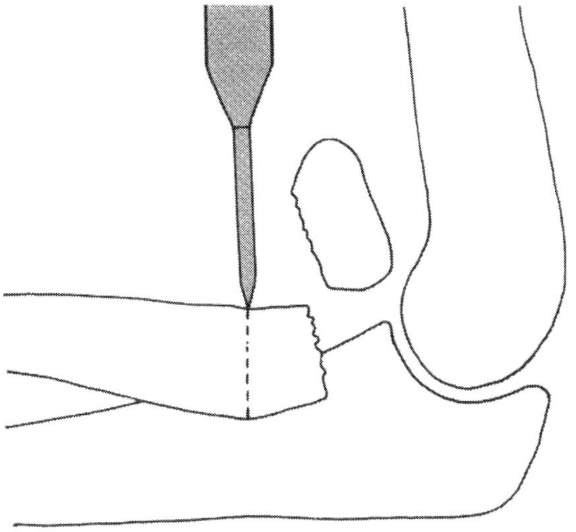

Abb. 39. Bruch des Speichenhalses mit Verschiebung des Speichenköpfchens. Die Abbildung zeigt die Meißelstelle nahe an der Basis des Speichenhalses

Hingegen soll das Speichenköpfchen entfernt werden, wenn

1. das abgebrochene Stück größer als ein Drittel der Zirkumferenz des Speichenköpfchens ausmacht und verschoben ist,
2. wenn das Speichenköpfchen völlig zertrümmert ist und
3. wenn ein Bruch im Speichenhals vorliegt mit einer Verschiebung des Köpfchens, die unblutig nicht eingerichtet werden kann.

Bei *veralteten Fällen,* mit einer starken Einschränkung der Drehbewegung des Vorderarmes, erzielt man in der Regel durch die Entfernung des verletzten Speichenköpfchens zumindest eine Besserung der Funktion.

Bei *Jugendlichen* darf die Entfernung des Speichenköpfchens nur *in Ausnahmefällen,* bei Versagen der konservativen Methoden gemacht werden.

Die Entfernung des Speichenköpfchens soll entweder am Tag der Verletzung oder anderen Falles frühestens erst drei bis vier Wochen nach dem Unfall gemacht werden. Operiert man in der zweiten oder dritten Woche, so kann es zu Muskelverknöcherungen kommen.

In Allgemeinnarkose und Blutleere wird der Arm bei rechtwinkelig gebeugtem Ellbogengelenk auf ein Tischchen gelagert.

Der bogenförmige Hautschnitt – ungefähr 10 cm lang – wird an der Außenseite des Ellbogengelenkes bei supiniertem Vorderarm so angelegt, daß er vom radialen Oberarmepikondylus radial und dorsal über das Speichenköpfchen auf den Vorderarm geht. Der Hautschnitt darf über das Speichenköpfchen *nicht zu weit volar* angelegt werden, um den Muskelast des N. radialis nicht zu verletzen.

Wenn man die Gelenkskapsel der Länge nach eröffnet, so kommt das Speichenköpfchen zur Darstellung. Vorhandene Knochensplitter werden entfernt und die Speiche nahe der Basis des Speichenhalses (Abb. 39) mit einem Meißel oder der GIGLI-Säge quer durchtrennt. Um die umgebenden Weichteile zu schützen, werden zwei HOHMANNsche Knochenhebel unter die Meißelstelle eingeschoben.

Durch Drehen des Vorderarmes überzeugt man sich, ob die Speiche scharf durchmeißelt ist. Sind Zacken vorhanden, so glättet man diese mit einer Hohlmeißelzange nach LUER.

Das Periost der Speiche darf nicht mit dem Raspatorium abgeschoben und belassen werden, da es dadurch zur periostalen Knochenbildung und zur Bewegungseinschränkung des Ellbogengelenkes kommen kann.

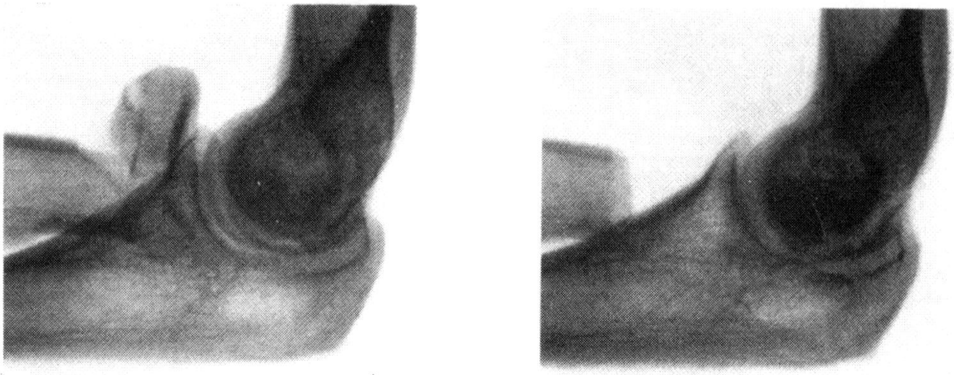

Abb. 40. Bruch des Speichenköpfchens mit Verschiebung nach volar bei einer 52jährigen Hilfsarbeiterin. Das Speichenköpfchen wurde operativ entfernt. Die Röntgenkontrolle während der Operation zeigt, daß die Speiche richtig nahe der Speichenhalsbasis abgetragen wurde

Durch Röntgenaufnahmen in beiden Ebenen überzeugt man sich, ob alle Knochensplitter entfernt sind und die Abtragungsstelle an der Speiche glatt und an richtiger Stelle ist (Abb. 40).

Nach dem Anlegen einer Saugdrainage werden einige wenige Fasziennähte gemacht und die Haut wird durch Knopfnähte verschlossen. Die Gelenkskapsel oder das Ringband dürfen nicht genäht werden, um nicht unnötig Fremdkörper in die Tiefe zu versenken.

Zur Ruhigstellung wird ein gespaltener Oberarmgipsverband angelegt, und zwar in Ulnarabduktion des Handgelenkes, um eine zentrale Subluxation der Speiche zu verhindern.

Die Dauer der Ruhigstellung ab Operation beträgt drei Wochen.

Eine Umhüllung des Speichenhalsstumpfes mit Faszie oder Fettlappen soll nicht gemacht werden, weil dies zu Verknöcherungen führen kann.

Vom Einsetzen einer Endoprothese an Stelle des resezierten Speichenköpfchens sind keine Vorteile, wohl aber Nachteile zu erwarten.

Bei Kindern und Jugendlichen darf das Speichenköpfchen *nicht* reseziert werden, weil sonst die Speiche im Wachstum zurückbleibt und eine Manus radioflexa entstehen kann. Besteht eine Bewegungsstörung, die als hinderlich empfunden wird, so darf das Speichenköpfchen erst *nach Abschluß des Knochenwachstums* entfernt werden.

3. Brüche der Elle mit Verrenkung des Speichenköpfchens

(Monteggia)

Bei allen Brüchen der Elle im mittleren oder proximalen Drittel und Verrenkung des Speichenköpfchens soll der *Versuch einer konservativen Einrichtung* gemacht werden. Nach der Einrichtung ist es besonders wichtig zu erkennen, ob das Speichenköpfchen wieder an richtiger Stelle ist.

Gelingt die konservative Einrichtung nicht, so muß operativ vorgegangen werden.

In Allgemeinnarkose und Blutleere wird die Bruchstelle der Elle an der Außenseite durch einen entsprechend großen Hautschnitt freigelegt. Je nach Größe des Ellenmarkraumes werden sowohl das zentrale als auch das periphere Bruchstück mit Markraumbohrer auf 5—7 mm aufgeweitet. Beim zentralen Ende muß mit den Markraumbohrern auch die Kortikalis des Olekranon durchbohrt werden.

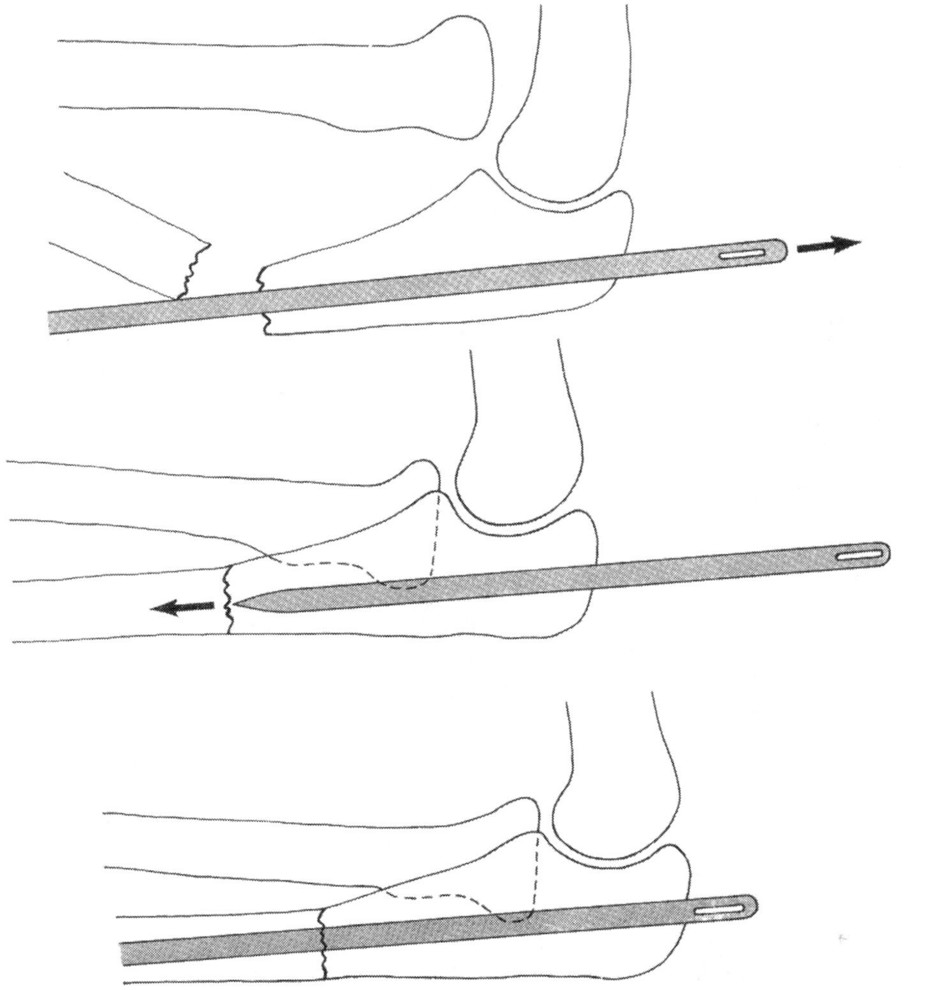

Abb. 41. Schematische Darstellung des Einführens des Marknagels in die Elle. Der Markraum muß vorher ausgeweitet werden. Der Marknagel auf der unteren Abbildung muß noch weiter peripher eingeschlagen werden

Dann wird ein Marknagel mit seinem stumpfen Ende durch das zentrale Ellenbruchstück geschlagen, bis er die Haut im Bereich des Olekranon vorwölbt. Hier legt man einen kleinen Hautschnitt an und schlägt den Marknagel weiter nach zentral, bis sich seine Spitze in Höhe der zentralen Bruchfläche befindet (Abb. 41).

Die Dicke des Marknagels ist um 1 mm kleiner zu wählen, als mit dem letzten Markraumbohrer aufgeweitet wurde. Die Länge des Marknagels hat man sich vor der Operation ausgemessen. Der Nagel soll, um eine genügende Stabilität zu geben, nur 2 cm kürzer als die Elle sein. Er darf nur 2—3 mm über das Olekranon hinausragen, weil sonst an der knapp darüberliegenden Haut Drucknekrosen auftreten können.

Wenn das verrenkte Speichenköpfchen nach dem Einrichten der Elle nicht von selbst einspringt, so richtet man es durch entsprechenden Druck mit den Fingern ein, was meist leicht gelingt.

Durch eine Röntgenkontrolle überzeugt man sich von der richtigen Lage des Marknagels, der Ellenbruchstücke und des Speichenköpfchens.

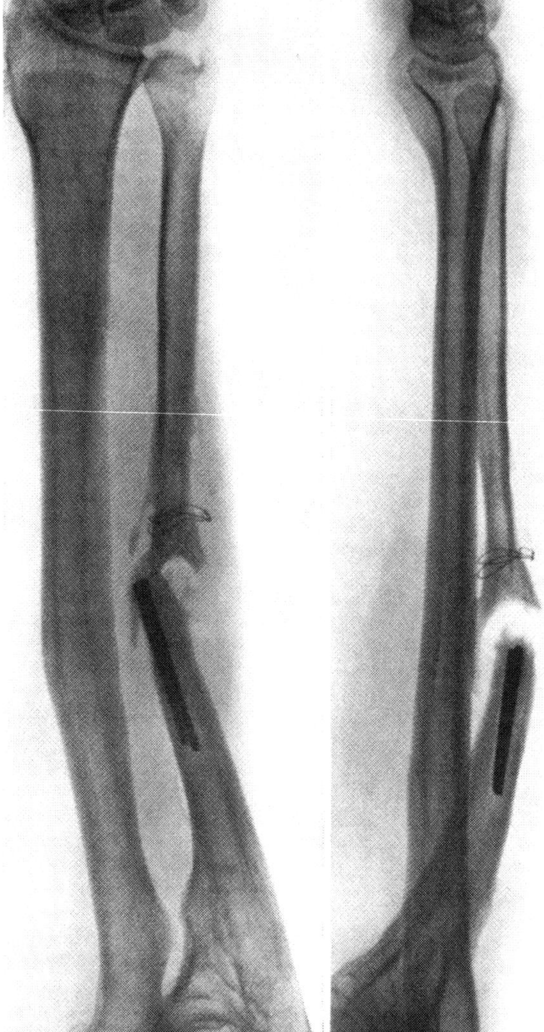

Abb. 42. Defektpseudarthrose der Elle und Verrenkung des Speichenköpfchens nach volar bei einem 24jährigen Maurer.

Drei Tage nach der Verletzung wurden in die Elle zwei kurze Markdrähte eingeführt und eine Drahtschlinge angelegt. Das Speichenköpfchen wurde *nicht* eingerichtet. Nach der Operation Ruhigstellung mit einem Oberarmgipsverband durch 50 Tage. Dann keine Behandlung mehr. Die Röntgenkontrolle zeigt den Zustand elf Monate nach der Operation

Besteht zwischen den Ellenbruchstücken eine *Diastase*, so müssen sie zusammengestaucht werden. Nach dem Zusammenstauchen ist eine neuerliche Röntgenkontrolle erforderlich.

Läßt sich das Speichenköpfchen nicht an seine richtige Stelle drücken, so ist dies ein Zeichen dafür, daß eine *Interposition* von Gewebsteilen besteht. Man muß daher das Speichenköpfchen wie zu einer Resektion freilegen (S. 38) und die in das Gelenk verlagerten Teile der Kapsel sowie das zerrissene Ringband entfernen. Dann läßt sich das Speichenköpfchen an die richtige Stelle bringen. Durch eine Röntgenkontrolle überzeugt man sich davon.

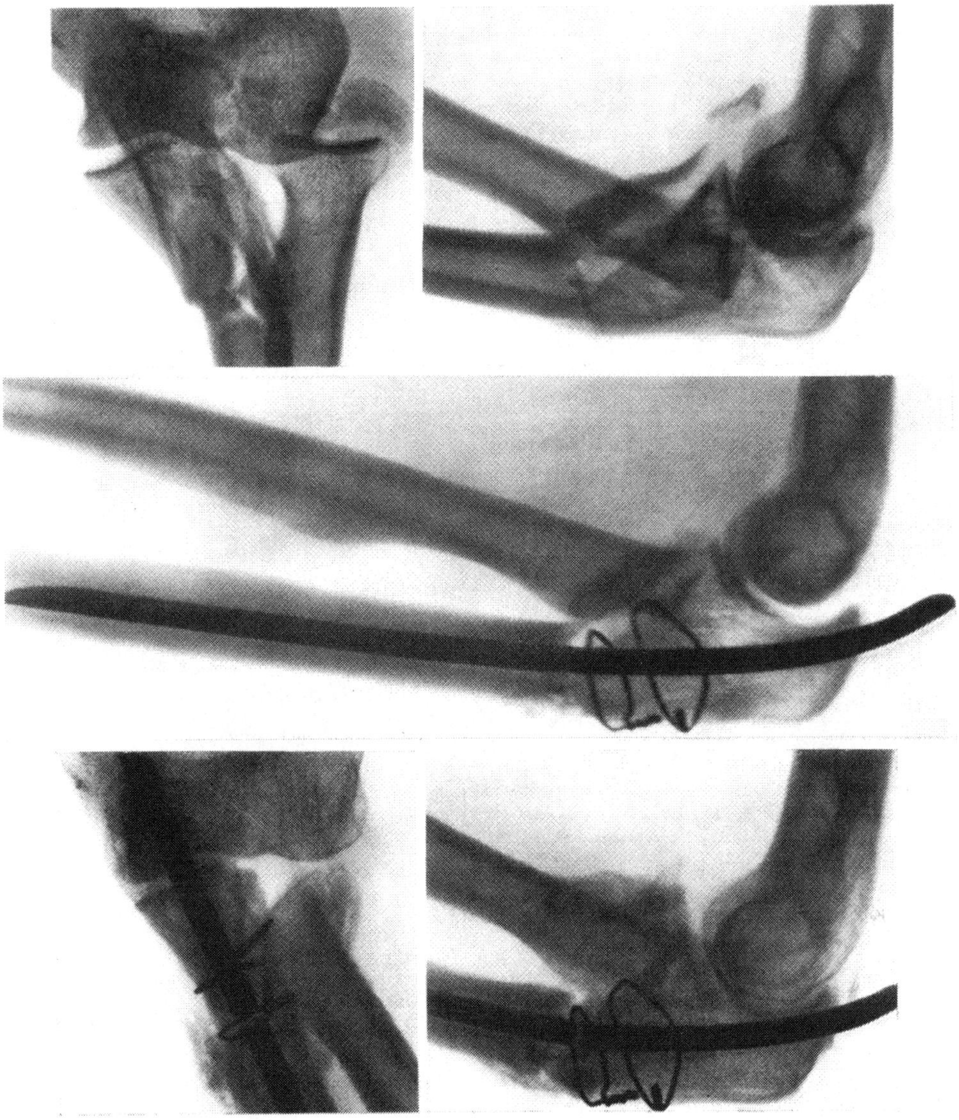

a

b

c

Abb. 43 a—c. Bruch der Elle im proximalen Drittel und Verrenkung des Speichenköpfchens nach dorsal. Außerdem besteht noch ein Abbruch vom Speichenköpfchen (Abb. 43 a).

Bei der Operation wurde der Markraum der Elle *nicht aufgebohrt.* Deshalb verbog sich der Marknagel beim Einschlagen und konnte nicht weit genug nach distal eingeführt werden. Der Marknagel ist zu *kurz.* Von der Speiche wurde zu *wenig Knochen* weggenommen (Abb. 43 b).

Die Röntgenkontrolle fünf Monate nach der Operation zeigt, daß der Marknagel gebrochen und die Elle pseudarthrotisch ist (Abb. 43 c)

Nach dem Anlegen von Saugdrainagen werden einige wenige Fasziennähte gemacht; die Haut wird durch Knopfnähte verschlossen und ein gespaltener Oberarmgipsverband angelegt. Bei glatter Wundheilung werden nach zwei Wochen die Hautnähte sowie der gespaltene Gipsverband entfernt und ein geschlossener Oberarmgipsverband wird angelegt.

Die Dauer der Ruhigstellung ab Operation beträgt mindestens acht Wochen.

Die Vereinigung der Ellenbruchstücke mit einer Drahtnaht oder mit Schrauben ist ungenügend, weil damit keine genügende Stabilisierung des Bruches erreicht wird.

Auch die Marknagelung soll nur durchgeführt werden, wenn Markraumbohrer zur Verfügung stehen. Kann der Markraum nicht genügend aufgeweitet werden, so kann der Marknagel stecken bleiben oder sich verbiegen.

Das zerrissene Ringband des Speichenköpfchens soll nicht genäht oder plastisch ersetzt, sondern immer entfernt werden. Durch Naht oder plastischen Ersatz kommt es leicht zu Verkalkungen und damit zur Einschränkung der Drehbeweglichkeit des Vorderarmes.

Die Entfernung des Speichenköpfchens bei frischen Fällen ist nicht notwendig, weil eine Einschränkung der Drehfähigkeit des Vorderarmes nur dann auftritt, wenn verspätet eingerichtet wurde.

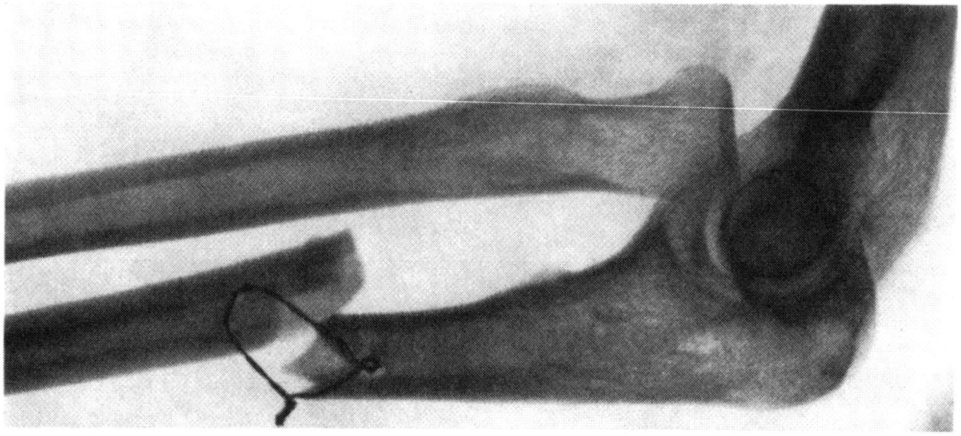

Abb. 44. Offener Bruch der Elle im proximalen Drittel mit Verrenkung des Speichenköpfchens nach volar. Der Bruch der Elle wurde nach dem Einrichten mit einer Drahtnaht versorgt. Zwei Wochen später kam es zu einer neuerlichen Verschiebung der Bruchstücke und wieder zur Verrenkung des Speichenköpfchens

Vorderarmschaft

1. Vorderarmschaftbrüche

Bei den Vorderarmschaftbrüchen muß man bezüglich der Behandlung zwei Gruppen unterscheiden, nämlich die stabilen Vorderarmschaftbrüche und die Vorderarmschaftbrüche, die zur Verschiebung neigen.

Die *stabilen* Vorderarmschaftbrüche werden nach dem Einrichten mit einem *Oberarmgipsverband* ruhiggestellt. Die *unstabilen Vorderarmschaftbrüche* hingegen *müssen*, um ein gutes Ergebnis zu erzielen, *operativ behandelt werden.*

Die *Operation* soll entweder sofort durchgeführt werden oder nach dem Verschwinden der Schwellung, das ist ungefähr eine Woche nach der Verletzung.

In Allgemeinnarkose und Blutleere wird der Arm auf einem Tischchen gelagert. Die Hautschnitte werden über dem Bruch der Speiche radialseitig und über dem der Elle ulnarseitig angelegt und die Brüche dargestellt. Der Markraum der Elle wird mit Markraumbohrern aufgeweitet und nach ihrer Einrichtung mit einem Marknagel (Abb. 45), wie auf Seite 40 beschrieben, stabilisiert. Durch eine Röntgenkontrolle überzeugt man sich von der richtigen Lage des Marknagels und der Ellenbruchstücke.

Durch einen 2 cm langen Schnitt über der Radialseite des Griffelfortsatzes der Speiche wird der Speichengriffel freigelegt. Nach Durchtrennung der Haut gelangt man dabei auf die Sehne des M. flexor carpi radialis und den oberflächlichen Ast des N. radialis, der nach dorsal zu abgeschoben werden muß. Mit einem Pfriem wird die Kortikalis des Griffelfortsatzes durchbohrt, ein stumpfer Markdraht in die Speiche eingeführt und bis zur distalen

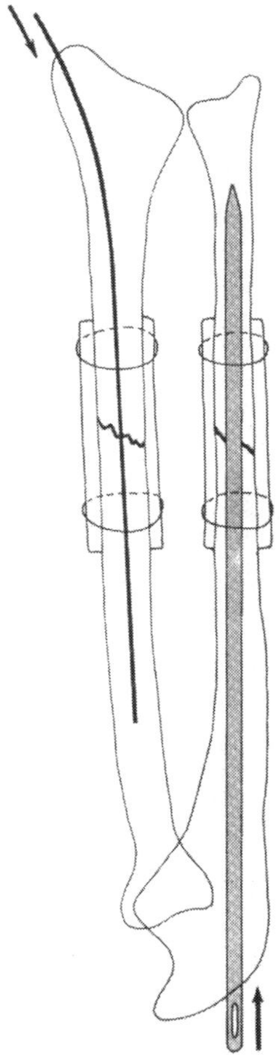

Abb. 45. Schematische Darstellung der Behandlung einer *Vorderarmpseudarthrose* oder eines *unstabilen Vorderarmbruches:* Marknagelung der Elle, Markdrahtung der Speiche und Anlagerung von Eigenspänen, die mit feinen Drahtschlingen fixiert werden

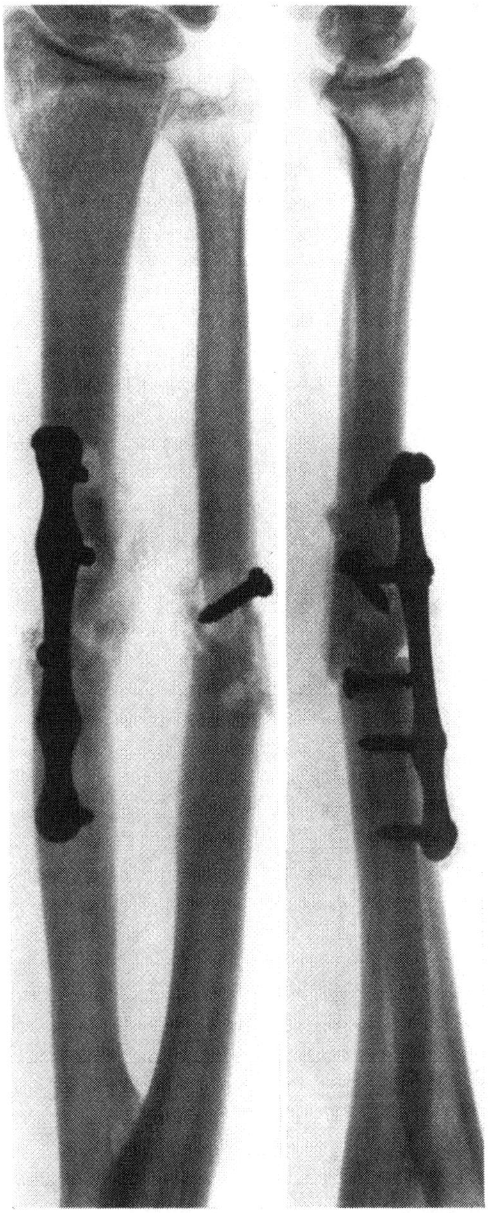

Abb. 46. *Geschlossener* Bruch des rechten Vorderarmes im mittleren Drittel bei einem 62jährigen Kaufmann. Da sich der Bruch im Gipsverband nicht in guter Stellung halten ließ, wurde die Speiche mit Platten und Schrauben und die Elle mit einer Schraube operativ versorgt. Nach der Operation wurde kein Gipsverband angelegt, sondern mit aktiven und passiven Bewegungsübungen begonnen. Es kam zur Infektion, die erst nach Entfernung des Osteosynthesematerials, nach Anlegen einer Spül- und Saugdrainage und durch Ruhigstellung mit einem Oberarmgipsverband beherrscht werden konnte

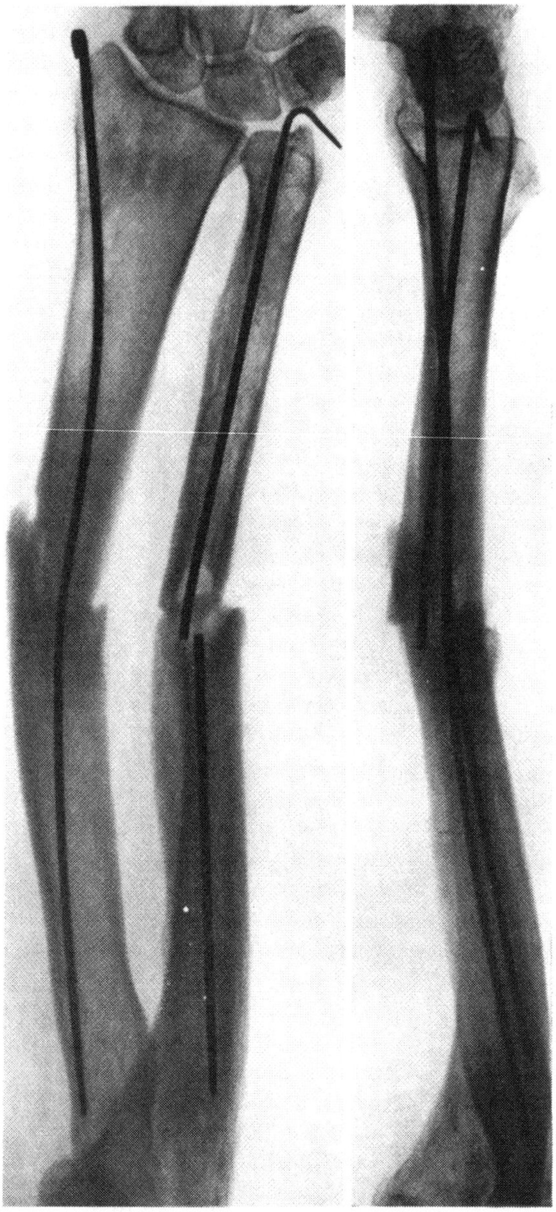

Abb. 47. Geschlossener Vorderarmbruch bei einem 48jährigen Angestellten. Der Bruch wurde eingerichtet, je ein Markdraht in Speiche und Elle eingeführt und mit einem Oberarmgipsverband durch sechs Wochen ruhiggestellt.
Vier Wochen nach der Gipsabnahme kam es zu einer zunehmenden Verbiegung des Vorderarmes und zum Auftreten von Schmerzen. Die Röntgenkontrolle zeigt, daß der Vorderarmbruch nicht fest ist und daß der Markdraht der Elle in Höhe des Bruches gebrochen ist. Die Ruhigstellung im Gipsverband war zu kurz

Bruchfläche vorgeschlagen. Der Bruch der Speiche wird eingerichtet, mit einer LAMBOTTEschen Zange festgehalten und der Markdraht hierauf bis in die Höhe des Speichenhalses vorgeschlagen.

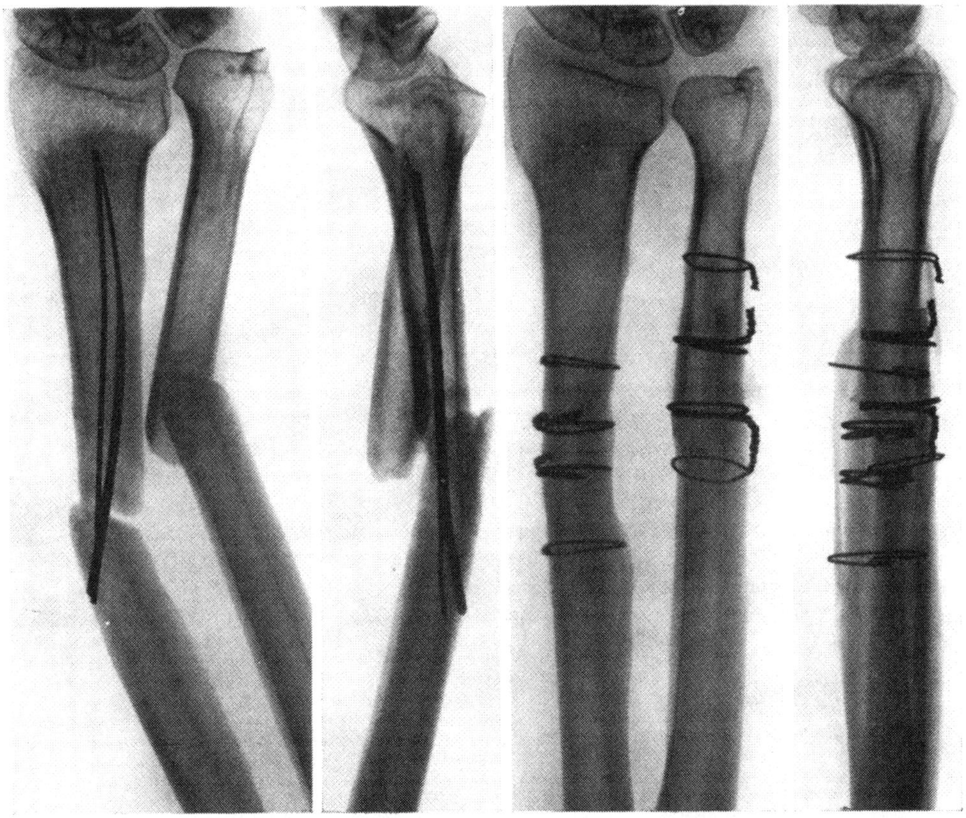

a b

Abb. 48 a u. b. *Unstabiler* Vorderarmbruch, bei dem die Stabilisierung durch zwei in die Speiche eingeführte Markdrähte versucht wurde. Die Ruhigstellung im Gipsverband erfolgte durch acht Wochen. Die Röntgenkontrolle vier Wochen nach der Gipsabnahme zeigt eine beginnende Vorderarmpseudarthrose. Die beiden Markdrähte der Speiche reichen nur 15 mm in das zentrale Fragment und sind daher für eine Stabilisierung vollkommen ungeeignet.

Nach Anfrischen der Bruchenden wurden die Elle markgenagelt, die Speiche mit einem Markdraht versorgt und Schienbeinspäne angelagert. Damit konnte eine knöcherne Heilung erzielt werden. Auf der Abb. 48 b sind der Markdraht und der Marknagel bereits entfernt

Durch eine Röntgenkontrolle überzeugt man sich von der richtigen Stellung des Vorderarmbruches, wobei besonders darauf zu achten ist, daß *keine Distraktion* der Bruchstücke besteht. Ist eine solche vorhanden, so muß man die Bruchstücke zusammenstauchen. Nach Anlegen einer Saugdrainage, sowohl an der Speiche als auch an der Elle, wird die Haut durch Knopfnähte verschlossen und ein gespaltener Oberarmgipsverband angelegt. Beim Anlegen des Gipsverbandes sollen die Finger nicht mit Mädchenfängern aufgehängt werden, da es durch das *Eigengewicht des Armes zu einem Auseinanderweichen der Bruchstücke* kommen kann. Nach dem Anlegen des Gipsverbandes muß man sich nochmals durch eine Röntgenkontrolle überzeugen, daß die Bruchstücke keine Distraktion zeigen.

Nach zwei Wochen werden der gespaltene Gipsverband und die Hautnähte entfernt und ein geschlossener Oberarmgipsverband wird angelegt.

Die Dauer der Ruhigstellung ab Operation beträgt insgesamt acht Wochen.

Statt der offenen Marknagelung der Elle und der Einführung eines Markdrahtes in die Speiche kann man nach entsprechender *unblutiger* Einrichtung in die Speiche und in die

Elle je einen Markdraht *gedeckt* einführen, dann die Bruchstücke zusammenstauchen und einen gespaltenen Oberarmgipsverband anlegen, der nach einer Woche durch einen geschlossenen zu ersetzen ist.

Die Verwendung von Platten und Schrauben kann zu Mißerfolgen in Form von Pseudarthrosen führen, weil sie das Zusammenrücken der Bruchstücke verhindern. Außerdem kommt es oft zur Infektion.

2. Vorderarmschaftpseudarthrosen

Bei *Pseudarthrosen des Vorderarmes* müssen die Pseudarthroseenden der Speiche und der Elle sorgsam angefrischt werden. In der Regel müssen von den Pseudarthroseenden der Elle 3—4 mm mehr Knochen weggenommen werden als von jenen der Speiche, um nach der Marknagelung der Elle *keine Diastase an der Speiche* zu haben.

Die Elle wird wie bei einem frischen Vorderarmbruch markgenagelt und in die Speiche ein Markdraht eingeführt. Zusätzlich werden an die Speiche und an die Elle je zwei 5 cm lange und 2—3 mm dicke Späne, die von einem Schienbein des Verletzten entnommen wurden, die Pseudarthroseenden überbrückend angelegt und mit feinen zirkulären Drahtschlingen fixiert (Abb. 45). Durch eine Röntgenkontrolle überzeugt man sich von der richtigen Lage des Marknagels, des Markdrahtes und der Späne. Nach dem Anlegen einer Saugdrainage an der Speiche und einer an der Elle werden einige Fasziennähte gemacht, und die Haut wird durch Knopfnähte verschlossen. Dann wird ein gespaltener Oberarmgipsverband gegeben, wobei darauf zu achten ist, daß es dabei nicht zu einer Distraktion der Pseudarthroseenden kommt.

Bei glatter Wundheilung werden der gespaltene Gipsverband und die Hautnähte nach zwei Wochen entfernt und ein geschlossener Oberarmgipsverband angelegt.

Die Dauer der Ruhigstellung beträgt ab Operation mindestens zwölf Wochen.

3. Speichenschaftbrüche und Pseudarthrosen

Isolierte Speichenschaftbrüche ohne Verschiebung oder solche, die nach der Einrichtung *stabil* sind, sollen *konservativ* mit einem Oberarmgipsverband behandelt werden.

Die isolierten unstabilen Speichenschaftbrüche hingegen müssen operativ versorgt werden. Die Operation soll nicht sofort nach der Verletzung, sondern erst nach einer Woche, wenn die Schwellung und der Bluterguß verschwunden sind, durchgeführt werden.

In Allgemeinnarkose und Blutleere wird der Bruch der Speiche durch einen ungefähr 6 cm langen Hautschnitt freigelegt und eingerichtet. Dann legt man durch einen 2 cm langen Hautschnitt den Speichengriffel an der Radialseite frei, durchbohrt seine Kortikalis mit einem Pfriem und führt von hier aus einen Markdraht in die Speiche ein. Über den Bruch werden drei 5 cm lange und 2—3 mm breite Eigenspäne angelegt und mit zwei zirkulären Drahtschlingen fixiert.

Durch eine Röntgenkontrolle überzeugt man sich, daß zwischen den Bruchenden *keine Diastase* besteht und daß die Knochenspäne gut anliegen.

Nach dem Anlegen einer Saugdrainage wird die Haut durch Knopfnähte verschlossen. Zur Ruhigstellung legt man einen gespaltenen Oberarmgipsverband an. Nach zwei Wochen werden die Hautnähte entfernt und ein geschlossener Oberarmgipsverband gegeben.

Die Dauer der Ruhigstellung ab Operation beträgt acht Wochen.

Die Verwendung eines Markdrahtes allein ohne Anlagerung von Eigenspänen oder das Einschlagen eines Rush-Pin führen häufig zu verzögerter Kallusbildung und zu Pseudarthrosen.

Die Behandlung der *Speichenschaftpseudarthrose* ist die gleiche, wie die der unstabilen Speichenschaftbrüche.

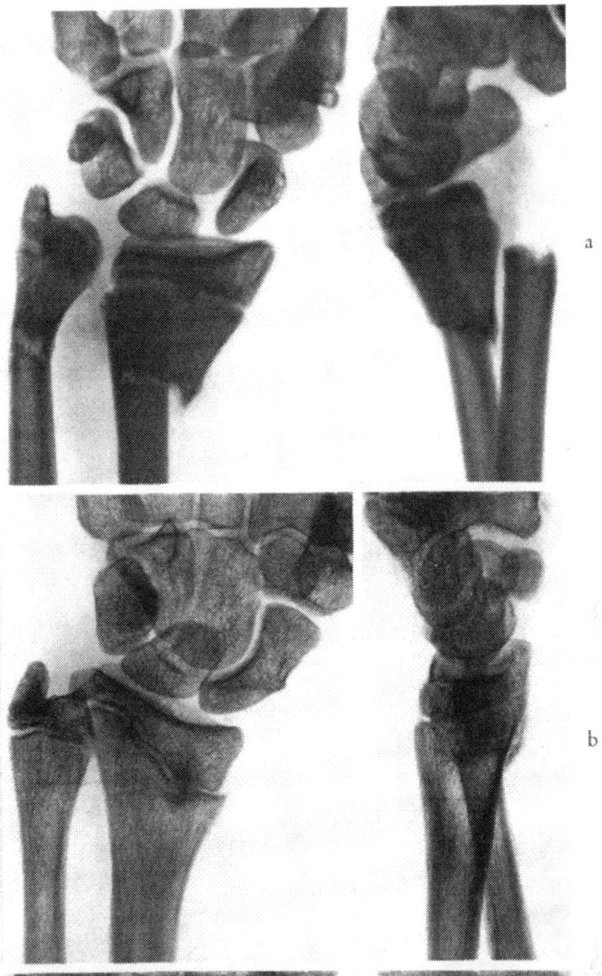

Abb. 49 a—c. Frischer *geschlossener* Bruch des distalen Vorderarmes bei einem elfjährigen Mädchen (Abb. 49 a).

Der Bruch wurde in *offener Wunde* eingerichtet und die Speiche mit einem Bohrdraht fixiert. Keine Infektion. $2^1/_2$ Jahre später bestand eines Manus radioflexa. Die Epiphysenfuge ist im Bereich der Bohrdrahtstelle geschlossen (Abb. 49 b).

Die Fehlstellung wurde durch eine Keilosteotomie der Speiche und schräger Verkürzungsosteotomie der Elle beseitigt (Abb. 49 c)

a

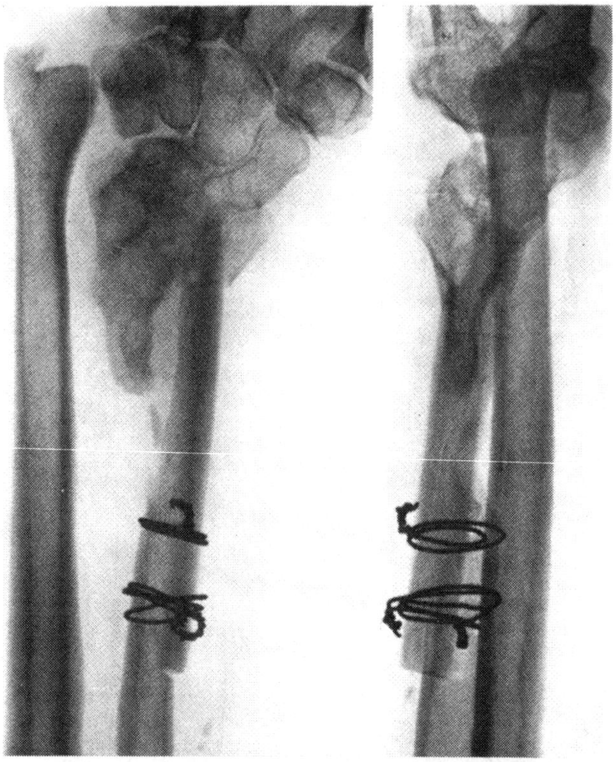

b

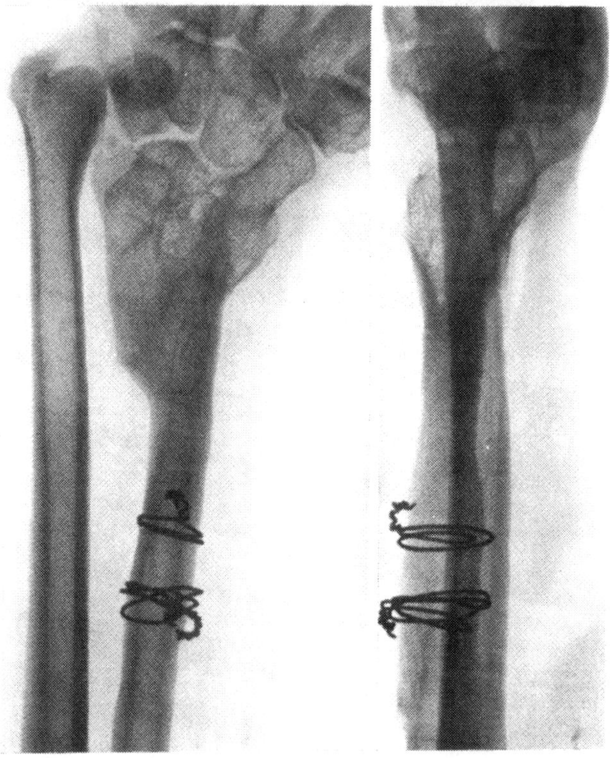

Abb. 50 a und b. Zwei Jahre alte Defektpseudarthrose der Speiche nach einem Schußbruch. Die Hand ist nach radial und zentral abgesunken.

Verpflanzung eines 9 cm langen Schienbeinspanes zur Überbrückung des Defektes (Abb. 50 a). Ruhigstellung mit einem Oberarmgipsverband durch 16 Wochen.

Bei der Nachuntersuchung drei Jahre später war der Span knöchern eingeheilt. Es bestand noch immer eine Manus radioflexa (Abb. 50 b), da die Elle *nicht zurückgekürzt* worden war

4. Ellenschaftbrüche und Pseudarthrosen

Die isolierten Brüche des Ellenschaftes sollen *konservativ* mit einem Oberarmgipsverband behandelt werden. Damit gelingt es in der Regel eine knöcherne Heilung des Bruches zu erzielen.

Besonders die isolierten Querbrüche des Ellenschaftes neigen leicht zu verzögerter Kallusbildung. Es kommt daher in diesen Fällen, wenn sie nicht lange genug ruhiggestellt werden (mindestens acht Wochen!), leicht zur Ausbildung einer Pseudarthrose.

Besteht eine *Ellenschaftpseudarthrose,* so wird in Blutleere und Allgemeinnarkose die Elle durch einen 10 cm langen Hautschnitt an ihrer ulnaren Seite freigelegt und die Pseudarthrose dargestellt. Die beiden Pseudarthroseenden werden sparsam angefrischt und der Markraum der Elle mit dem Markraumbohrer auf 5—7 mm aufgeweitet.

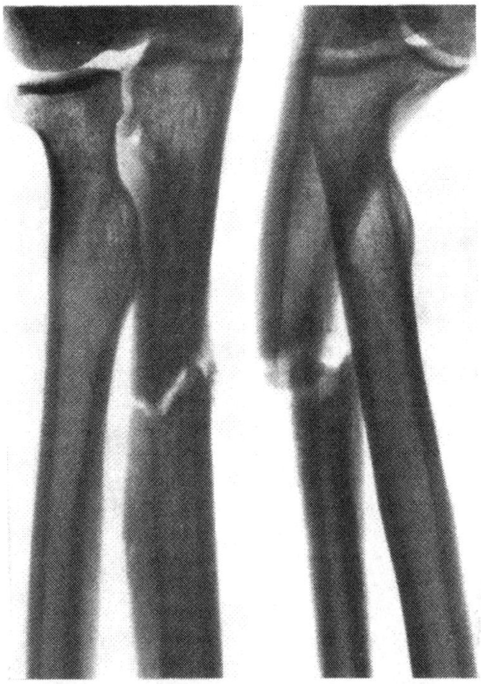

a

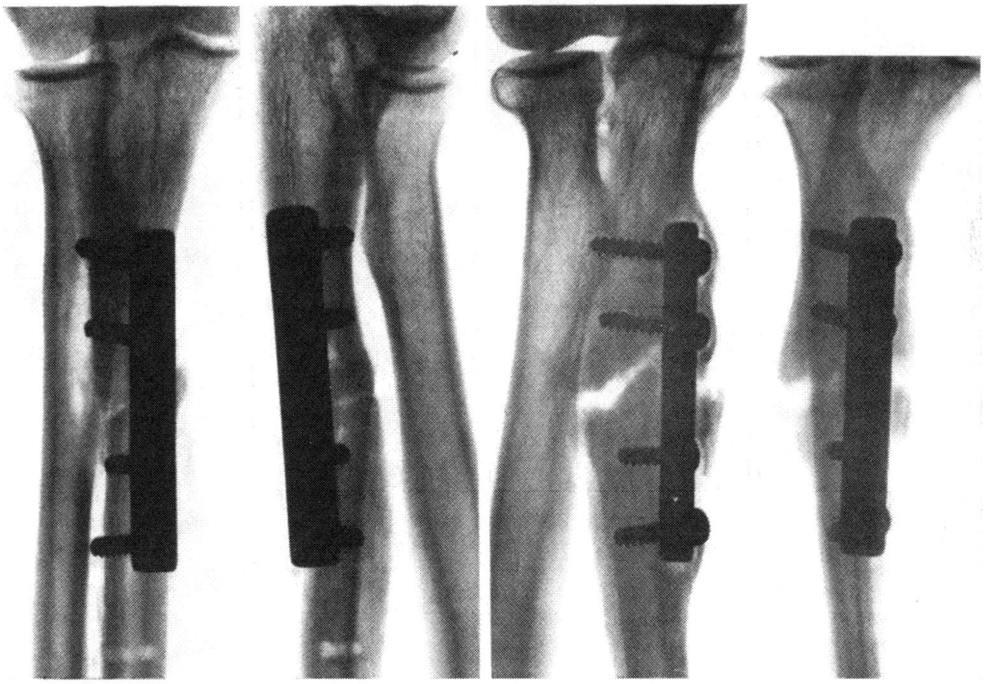

b c

Abb. 51 a—c. Zwei Wochen alter geschlossener Bruch der Elle im zentralen Drittel, der operativ mit einer *Druckplatte* versorgt wurde (Abb. 51 a und b). Sieben Monate nach der Operation bestand eine Pseudarthrose (Abb. 51 c)

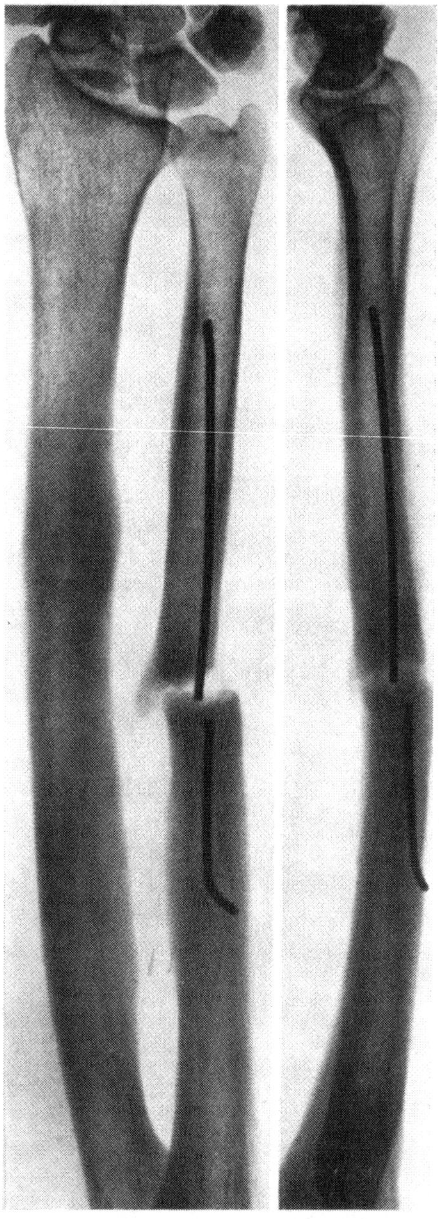

Dann wird ein Marknagel mit einem um 1 mm kleineren Durchmesser als der des letzten verwendeten Markraumbohrers in der auf Seite 40 beschriebenen Weise eingeschlagen und drei 5 cm lange und 2—3 cm breite Eigenspäne werden über die Pseudarthrose angelegt und mit zwei zirkulären Drahtschlingen befestigt.

Um eine Heilung der Pseudarthrose zu erzielen, muß die Osteosynthese mit dem Marknagel stabil sein. Wenn man einen zu dünnen Marknagel oder Markdrähte mit Spänen oder Späne nur allein verwendet, kommt es fast nie zur knöchernen Heilung.

Bei einer Pseudarthrose des Ellenschaftes von der Grenze proximales — mittleres Drittel abwärts kann auch eine AO-Kompressionsplatte verwendet werden.

Abb. 52. *Geschlossener* Vorderarmbruch bei einem 34jährigen Hilfsarbeiter, der mit einem Oberarmgipsverband behandelt wurde. Da die Elle keine Kallusbildung zeigte, wurde sieben Wochen nach dem Unfall ein Markdraht in die Elle eingeführt und der Arm für weitere fünf Wochen mit einem Oberarmgipsverband ruhiggestellt. Nach der Gipsabnahme keine Behandlung mehr.

Die Abbildung zeigt den Zustand einen Monat nach der Gipsabnahme. Die Speiche ist knöchern geheilt, die Elle zeigt eine Pseudarthrose. Der Markdraht ist in Höhe der Pseudarthrose gebrochen. Bei verzögerter oder fehlender Kallusbildung im Bereich des Ellenschaftes hat nur ein weites Aufbohren des Ellenmarkraumes und die Einführung eines *entsprechend starken* Marknagels Aussicht auf Erfolg

Handgelenkbereich

1. Styloidektomie der Speiche

Bei Kahnbeinpseudarthrosen kann es zur arthrotischen Ausziehung des Griffelfortsatzes der Speiche kommen. Dadurch treten zunehmende Schmerzen bei der Bewegung im Handgelenk auf.

Zur Beseitigung der Schmerzen, jedoch *nicht zur Besserung* der Handgelenksbeweglichkeit kann man bei Kahnbeinpseudarthrosen die Styloidektomie der Speiche durchführen.

Die *Styloidektomie kann praktisch in jedem Lebensalter und unabhängig von der Dauer des Bestehens der Kahnbeinpseudarthrose gemacht werden.*

Die *Styloidektomie darf jedoch nicht durchgeführt werden:*

1. Wenn eine abgedeckelte lockere Pseudarthrose mit breitem Pseudarthrosespalt besteht, weil die Gefahr vorhanden ist, daß das periphere Kahnbeinbruchstück mit der ganzen peripheren Handwurzelreihe nach der Styloidektomie nach radial zu absinkt.

Ob eine lockere oder eine straffe Pseudarthrose besteht, kann man durch gehaltene Röntgenaufnahmen — in Radial- und Ulnarflexion des Handgelenkes — feststellen. Bei einer lockeren Pseudarthrose zeigt sich in den gehaltenen Röntgenaufnahmen eine Verschiebung zwischen den beiden Pseudarthroseenden.

2. Wenn der Gelenkspalt zwischen proximalem Kahnbeinbruchstück und Lunatum klafft und es damit zur Störung der beiden Handwurzelreihen gekommen ist.

3. Wenn bereits eine ausgeprägte Arthrose des ganzen Handgelenkes besteht. Die Arthrose kann besonders gut im Röntgenbild des Handgelenkes von der Seite beurteilt werden.

Zur Styloidektomie wird in Allgemeinnarkose und Blutleere das Handgelenk durch eine untergelegte Rolle maximal nach ulnar flektiert.

Der längsverlaufende ungefähr 5 cm lange Hautschnitt wird an der Radialseite zwischen den Sehnen des M. extensor pollicis longus und des M. abductor pollicis angelegt. Wenn man die Sehnen des M. abductor pollicis und des M. extensor pollicis brevis nach volar verzieht, gelangt man auf den Speichengriffel.

Vom Speichengriffel muß so viel Knochen schräg abgemeißelt werden, daß er knapp zentral des Pseudarthrosespaltes des Kahnbeins endet (Abb. 53).

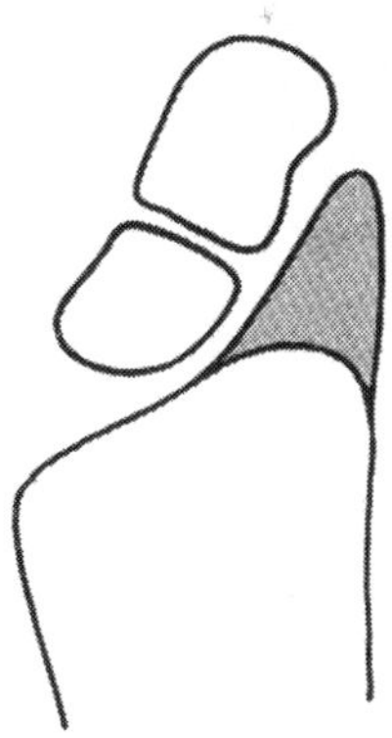

Abb. 53. Styloidektomie der Speiche. Vom Griffelfortsatz muß so viel Knochen abgemeißelt werden, daß er *knapp zentral* des Pseudarthrosespaltes endet. Die Osteotomiefläche muß gut gerundet werden

Durch eine Röntgenkontrolle überzeugt man sich, daß genügend Knochen vom Speichengriffel entfernt wurde. Ist dies der Fall, so wird die Osteotomiefläche gut gerundet. Nach dem Anlegen einer Saugdrainage wird die Haut durch Knopfnähte verschlossen und anschließend eine dorsale Gipsschiene für zwei Wochen gegeben.

Besteht eine lockere Pseudarthrose und eine arthrotische Ausziehung des Speichengriffels, so darf eine Styloidektomie nur dann gemacht werden, wenn man eine Spongiosafüllung des Kahnbeins (S. 57) anschließt.

2. Arthrodese des Handgelenkes

Die Arthrodese des Handgelenkes ist bei schwersten Arthrosen mit starken Schmerzen und Bewegungseinschränkung sowie bei gewissen Lähmungen angezeigt.

Die *Operation* wird in Allgemeinnarkose und Blutleere durchgeführt. Ein ungefähr 12 cm langer Hautschnitt wird an der Streckseite des Handgelenkes so angelegt, daß er in der Mitte der Speiche zu liegen kommt. Nach Spaltung der Faszie und des queren Dorsalbandes werden die Sehnen und Sehnenscheiden des M. extensor pollicis longus und des M. extensor digitorum communis zur Seite gehalten und die Gelenkkapsel mit ihren Verstärkungsbändern der Länge nach gespalten, so daß das Radio-Karpalgelenk und die entsprechenden Interkarpalgelenke zur Darstellung kommen.

Das distale Radio-Ulnargelenk und der Discus articularis müssen dabei geschont werden, damit es zu keiner Störung der Drehbewegung kommt.

An der Dorsalseite über der Mitte der Speiche und der entsprechenden Handwurzelknochen wird mit der Doppelkreissäge oder mit dem Meißel ein 3 mm tiefes, 20 mm breites und 80 mm langes Bett für einen Span herausgeschnitten. Die Mitte des Bettes soll über dem Radio-Karpalgelenk liegen. Bei der Ausfräsung des Spanbettes ist darauf zu achten, daß die *Hand im Handgelenk in Mittelstellung* zwischen Radial- und Ulnarabduktion steht, das heißt, der zweite Mittelhandknochen soll in Fortsetzung der Längsachse der Speiche sein. Die in diesem Spanbett zur Darstellung kommenden Gelenksflächen werden mit dem Meißel angefrischt.

Dann entnimmt man aus dem Schienbein einen 160 mm langen und bis 10 mm breiten Span, der in der Mitte auseinandergeschnitten wird.

Da das *Handgelenk in einer Dorsalbeugung von 15 bis 20°* versteift werden soll, müssen die beiden Enden des Spanbettes vertieft und an den Enden der Späne von der Dicke entsprechend weggenommen werden. Jeder Knochenspan wird mit zwei Schrauben im Bett befestigt. Durch eine Röntgenkontrolle überzeugt man sich von der richtigen Lage der Späne und Schrauben.

Ist die Drehfestigkeit des Vorderarmes eingeschränkt, so kann man versuchen diese zu bessern, indem vom peripheren Ende der Elle 20 mm reseziert werden.

Nach Anlegen einer Saugdrainage wird die Gelenkkapsel mit einigen feinen Nähten und die Haut mit Knopfnähten verschlossen und ein gespaltener Oberarmgipsverband angelegt.

Bei glatter Wundheilung werden nach zwei Wochen die Hautnähte und der gespaltene Gipsverband entfernt und ein geschlossener Oberarmgipsverband angelegt.

Die Dauer der Ruhigstellung ab Operation beträgt zwölf Wochen.

3. Kahnbeinbrüche und Pseudarthrosen

Ein operatives Vorgehen bei frischen Kahnbeinbrüchen der Hand ist nicht angezeigt, da in der Regel durch eine entsprechend lange Ruhigstellung im Gipsverband eine knöcherne Heilung des Bruches erzielt wird.

Auch bei *veralteten* Kahnbeinbrüchen soll versucht werden, mit einem Faustgipsverband eine knöcherne Heilung zu erreichen.

Das *operative Vorgehen* ist bei *Pseudarthrosen* und bei *schmerzhaften traumatischen Höhlenbildungen,* bei denen die konservative Behandlung versagte, angezeigt.

Nicht operiert soll werden, wenn

1. der Verletzte älter als 45 Jahre ist,
2. das Handgelenk eine deutliche Arthrose aufweist,
3. ein Kahnbeinbruchstück eine Nekrose zeigt und
4. ein Bruchstück kleiner als ein Drittel des Kahnbeins ist, da die Einpflanzung eines Spongiosaspanes in diesen Fällen nicht mehr gelingt.

Operativ wird wie folgt vorgegangen: In Allgemeinnarkose und Blutleere wird die Hand mit der Dorsalseite auf ein Tischchen gelagert. Bei der Abdeckung des Operationsgebietes ist darauf zu achten, daß während der Operation der Spongiosaspan vom Olekranon entnommen werden kann.

Der ungefähr 6 cm lange Hautschnitt wird am radialen Rand der Sehne des M. flexor carpi radialis angelegt. Nach distal muß der Schnitt bis zum proximalen Anteil des Daumenballens reichen. Anschließend wird die Sehne des M. flexor carpi radialis dargestellt und nach ulnar zu verzogen. Vorsicht auf die A. radialis und den Ramus superficialis des N. radialis! Das Kahnbein wird an seiner Radialseite dargestellt. Man kann den Pseudarthrosespalt leichter finden, wenn die Hand maximal zur Streckseite gebeugt wird.

Um zu prüfen, ob tatsächlich der Pseudarthrosespalt dargestellt ist, sticht man eine Injektionsnadel ein und macht eine Röntgenkontrolle.

Dann entfernt man mit einem kleinen Hohlmeißel die sklerosierten Teile der Pseudarthrose und höhlt die beiden Bruchstücke für den Span aus (Abb. 54).

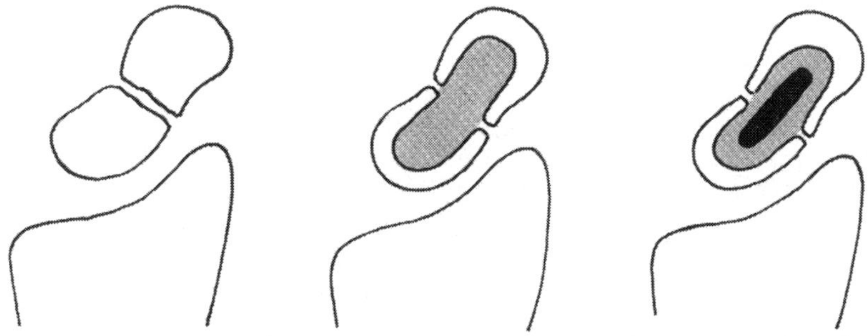

Abb. 54. Nach Darstellen des Kahnbeins und der Pseudarthrose entfernt man die sklerosierten Teile und meißelt in jedes Bruchstück eine ungefähr 7 : 5 : 5 mm große Höhlung.
In die Höhlung wird ein 12 mm langer Spongiosaspan eingesetzt und die Umgebung mit 1—2 mm großen Spongiosastückchen fest ausgestopft

In jedem Bruchstück soll eine ungefähr 7 × 5 × 5 mm große Höhlung geschaffen werden.

Durch eine Röntgenkontrolle überzeugt man sich, daß alle sklerosierten Knochenteile entfernt wurden.

Von der Streckseite des Olekranon wird ein 20 × 3 × 5 mm großer Spongiosaspan entnommen und damit die Höhlung des Kahnbeins ausgefüllt. Dabei soll man zuerst den Boden der Höhlung mit 1 bis 2 mm großen Spongiosastücken bedecken, dann einen zentralen Kortikalisspan von 12 mm Länge einsetzen und den restlichen Raum der Höhlung mit 1 bis 2 mm großen Spongiosastückchen fest ausstopfen.

Nach dem Anlegen einer Saugdrainage werden einige wenige Fasziennähte angelegt. Die Haut wird durch Knopfnähte verschlossen und eine gespaltene dorsale Gipsschiene mit Daumeneinschluß gegeben.

Bei glatter Wundheilung werden zwei Wochen nach der Operation die Hautnähte und der Gipsverband entfernt und ein Faustgipsverband angelegt.

Die Dauer der Ruhigstellung ab Operation beträgt sechzehn Wochen.

Die Behandlung der Kahnbeinpseudarthrose durch Anwendung der Beckschen Bohrung oder von Bohrdrähten erscheint nicht angezeigt.

Die Entfernung eines Bruchstückes oder des ganzen Handkahnbeins ist nach Böhler ein verstümmelnder Eingriff, weil dadurch die Gebrauchsfähigkeit der Hand mehr oder weniger stark herabgesetzt wird.

4. Lunatummalazie

Bei der Lunatummalazie soll immer *konservativ* vorgegangen werden.

Die Entfernung eines Handwurzelknochens ist nach BÖHLER ein verstümmelnder Eingriff, weil dadurch das Gefüge des Handskeletts schwer geschädigt wird und es zu Verschiebungen der übrigen Handwurzelknochen kommt.

Auch der Ersatz des Mondbeins durch eine Kunststoffprothese hat sich nicht bewährt.

Hand

1. Brüche der Mittelhandknochen

Wenn der seltene Fall eintritt, daß die konservative Einrichtung des Bruches eines Mittelhandknochens im Schaftbereich nicht gelingt, so legt man diesen Knochen in Plexus- oder Lokalanästhesie durch einen Schnitt an der Streckseite frei, zieht die Strecksehne zur Seite, stellt die Bruchstücke aufeinander und hält die gute Stellung durch einen *Markdraht, der in der Längsrichtung des Mittelhandknochens eingeführt wird*, fest.

Zur Einführung des Markdrahtes legt man die Hand mit der Volarseite auf den Tisch und bohrt einen Draht von der Streckseite des entsprechenden Mittelhandknöpfchens nach zentral durch den Schaft bis an die Basis des Mittelhandknochens (Abb. 55 a u. b).

Nachdem man sich durch eine Röntgenkontrolle von der guten Stellung der Bruchstücke und der guten Lage des Bohrdrahtes überzeugt hat, wird das periphere Drahtende subperiostal abgezwickt und nur die Haut genäht. Dann wird eine gespaltene volare Gipsschiene mit Einschluß der Finger angelegt.

Die Dauer der Ruhigstellung ab Operation beträgt fünf Wochen.

Bei *Pseudarthrosen* der Mittelhandknochen soll nach sparsamer Anfrischung der Pseudarthroseenden und Korrektur der Fehlstellung zur inneren Fixation ein Markdraht in der oben beschriebenen Weise eingeführt und dann radial und ulnar von der Pseudarthrose ein $1 \times 1 \times 5$ mm großer Knochenspan angelegt werden.

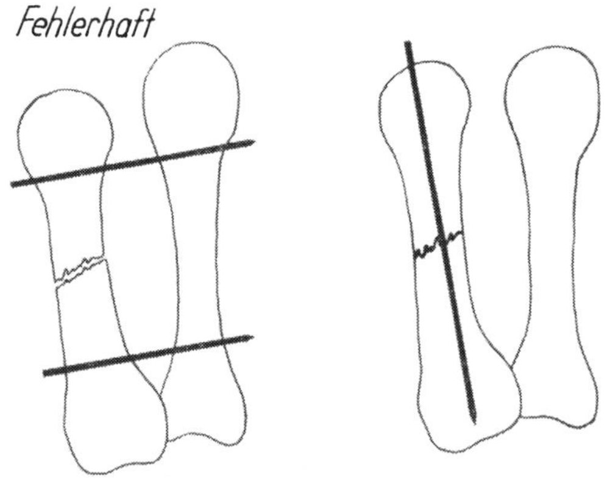

Abb. 55 a u. b. Zum Festhalten von Bruchstücken im Bereich der Mittelhandknochen sollen *keine quer angelegten Bohrdrähte* durch die anderen Mittelhandknochen zur Transfixation quer angelegt werden, weil sich die Bruchstücke dadurch einander nicht nähern können (Abb. 55 a).

Nach dem Einrichten hält man die gute Stellung durch einen Markdraht, der in der Längsrichtung des Mittelhandknochens eingeführt wird, fest (Abb. 55 b)

Die Dauer der Ruhigstellung ab Operation beträgt acht Wochen.

Zum Festhalten von Bruchstücken im Bereich der Mittelhandknochen sollen keine quer angelegten Bohrdrähte durch die anderen Mittelhandknochen zur Transfixation angelegt werden, weil sich die Bruchstücke dadurch einander nicht nähern können. Als Folge davon kommt es zu verzögerter Kallusbildung und zu Pseudarthrosen.

2. Brüche der Finger

Mit der operativen Behandlung von Fingerbrüchen soll man äußerst zurückhaltend sein.

Eine *Ausnahme* bilden frische Drehbrüche der Grund- und Mittelglieder, die sich konservativ wohl einrichten, oft aber nicht in guter Stellung halten lassen. Derartige Fälle können bei jungen Leuten bis zum 30. Lebensjahr operativ behandelt werden.

Man legt dabei den Bruch durch einen radialen oder ulnaren Schnitt unter Schonung des Gefäß-Nervenbündels frei, richtet unter Sicht den Bruch durch Längszug am Finger ein und legt zwei quere Drahtschlingen an. Dabei ist besonders darauf zu achten, daß der Draht dem Knochen unmittelbar anliegt und vor allem an der Beugeseite nicht eine Beugesehne mitfaßt.

Durch eine Röntgenkontrolle überzeugt man sich von der guten Stellung des Bruches und daß der Draht auch an der Beugeseite dem Knochen eng anliegt.

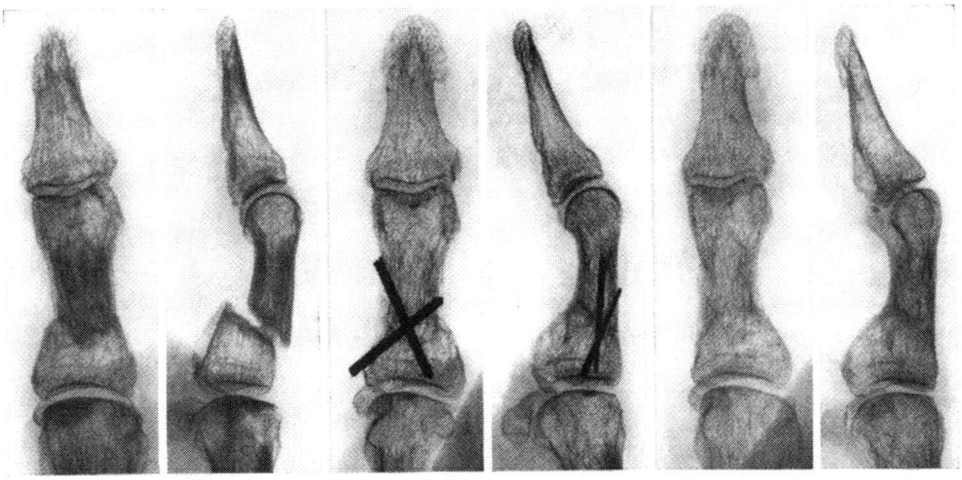

Abb. 56. Pseudarthrose des Daumengrundgliedes bei einer 23jährigen Hilfsarbeiterin. Sparsame Anfrischung der Pseudarthroseenden und Fixation mit gekreuzten Bohrdrähten. Zwei Monate nach der Operation ist die Pseudarthrose in guter Stellung von beiden Seiten geheilt

Anschließend wird nur die Haut genäht und eine gespaltene Gipsschiene mit Einschluß des verletzten und eines benachbarten Fingers in Funktionsstellung angelegt. Bei glatter Wundheilung wird der Gipsverband nach einer Woche geschlossen.

Die Dauer der Ruhigstellung ab Operation beträgt vier Wochen.

3. Strecksehnenausrisse an den Fingern

Knöcherne oder nicht knöcherne Ausrisse der Strecksehnen an den Fingerendgliedern sollen immer *konservativ* behandelt werden.

Die Verwendung eines Bohrdrahtes zum Festhalten des Endgliedes in Streckstellung, der durch die Fingerkuppe und das Endgelenk in das Fingermittelglied eingeführt wird, ist abzulehnen, weil die *Infektionsgefahr* viel zu groß ist.

Amputationen im Bereich der oberen Extremität

Bei traumatischen Amputationen soll im Ober- und Vorderarmbereich immer *so viel vom Knochen weggenommen werden,* daß eine *gute Hautdeckung möglich* ist.

Es ist immer besser, einige Zentimeter mehr Knochen wegzunehmen und dadurch zwar einen kürzeren Stumpf, aber eine gute Hautdeckung zu erhalten, als mit dem Wegnehmen vom Knochen zu sparen und einen Stumpf mit schlechten Hautverhältnissen zu bekommen.

Ein Stumpf ist dann als gut zu bezeichnen, wenn eine genügende Hautdeckung vorhanden ist.

Beim Oberarm ist auf alle Fälle der distale Teil, das ist suprakondylär bis zum Übergang zum Schaft wegzunehmen, weil dieser Knochenbereich als Stumpfanteil hinderlich ist. Das gleiche trifft im distalen Vorderarmbereich zu, wo die Amputation mindestens 2 cm zentral des Handgelenkes durchgeführt werden muß.

Die *Amputation* soll in Allgemeinnarkose und Blutleere gemacht werden. Der Hautschnitt ist in Form eines Froschmaules so zu führen, daß zwei gleich große Lappen entstehen. Sowohl der Oberarm- als auch die Vorderarmknochen werden mit der Säge quer abgeschnitten, wobei darauf zu achten ist, daß Elle und Speiche in gleicher Höhe abgetrennt werden. Das Periost soll vorher nicht abgeschoben werden, um periostale Auflagerungen zu vermeiden. Auch brauchen die Knochenstümpfe am Ober- und Vorderarm nicht abgeschrägt zu werden.

Durch eine Röntgenkontrolle überzeugt man sich, daß der Knochen glatt abgetrennt wurde.

Nachdem die entsprechenden Gefäße dargestellt, abgeklemmt und unterbunden wurden, kürzt man die Nervenenden 3 bis 4 cm nach zentral zurück, um Stumpfneurome zu verhindern. Dann wird die Blutleere gelöst und das Wundgebiet fünf Minuten hindurch mit den Händen komprimiert. Nach dem Anlegen einer Saugdrainage wird die Muskulatur mit einigen wenigen Katgutnähten adaptiert und die Haut durch Knopfnähte verschlossen.

Bei glatter Wundheilung werden die Hautnähte nach zwei Wochen entfernt.

Bei den Amputationen im Fingerbereich muß zwischen Daumen und Langfingern unterschieden werden.

1. Daumen

Beim Daumen soll bei Verletzten unter 40 Jahren bei traumatischen Amputationen vom Knochen nichts mehr weggenommen werden. Die für die Stumpfdeckung fehlende Haut soll durch einen Bauchhautlappen gewonnen werden.

Ist der Verletzte älter als 40 Jahre, so soll vom Knochen so viel weggenommen werden, daß eine einwandfreie Stumpfdeckung möglich ist.

2. Langfinger

Bei den Langfingern soll *ohne Rücksicht auf das Alter des Verletzten der Knochen so weit gekürzt werden, daß eine einwandfreie Stumpfdeckung zustande kommt.*

Dabei ist darauf zu achten, daß ein Finger nie im End- oder Mittelgelenk ausgelöst werden darf. Der Stumpf springt sonst beim Faustschluß vor und ist hinderlich. Die Amputation muß *immer unter der Gelenksrolle* des weiter zentral liegenden Fingergliedes erfolgen.

Würden bei einer Fingerkürzung von einem Glied *weniger als 10 mm* vom Knochen zurückbleiben, so muß man den Finger ebenfalls unter der Gelenksrolle des weiter zentral gelegenen Fingergliedes kürzen. Sind von einem Fingermittel- oder Endglied weniger als 10 mm Knochen vorhanden, so kann der Stumpf nicht mehr richtig gebeugt werden und steht beim Faustschluß vor.

Nur bei den *Grundgliedern* können weniger als 10 mm vom Knochen belassen werden. Wenn man den Knochenrest des Grundgliedes aus dem Gelenk auslöst, können die beiden benachbarten Finger mit der Zeit leicht in Radial- bzw. Ulnarabduktion kommen.

Bei den Fingeramputationen soll in Blutsperre der Hautschnitt so angelegt werden, daß zwei gleich große Hautlappen entstehen, in der Regel ein dorsaler und volarer. Der Knochenstumpf muß mit der LUERschen Knochenzange gut abgerundet werden, die Fingernerven müssen vorgezogen und möglichst weit zentral durchtrennt werden, um Neurombildungen zu verhindern.

Durch eine Röntgenkontrolle überzeugt man sich, daß der Knochenstumpf gut abgerundet ist. Dann wird die Haut durch Knopfnähte dicht verschlossen. Dabei soll von den Hautlappen an den Rändern so viel weggenommen werden, daß ein gut gerundeter und kosmetisch schöner Stumpf entsteht.

Bei glatter Wundheilung sind die Hautnähte nach zwei Wochen zu entfernen.

Hüftgelenk

1. Hüftgelenkverrenkung

Frische reine Hüftgelenkverrenkungen kann man in der Regel *konservativ* einrichten.

Ist die Verrenkung jedoch veraltet und mißlingt der Versuch einer konservativen Einrichtung, so muß operativ vorgegangen werden. Ist der Verletzte älter als 60 Jahre, so soll man die Verrenkung, wenn keine Schmerzen und Nervenausfälle vorhanden sind, belassen.

Als Vorbereitung zur operativen Einrichtung wird ein Streckverband mittels eines suprakondylären Nagels angelegt und im Dauerzug der Schenkelkopf bis in Höhe der Pfanne heruntergeholt. Dazu sind Zuggewichte bis 15 kg notwendig. Ist der Schenkelkopf heruntergeholt, so kann man operieren.

In Allgemeinnarkose wird der Verletzte auf die gesunde Seite gelagert. Der längsgestellte Hautschnitt von ungefähr 25 cm Länge wird leicht bogenförmig ventral konvex angelegt. Er beginnt seitlich von der Spina iliaca ventralis, zieht über den Trochanter maior in Richtung Längsachse des Oberschenkelschaftes. Nach Spalten der Faszie durchtrennt man den M. glutaeus maximus der Länge nach, trennt die kleinen Außenrotatoren an ihren Ansätzen am Oberschenkelknochen quer ab und gelangt so auf die Gelenkkapsel. Zur besseren Übersicht muß manchmal der M. quadratus femoris in seinem oberen Anteil eingekerbt werden.

Die Gelenkkapsel wird durch einen Längsschnitt eröffnet. Ist in der Pfanne Narbengewebe, so wird es entfernt. Dann kann die Hüftverrenkung eingerichtet werden. Durch eine Röntgenkontrolle überzeugt man sich, daß die Verrenkung behoben ist.

Die Gelenkkapsel wird durch einige feine Nähte verschlossen, eine Saugdrainage angelegt und Faszie und Haut genäht.

Im Bett wird das Bein auf einem Polster gelagert und das Bettende um 30 cm hochgestellt. Der Verletzte soll drei Wochen Bettruhe einhalten.

Sind der Gelenkknorpel des Kopfes und der Pfanne geschädigt, so soll man, vor allem *bei jungen Verletzten keine Arthrodese des Hüftgelenkes anschließen, da nie einwandfrei vorausgesehen werden kann, wie die Beweglichkeit der Hüfte wird.*

Ist ein *Knorpelschaden* vorhanden, so soll man nach zwei Wochen die Hautnähte entfernen und einen Brust-Becken-Bein-Gipsverband anlegen.

Die Dauer der Ruhigstellung im Gipsverband beträgt zwölf Wochen.

Nach der Gipsabnahme soll der Verletzte durch weitere drei Monate das Bein nicht belasten. Sollte dann eine schmerzhafte Bewegungseinschränkung des Hüftgelenkes bestehen, so kommt die Arthrodese in Frage.

2. Hüftplastik

Die *Hauptindikation* für eine Hüftplastik ist die Kopfnekrose nach Schenkelhalsbrüchen. Eine Hüftplastik soll nur bei Verletzten gemacht werden, die *älter als 60 Jahre* sind. Dabei ist außerdem darauf zu achten, daß die *Hüftpfanne keine oder keine wesentliche Arthrose aufweist.*

In letzter Zeit scheint sich die Endoprothese aus Vitallium nach MOORE zu bewähren. Sie hat den Vorteil, daß sie stabil im Oberschenkelknochen verankert werden kann.

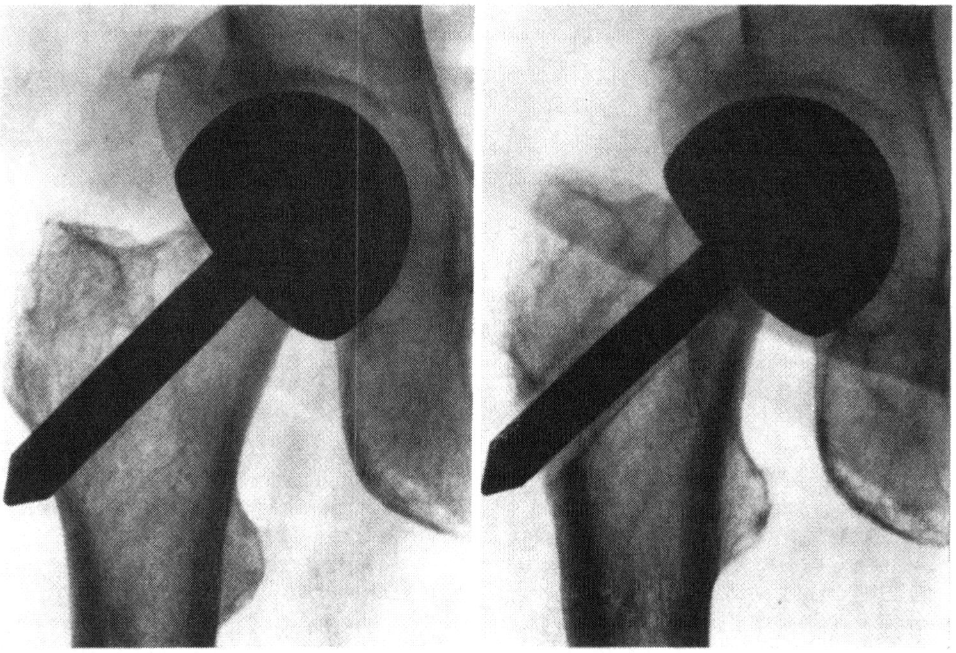

Abb. 57. Endprothese des Schenkelkopfes aus Vitallium mit einem Vierkantstiel bei einer 63jährigen Gastwirtin wegen einer Kopfnekrose nach einem Schenkelhalsbruch.

Zweieinhalb Jahre nach der Operation bestanden starke Schmerzen im Hüftgelenk. Obwohl ein Vierkantstiel verwendet wurde, kam es zu einer Lockerung der Endoprothese. Man sieht im Röntgenbild deutlich die Resorption um den Stiel

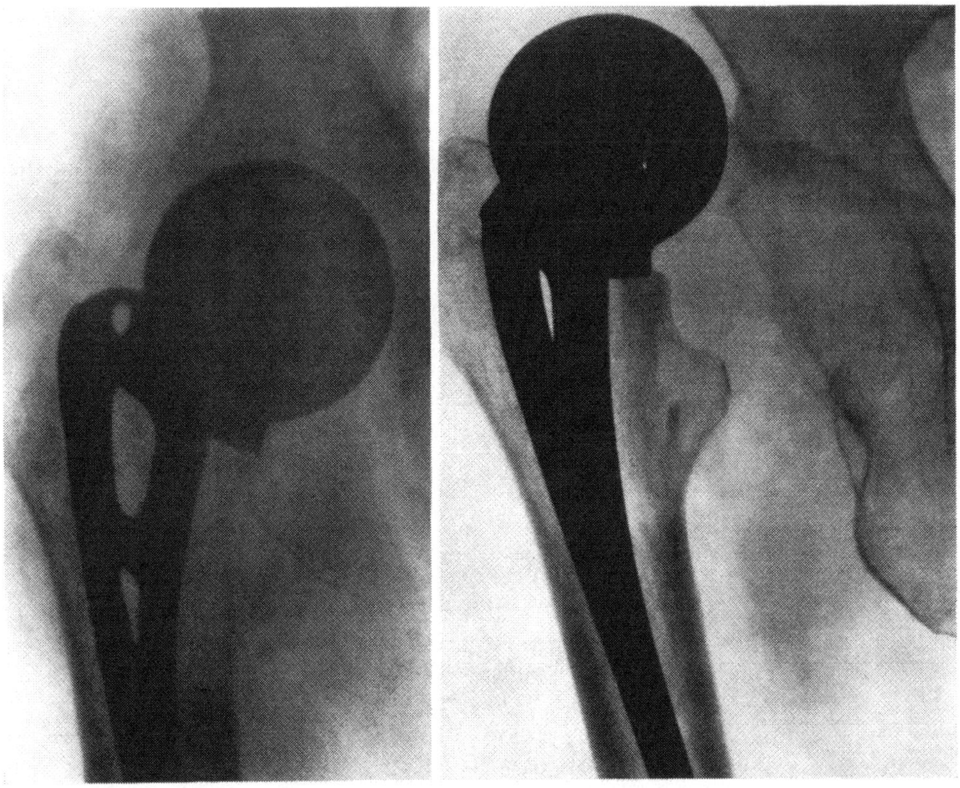

Abb. 58. Wie wichtig die *genaue Bestimmung der Kopfgröße* bei der *Moore*-Plastik ist, kann man an Hand dieses Falles ersehen: Bei einer 72jährigen Landwirtin wurde wegen einer Kopfnekrose nach einem Schenkelhalsbruch eine Moore-Plastik gemacht. Der Durchmesser des Kopfes der Endoprothese war um 3 mm größer als der des Kopfes auf der nicht verletzten Seite. Bei der Röntgenkontrolle zwei Wochen nach der Operation war der Prothesenkopf nach oben und hinten verrenkt und ließ sich auch in Narkose nicht mehr einrichten. Die Verletzte war noch nicht aufgestanden

Zur Operation wird der Verletzte auf die gesunde Seite gelagert und das Hüftgelenk, wie Seite 61 beschrieben, eröffnet. Durch Innenrotation des Beines und mit Hilfe eines „Schuhlöffels" luxiert man den Oberschenkelkopf aus der Pfanne. Dann wird der Oberschenkelhals an seiner Basis zwischen Trochanter maior und Trochanter minor abgesägt. Die Markhöhle des Oberschenkelschaftes wird mit einer Raspel so lange aufgeweitet, bis der Prothesenschaft leicht eingesetzt werden kann. Bei der Auswahl der Prothese ist darauf zu achten, daß der Umfang des Kopfes nicht zu groß oder zu klein gewählt wird.

Der Prothesenschaft wird im Markraum mittels *„Palacos"* einzementiert.

Dann wird der Prothesenkopf in die Hüftpfanne eingestellt und die Gelenkkapsel genäht. Nach dem Anlegen einer Saugdrainage werden Faszie und Haut verschlossen.

Bei glatter Wundheilung werden nach zwei Wochen die Hautnähte entfernt und der Verletzte kann aufstehen und das Bein belasten.

Die Hüftplastik mit der Endprothese nach JUDET hat sich nicht bewährt, weil es häufig zu Brüchen des Kopfes bzw. zur Lockerung des Prothesenstiels im Knochen kommt (Abb. 57).

2. Arthrodese des Hüftgelenkes

Die Versteifung des Hüftgelenkes ist bei schmerzhaften Kopfnekrosen nach Schenkelhalsbrüchen, bei Hüftgelenksarthrosen mit starker und schmerzhafter Bewegungseinschränkung und nach veralteten Hüftgelenksverrenkungsbrüchen angezeigt.

Da die Arthrodese des Hüftgelenkes einen *schweren Eingriff* darstellt, müssen die Verletzten in einem guten Allgemeinzustand sein.

In Allgemeinnarkose wird der Verletzte auf den Extensionstisch gelagert. Beide Beine dürfen dabei nicht abduziert werden und sollen in einer Außendrehstellung von 5° sein. Die Hüfte ist 15—20° gebeugt. Die Eröffnung des Hüftgelenkes erfolgt in der auf Seite 61 beschriebenen Art.

Dann wird wie bei der Schenkelhalsnagelung mit Hilfe des Drahtgitters nach Jeschke ein Führungsdraht unter einem Winkel von 140° durch den Schenkelhals und Schenkelkopf in die Hüftpfanne eingebohrt. Von der Außenseite her werden der Knochen des Schenkelkopfes und der der Pfanne beiderseits des Gelenkspaltes auf eine Tiefe von 40 mm zermeißelt. Anschließend werden zusätzlich an die Stelle des ehemaligen Gelenkspaltes Spongiosaspäne aus der Knochenbank mit einem Stopfeisen fest eingeschlagen.

Ist der Gelenkspalt auf diese Art und Weise zerstört, so wird über den Führungsdraht ein Dreilamellennagel eingeschlagen, dessen Länge so zu wählen ist, daß er möglichst bis zur inneren Kortikalis des Beckens reicht.

Über einen zweiten, kaudal und etwas divergierend zum ersten eingebohrten Führungsdraht wird ein zweiter, ebenfalls möglichst langer Dreilamellennagel eingeschlagen, der zusätzlich mit einer kurzen Platte am Oberschenkelschaft fixiert wird. Nach dem Anlegen einer Saugdrainage werden Faszie und Haut verschlossen.

In der dritten Woche nach der Operation kann der Verletzte mit dem Aufstehen beginnen. Eine Ruhigstellung mit einem Gipsverband ist nicht notwendig.

Diese Technik der Arthrodese kann nur dann mit Erfolg angewendet werden, wenn das Hüftgelenk nur mehr wenige Grade beweglich ist.

Ist das Hüftgelenk jedoch noch relativ gut beweglich, so muß nach dem Abheilen der Operationswunde in einer zweiten Operation ein Kortikalisspan aus der Knochenbank eingesetzt werden, der vom Trochanter minor zum Sitzbein knapp unterhalb der Gelenkpfanne reicht (Vorsicht N. ischiadicus!).

Der Knochenspan wird im Bereich des Trochanter minor eingebolzt, ebenso am Sitzbein und dort noch zusätzlich mit einer Schraube fixiert.

Nach dem Abheilen der zweiten Operationswunde muß zur Ruhigstellung ein Brust-Becken-Gipsverband angelegt werden, mit dem der Verletzte aufstehen kann.

Die Dauer der Ruhigstellung im Gipsverband beträgt ab der zweiten Operation 16 Wochen.

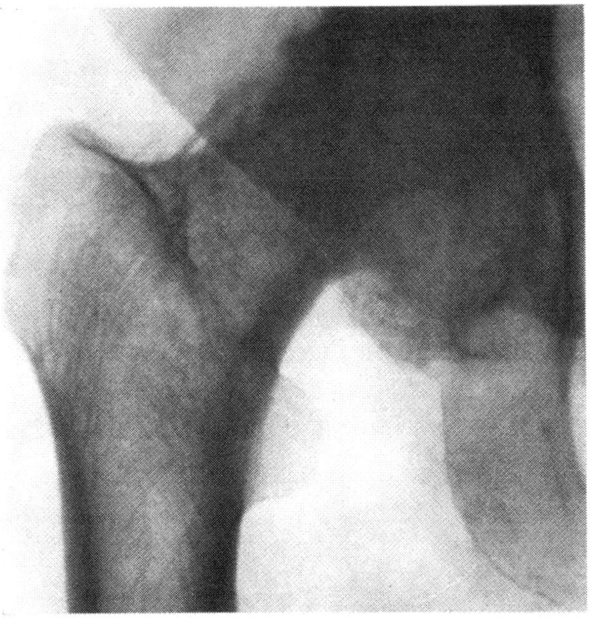

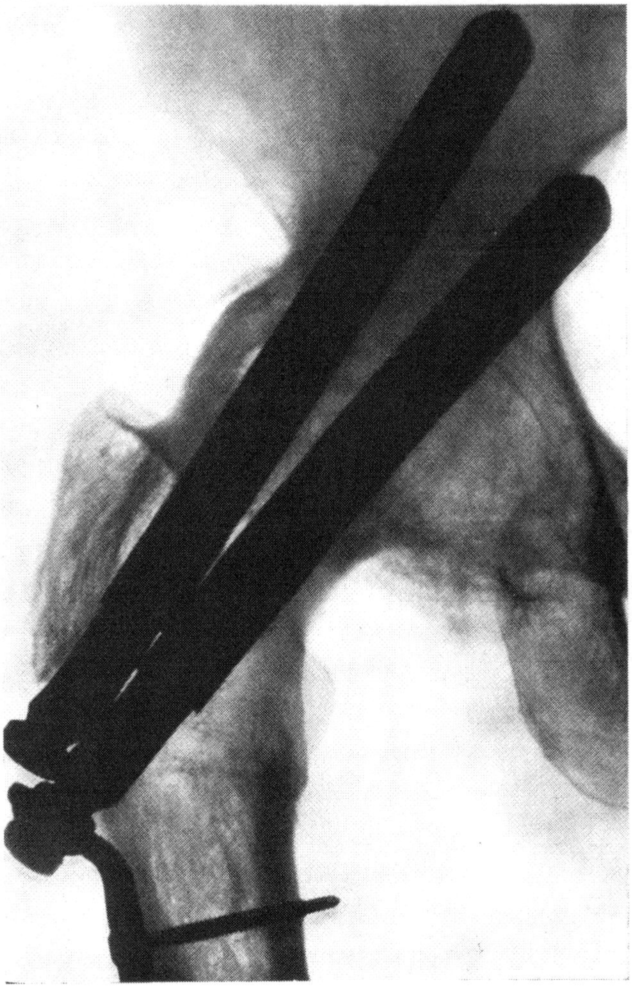

Abb. 59. Versteifung des rechten Hüftgelenkes wegen einer schmerzhaften Arthrose bei einem 72jährigen Anstreicher. Da das Hüftgelenk nur mehr wenige Grade beweglich war, brauchte zusätzlich kein Span vom Trochanter minor zum Sitzbein eingepflanzt zu werden. Die Röntgenkontrollen zeigen den Zustand vor und zwei Jahre nach der Operation

Oberes Oberschenkelende

1. Epiphysenlösungen am oberen Oberschenkelende

Bei den Epiphysenlösungen am oberen Oberschenkelende soll zuerst im Dauerzug durch einen Streckverband mittels eines suprakondylären Nagels versucht werden, eine bestehende Verschiebung auszugleichen. *Gelingt dies in drei bis vier Tagen nicht, so soll man die Fehlstellung belassen und diese, wenn notwendig, später durch eine Osteotomie korrigieren.*

Um nach dem Einrichten ein neuerliches Abrutschen des Kopfes zu verhindern oder um einer Vermehrung der Fehlstellung vorzubeugen, werden vier 2,5 mm starke Drähte parallel zueinander durch die Epiphysenfuge bis knapp an die Oberfläche des Schenkelkopfes eingebohrt (Abb. 60), um einen vorzeitigen Schluß der Wachstumsfuge zu erzielen. Die Lage der Drähte soll so wie die eines Dreilamellennagels sein (Abb. 66).

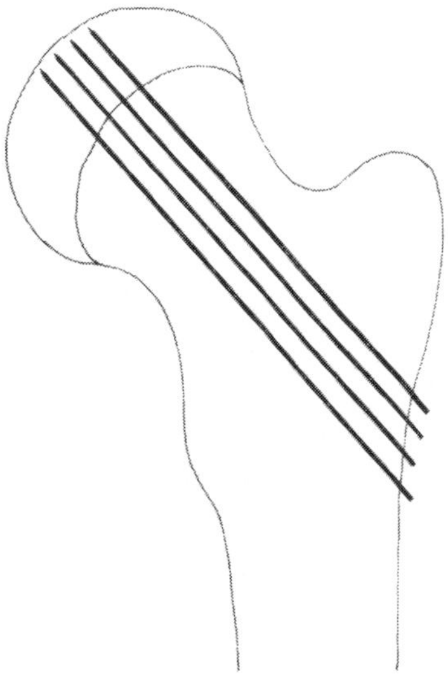

Abb. 60. Nach dem Einrichten der Oberschenkelkopfepiphyse werden vier 2,5 mm starke Bohrdrähte durch den Schenkelhals und die Epiphysenfuge bis knapp unter die Kopfoberfläche vorgebohrt

Die Technik des Einbohrens der Drähte ist die gleiche wie die des Führungsdrahtes bei der Schenkelhalsnagelung, d. h. Auflegen des Drahtgitters nach Jeschke usw.

Bestand keine wesentliche Verschiebung der Epiphyse, so kann der Patient nach einer Woche aufstehen und das Bein voll belasten. War jedoch eine stärkere Verschiebung vorhanden, so soll man den Patienten vier bis sechs Monate hindurch nur entlastend gehen lassen, um einer Kopfnekrose vorzubeugen.

Bei Epiphysenlösungen am oberen Oberschenkelende, die *nicht* traumatisch entstanden sind, kommt es in der Regel nach einiger Zeit auch an der anderen Seite zu einer Lösung der Epiphyse. Daher soll der andere Oberschenkelkopf präventiv ebenfalls mit Bohrdrähten fixiert werden.

Wenn die Epiphysenfuge geschlossen ist, das ist innerhalb eines Jahres, so müssen die Bohrdrähte wieder entfernt werden.

Das Festhalten der Oberschenkelkopfepiphyse nach dem Einrichten mit einem Dreilamellennagel soll man unterlassen, weil dadurch mehr Gewebe zerstört wird, als von den Bohrdrähten und es daher leichter zu einer Schenkelkopfnekrose kommen kann.

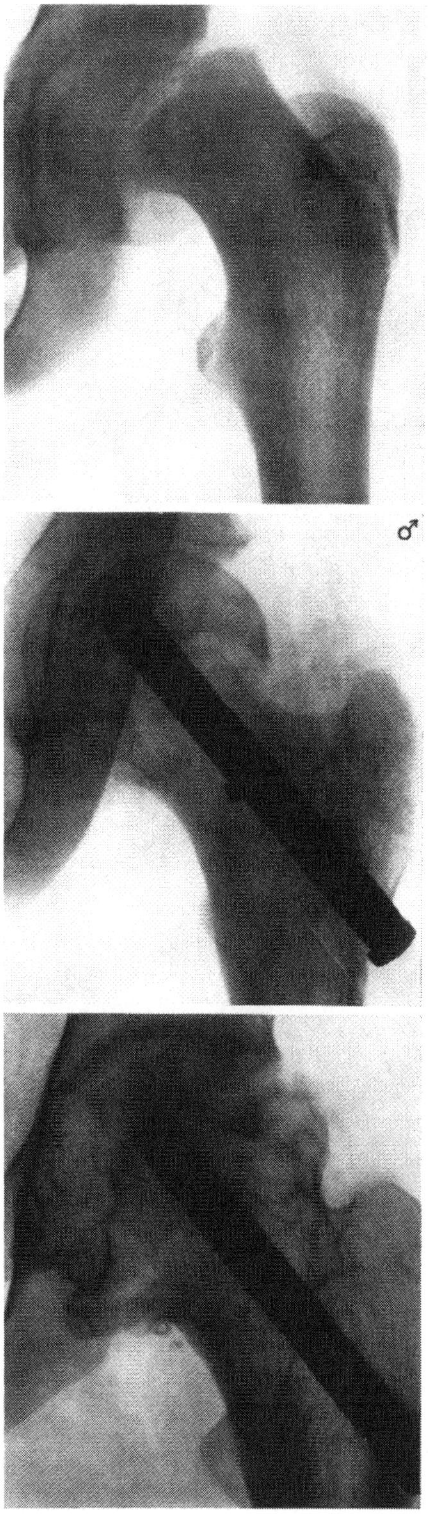

a

b

c

Abb. 61 a—c. Lösung der Oberschenkelkopfepiphyse bei einem fünfzehnjährigen Knaben (Abb. 61 a).
Nach dem Einrichten wurde zum Festhalten der Oberschenkelkopfepiphyse ein Dreilamellennagel eingeschlagen (Abb. 61 b). Der postoperative Verlauf war komplikationslos. Keine Infektion. Drei Jahre nach der Operation bestand eine schwere Deformierung des Oberschenkelkopfes (Abb. 61 c)

2. Oberschenkelhalsbrüche

Adduktions- oder Varusbrüche des Schenkelhalses sollen extraartikulär mit einem Dreilamellennagel *operativ* versorgt werden.

Bei Verletzten von über 70 Jahren, bei denen primär eine starke Verschiebung der Bruchstücke besteht, so daß man annehmen kann, daß eine Kopfnekrose auftreten wird, kann primär eine Plastik nach MOORE gemacht werden.

Um das Bein ruhigzustellen und die Schmerzen zu verringern, legt man für die Zeit bis zur Operation eine Fußlasche mit 1 bis 2 kg Belastung an.

Da es sich fast immer um alte Leute handelt, soll die Operation möglichst bald nach dem Unfall, das ist innerhalb einer Woche, ausgeführt werden, um Komplikationen in Form von Aufliegen usw. zu vermeiden.

Nicht operieren soll man Tabiker sowie ältere Verletzte, die bereits vor dem Schenkelhalsbruch wegen ihres schlechten Gesundheitszustandes jahrelang ihre Wohnung nicht verlassen haben oder bereits seit Monaten bettlägrig waren.

Diese Verletzten soll man ohne Operation nach zwei bis drei Wochen aufstehen lassen. Es genügt für die ersten Tage eine Fußlasche mit 2 kg Belastung.

Zur *Operation* wird der Verletzte in Allgemeinnarkose auf den Extensionstisch gelagert, wobei am einwärtsgedrehten Bein ein leichter Längszug ausgeübt werden muß. Am Extensionstisch werden beide Beine des Verletzten gleichweit abgespreizt, so daß die Fersen ungefähr 70 cm voneinander entfernt sind. Beide Beine werden dabei 40—60° einwärtsgedreht, um eine Antekurvationsstellung des Schenkelhalsbruches auszugleichen (Abb. 62).

Am Extensionstisch darf auf die Beine nur ein leichter Längszug ausgeübt werden, weil sonst die Gefahr besteht, daß eine Valgusstellung des Bruches entsteht. Die Stärke des Zuges ist dann als richtig anzunehmen, wenn zwischen Damm und Beckendorn des Extensionstisches ein Finger Zwischenraum vorhanden ist.

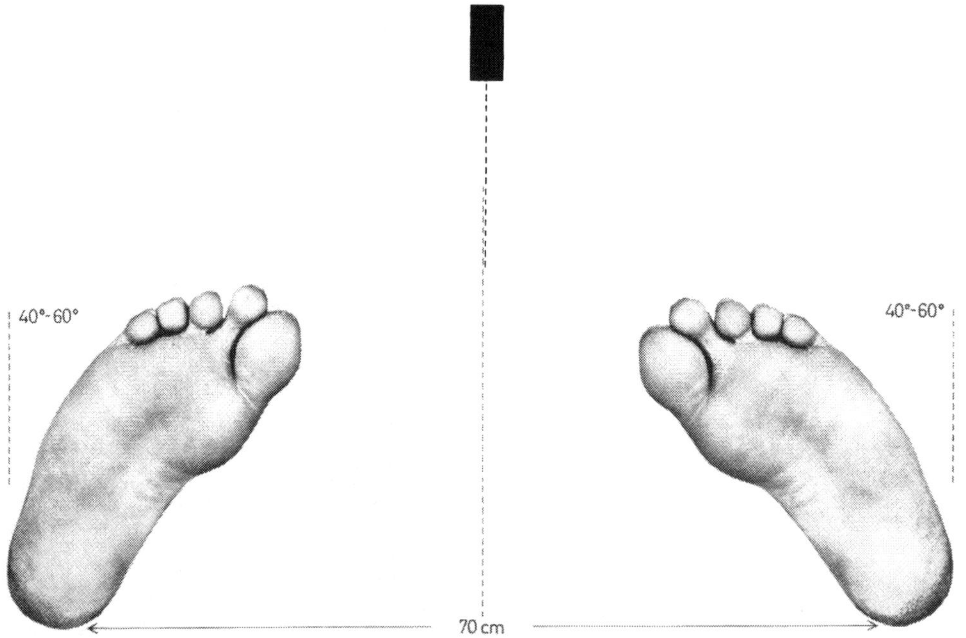

Abb. 62. Am Extensionstisch werden beide Beine gleichweit abgespreizt, so daß die Fersen ungefähr 70 cm voneinander entfernt sind. Außerdem müssen beide Beine 40—60° einwärts gedreht werden

Eine Röntgenröhre wird senkrecht auf die Mitte des Schenkelkopfes eingestellt. Der Röhrenabstand von der Haut soll 60 cm betragen.

Die *Mitte des Schenkelkopfes* kann folgendermaßen bestimmt werden: Man verbindet durch eine gedachte Linie das Tuberculum pubicum, das ungefähr 15 mm lateral der Symphyse zu tasten ist, mit der Spina iliaca anterior superior. Ungefähr 20 mm caudal der Mitte dieser gedachten Linie ist die Mitte des Schenkelkopfes.

Für die seitlichen Röntgenaufnahmen wird ein zweiter Röntgenapparat zwischen den Beinen entlang des gesunden Beines so eingeschoben, daß der Zentralstrahl zur Längsachse des Schenkelhalses in 90° steht. Auf diese Röhre wird ein Zahntubus aufgesetzt.

Zum Halten der Filmkassette für die seitliche Röntgenaufnahme wird ein Metallrahmen mit eingebauter Wasserwaage nach SCHERBICHLER verwendet (Abb. 63 a u. b). Für die Aufnahme wird die Filmkassette oberhalb des Beckenkammes fest angesetzt, und zwar so, daß die Kassette parallel zum Schenkelhals und senkrecht zum Zentralstrahl steht. Durch die eingebaute schattengebende Wasserwaage kann die Filmkassette leicht waagerecht gehalten werden. Damit kann man Abweichungen der Schenkelhalsachse von der Horizontalen genau ausmessen, was später für das Bohren des Führungsdrahtes von Bedeutung ist.

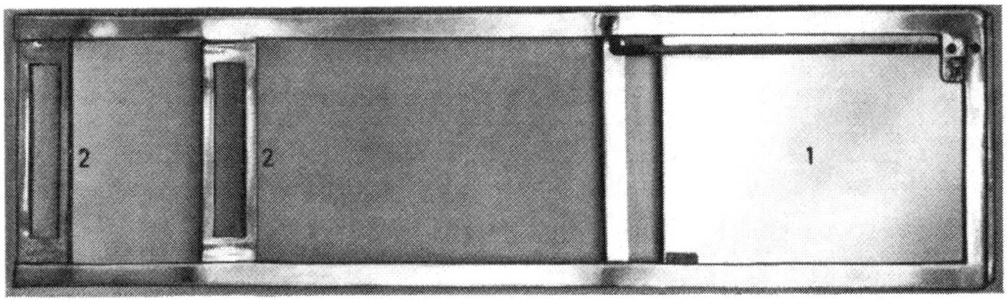

a

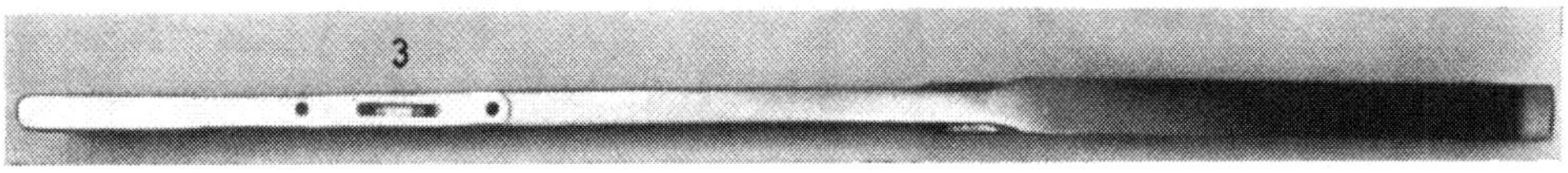

b

Abb. 63 a u. b. Röntgenkassettenhalter nach SCHERBICHLER in der Ansicht von vorn (Abb. 63 a) und von oben (Abb. 63 b).

Die Röntgenkassette (1) ist eingeschoben. Zum Halten dienen zwei Griffe (2). Damit die Filmkassette waagerecht gehalten wird, ist eine Wasserwaage eingebaut (3)

Ist der Verletzte am Extensionstisch gelagert und sind die beiden Röntgenapparate eingestellt, so überzeugt man sich von der richtigen Stellung des Bruches durch Röntgenaufnahmen in beiden Ebenen.

Zeigt der Bruch eine Coxa vara, so kann man diese durch einen vermehrten Längszug an beiden Beinen ausgleichen.

Eine Coxa valga kann man durch Stauchung des Beines von der Fußsohle her zu beheben versuchen. Gelingt ihre Beseitigung auf diese Weise nicht, so hört man mit dem Längszug auf, dreht beide Beine nach außen und zieht mittels eines zusammengefalteten Leintuches an beiden Oberschenkeln nach außen. Besteht nach der Korrektur der Coxa valga noch eine Antekurvation, so werden beide Beine wieder einwärtsgedreht.

Zeigen die Röntgenaufnahmen eine gute Stellung des Bruches, so wird ein Drahtgitter nach JESCHKE parallel zum Oberschenkelschaft so aufgelegt, daß der Schenkelkopf im oberen inneren Quadranten zu liegen kommt. Das Drahtgitter wird mit zwei schmalen Heftpflasterstreifen an der Haut fixiert. Durch eine Röntgenaufnahme von vorne nach hinten überzeugt man sich von der richtigen Lage des Gitters.

Auf diesem Röntgenbild bestimmt man die Mitte des Schenkelkopfes und mit Hilfe von zwei durchsichtigen Winkellinealen die Stelle an der äußeren Kortikalis des Oberschenkelschaftes, wo der Führungsdraht eingebohrt werden soll. Dieser Führungsdraht muß durch die Mitte des Schenkelkopfes und Schenkelhalses gehen und mit der Längsachse des Oberschenkelhalsschaftes einen Winkel von mindestens 135°, aber nicht mehr als 145° bilden.

Die beiden ermittelten Punkte werden auf dem Röntgenbild eingezeichnet und an diesen beiden Punkten mit Hilfe des Drahtgitters je eine Nadel senkrecht eingestochen (Abb. 64). Dabei wird die erste Nadel mit dem Hammer ungefähr 10 mm tief in den Schenkelkopf hineingeschlagen. Beim Einstechen der zweiten Nadel ist darauf zu achten, daß sie gerade noch Knochenfühlung mit der Kortikalis der Oberschenkelaußenseite hat.

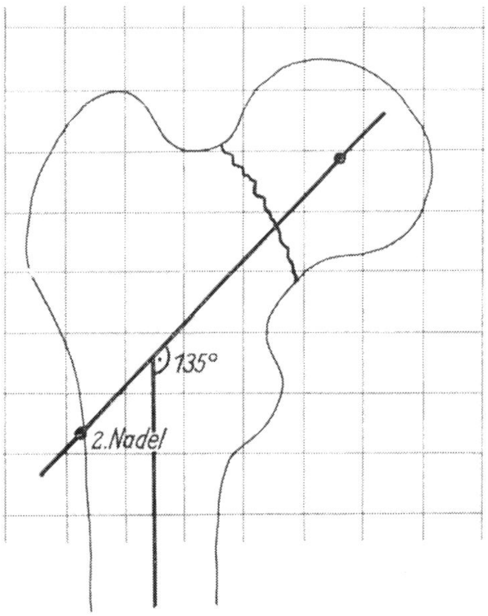

Abb. 64. Das Drahtgitter nach Jeschke ist aufgelegt und die beiden Richtungsnadeln sind eingestochen. Die 1. Nadel in der Mitte des Schenkelkopfes und die 2. Nadel an der Kortikalis der Oberschenkelaußenseite. Die Verbindungslinie der beiden Nadeln muß mit der Oberschenkelschaftachse einen Winkel von 135° einschließen

Durch Röntgenaufnahmen in beiden Richtungen überzeugt man sich von der richtigen Lage der beiden Richtungsnadeln. Dann wird über den Filmrahmen des Seitenbildes ein Gummiband gespannt, das über die Mitte des Schenkelkopfes und Schenkelhalses geht. Aus der Lage des Schnittpunktes von Gummiband und zweiter Nadel kann man ersehen, ob der Führungsdraht dorsal oder ventral der Mitte des Oberschenkelschaftes eingebohrt werden muß.

Dann wird das große Winkellineal mit seinen Parallelstrichen parallel zum Schatten der Wasserwaage so angelegt, daß das Zentrum seiner Winkeleinteilung genau über dem Gummiband zu liegen kommt. Der Winkel zwischen dem Null-Strich des Winkellineals und dem Gummiband ist jener, unter dem der Führungsdraht eingebohrt werden muß, also entweder dorsal oder ventral zu geneigt (Abb. 65).

Nun wird das Drahtgitter entfernt, die Haut jodiert und das Operationsfeld steril abgedeckt.

Nachdem durch einen 15 cm langen Schnitt, beginnend in der Höhe des Trochanter maior parallel zum Oberschenkelschaft die Haut durchtrennt wurde, schneidet man in gleicher

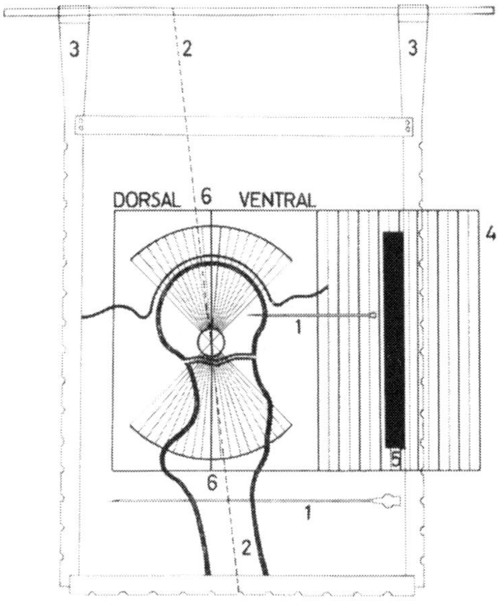

Abb. 65. Röntgenbild eines Schenkelhalsbruches *von der Seite*. Die beiden Richtungsnadeln (1) sind eingestochen. Ein Gummiband (2) ist so über den Filmrahmen gespannt, daß es durch die Mitte des Schenkelkopfes in die Längsachse des Schenkelhalses und Oberschenkelschaftes geht. Das große Winkellineal (4) wird mit seinen Parallelstrichen Parallel zum Schatten der Wasserwaage (5) so angelegt, daß das Zentrum seiner Winkeleinteilung genau über das Gummiband zu liegen kommt.
Der Winkel zwischen dem Nullstrich (6) des Winkellineals und dem Gummiband ist jener, unter dem der Führungsdraht eingebohrt werden muß. Bei dem auf der Zeichnung dargestellten Fall muß der Führungsdraht unter einem Winkel von 7° von ventral außen nach dorsal innen eingebohrt werden.

(Abb. nach BÖHLER: Technik der Knochenbruchbehandlung 12. und 13. Auflage)

Richtung die Fascia lata und den Vastus lateralis durch und gelangt so auf den Knochen. Dabei kommt die zweite Richtungsnadel zur Darstellung.

In Höhe der zweiten Richtungsnadel werden, knapp an der Ventral- und der Dorsalseite des Oberschenkelschaftes vorbei und senkrecht auf diesen, zwei Steinmann-Nägel eingestochen. Auf diese Weise kann man die Dicke des Oberschenkelknochens bestimmen.

Man markiert sich die Mitte der Dicke des Oberschenkelschaftes und schlägt dort oder dorsal oder ventral davon (siehe seitliche Röntgenaufnahme Kreuzung Nadel—Gummiband!) mit dem Hohlmeißel ein Loch in die Kortikalis an jener Stelle, wo der Führungsdraht eingebohrt werden soll.

Das Einführen des Führungsdrahtes erfolgt mit einer Desoutter-Bohrmaschine, auf die eine Ölwaage aufgesetzt ist. Mit dieser Ölwaage können die Grade eingestellt werden, die man auf dem seitlichen Röntgenbild mit Hilfe des Gummibandes und des großen Winkellineals gemessen hat, d. h. es wird jener Winkel eingestellt, unter welchem der Führungsdraht in dorsaler oder ventraler Richtung eingebohrt werden muß. Damit ist die Richtung in der Transversalebene bestimmt.

Für die genaue Richtung in der Frontalebene wird ein Richtungsstab verwendet, der die erste Richtungsnadel mit der Bohrmaschine verbindet. Dazu ist auf der Ölwaage ein Loch angebracht, durch welches der Richtungsstab gesteckt werden kann.

Der Führungsdraht soll 2,2 mm stark und nicht länger als 220 mm sein, damit er nicht in die Bauchhöhle eingebohrt werden kann. Der Führungsdraht soll 10—20 mm in die Hüftpfanne eingebohrt werden, damit das zentrale Bruchstück beim Einschlagen des Nagels nicht kippen kann.

Durch Röntgenbilder in beiden Ebenen überzeugt man sich von der richtigen Lage des Führungsdrahtes.

Im Bild von vorne darf der Führungsdraht nicht mehr als 4 mm cranial oder 8 mm caudal von der Schenkelkopfmitte entfernt sein und muß mit der Oberschenkelschaftachse einen Winkel von 135—145° bilden.

Im Seitenbild darf der Führungsdraht in der Schenkelkopfmitte oder etwas dorsal davon liegen, nie jedoch ventral der Mitte, weil sonst die Gefahr besteht, daß der Dreilamellennagel durch den Knochen schneidet und sich der Schenkelkopf löst (Abb. 66).

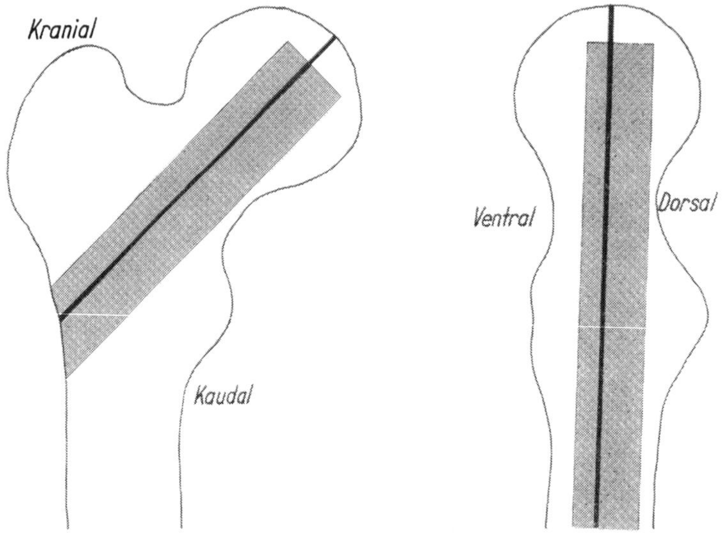

Abb. 66. Im Bild von vorne kann der Dreilamellennagel auch etwas kaudal und im Bild von der Seite auch etwas dorsal der Mitte Schenkelkopf-Schenkelhals liegen. Das Gebiet, in dem der Dreilamellennagel liegen kann, ist grau eingezeichnet

Wenn der Führungsdraht richtig liegt, bohrt man die Kortikalis mit einer 8 mm starken, zentral gebohrten Fräse, die über den Führungsdraht geschoben wird, auf, um ein Ausbrechen der Kortikalis beim Einschlagen des Nagels zu vermeiden. Mit einer Stichfräse oder mit dem Meißel wird die Kortikalis für die drei Lamellen des Nagels von dem vorher gefrästen Loch aus ungefähr 10 mm eingekerbt. Dabei soll eine Lamelle direkt kaudal des Führungsdrahtes, also parallel zum Oberschenkelschaft liegen, weil bei dieser Lage der Nagel die beste Tragfähigkeit besitzt (Abb. 67).

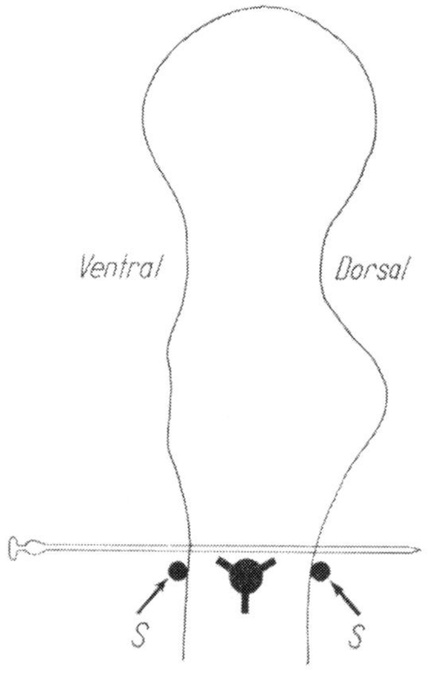

Abb. 67. Um ein Ausbrechen der Kortikalis beim Einschlagen des Dreilamellennagels zu verhindern, wird zuerst ein 8 mm großes Loch gebohrt.

Entsprechend den drei Lamellen des Nagels wird die Kortikalis zusätzlich ausgefräst. Die kaudale Lamelle muß dabei parallel zum Oberschenkelschaft zu liegen kommen, da der Nagel in dieser Stellung die größte Tragfähigkeit besitzt. In dieser Abbildung sind auch die beiden Steinmann-Nägel (s) eingezeichnet, mit deren Hilfe man die Dicke des Oberschenkelschaftes bestimmt

Zur Bestimmung der Nagellänge wird die Entfernung der Schenkelkopfoberfläche von der Eintrittsstelle des Führungsdrahtes in die Kortikalis abgemessen. Davon werden je nach der Stärke des Hüftumfanges des Verletzten 20—25 mm abgezogen.

Über den Führungsdraht wird der Dreilamellennagel eingeschlagen. Dabei soll das Vorschlageisen kaudalwärts gegen den Oberschenkelknochen gedrückt werden, weil sonst der

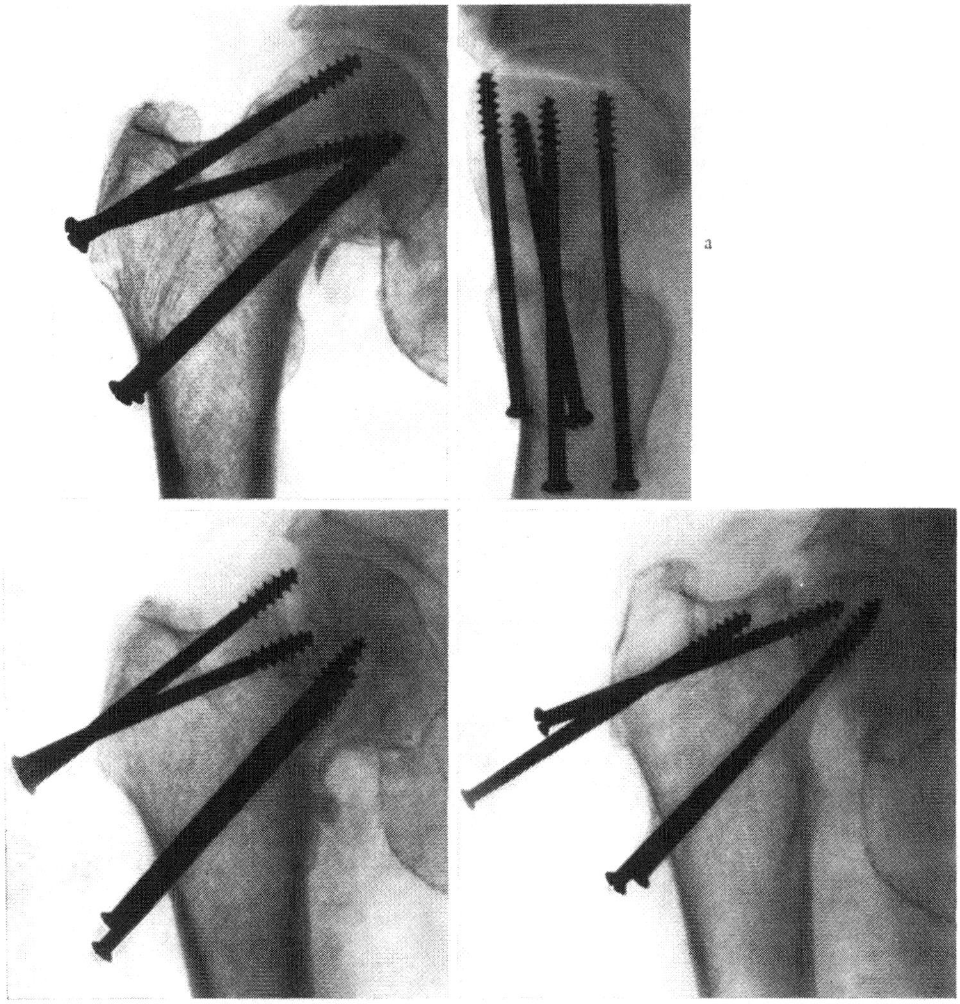

a

b c

Abb. 68 a—c. Medialer Schenkelhalsbruch bei einer 68jährigen Hausfrau, der mit *vier Zugschrauben* operativ behandelt wurde. Laut Begleitbrief des behandelnden Chirurgen wurde der Bruch deshalb nicht mit einem Dreilamellennagel versorgt, um eine Kopfnekrose zu verhindern. Nach der Operation sieben Wochen Bettruhe, dann Gehen mit zwei Stützkrücken. Die Röntgenkontrolle (Abb. 68 a) zeigt den Zustand zwei Monate nach der Operation.

In der Folgezeit bestanden beim Gehen immer Schmerzen in der Hüfte. Bei der Röntgenkontrolle vier Monate nach der Operation sieht man, daß die vier Schrauben nach lateral herauszuwandern beginnen (Abb. 68 b).

Ein halbes Jahr später sind die Zugschrauben noch weiter herausgewandert. Der Bruch hat sich gelöst (Abb. 68 c)

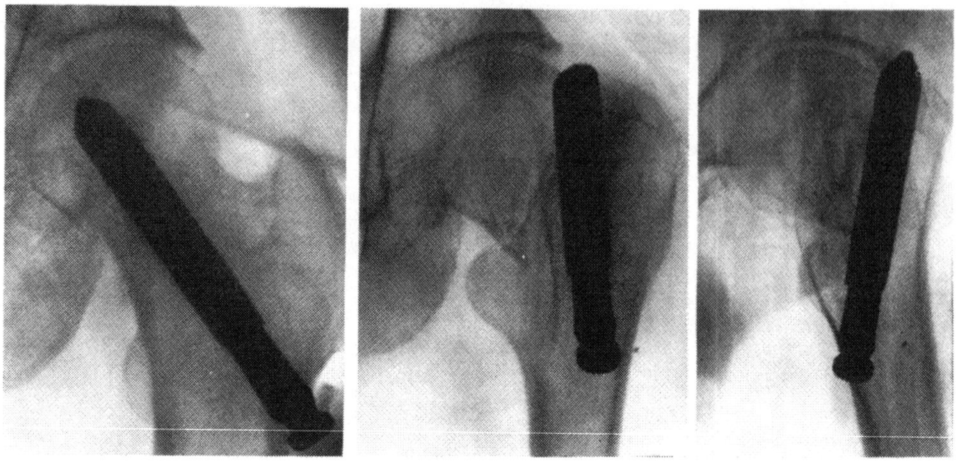

a b

Abb. 69 a—b. Extraartikuläre Nagelung eines Schenkelhalsbruches bei einem 43jährigen Angestellten. Vor und während der Operation wurden nur Röntgenbilder in einer Ebene — nämlich von vorn nach hinten — gemacht (Abb. 69 a).

Sechs Wochen nach der Operation konnte der Verletzte nur mit Unterstützung gehen und hatte starke Schmerzen in der Hüfte. Die Röntgenaufnahmen zwei Monate nach der Operation zeigen, daß der Dreilamellennagel nach oben und vorn durchgeschnitten hat. Der Nagel ist sicher zu weit ventral eingeschlagen worden (keine Röntgenkontrolle während der Operation!). Daher hat der Nagel vom Knochen nur wenig gefaßt und hat durchgeschnitten (Abb. 69 b)

Nagel nach kranial rutschen und die Kortikalis ausbrechen kann. Um festzustellen, daß der Führungsdraht nicht mit dem Nagel in die Tiefe eingeschlagen wird, muß das Vorschlageisen alle drei bis vier Hammerschläge abgenommen werden.

Die Spitze des Nagels soll im Röntgenbild 6—8 mm von der Kopfoberfläche entfernt sein. Durch Röntgenaufnahmen in beiden Ebenen überzeugt man sich von der richtigen Lage des Nagels.

In den wenigen Fällen, bei denen eine Diastase zwischen den Bruchstücken besteht, beseitigt man diese mit Hilfe des Nachschlageisens, nachdem man am Bein den Längszug gelockert hat, durch einige wenige Hammerschläge.

Ist die Kortikalis trotz des Auffräsens beim Einschlagen des Nagels ausgebrochen, so muß an den Dreilamellennagel zusätzlich eine Platte mit zwei Schrauben angelegt werden. Auch bei lateralen Schenkelhalsbrüchen und bei den Fällen, bei denen ein Kortikalisstück vom ADAMschen Bogen ausgebrochen ist, muß ebenfalls zusätzlich eine Platte angelegt werden.

Nach Anlegen einer Saugdrainage werden die Faszie des Vastus lateralis und die Fascia lata durch einige wenige Nähte und die Haut durch Knopfnähte verschlossen.

Zur Kompression wird eine Spica coxae trochanterica angelegt, nachdem man auf die Haut einige Lagen Zellstoff gegeben hat. Die Lagerung des Beines erfolgt im Bett auf einem Polster, wobei der Fuß mit einem dreieckigem Tuch an einer Reifenbahre aufgehängt wird. Das Fußende des Bettes wird in den ersten Tagen um 50 cm hochgestellt.

Zwei Wochen nach der Operation werden die Hautnähte entfernt, für den Unterschenkel wird ein Zinkleimverband und für das Kniegelenk eine elastische Binde angelegt. Damit kann der Verletzte aufstehen.

Die Behandlung der Schenkelhalsbrüche mit Schrauben ergibt in der Regel keine stabile Osteosynthese. Es besteht die Gefahr, daß die Schrauben locker werden und nach außen wandern.

Das gleiche gilt für die Verwendung von Bohrdrähten.

Viele Mißerfolge treten auch bei der Verwendung des Dreilamellennagels auf, wenn ein zu kurzer oder zu langer Nagel verwendet oder der Nagel nicht an der richtigen Stelle eingeschlagen wurde. Diese Fehler treten meist dann auf, wenn mit Röntgenbildern während der Operation gespart wurde.

Der *Dreilamellennagel* braucht nach der knöchernen Heilung des Schenkelhalsbruches *nicht entfernt zu werden,* weil er keine Störungen verursacht.

Ist es zu einer Nekrose des Schenkelkopfes oder zu einer Pseudarthrose des Schenkelhalses gekommen, so darf man den Nagel nur dann entfernen, wenn eine Hüftplastik oder eine Hüftarthrodese gemacht wird.

Die oft vertretene Ansicht, daß durch die Entfernung des Dreilamellennagels eine beginnende Kopfnekrose zum Stillstand kommt, ist nicht richtig.

Besteht eine Schenkelhalspseudarthrose, so nimmt man dem Schenkelhals durch die Entfernung des Nagels seinen Halt. Die Folge ist eine Zunahme der Beschwerden.

Abduktions- oder Valgusbrüche des Schenkelhalses sollen konservativ nur mit Bettruhe behandelt werden. Sobald keine Schmerzen mehr in der Hüfte bestehen, d. i. nach ungefähr 1 Woche, können die Verletzten aufstehen und das Bein *voll* belasten.

Operativ mit einem Dreilamellennagel müssen nur die Abduktions- oder Valgusbrüche behandelt werden, bei denen im primären Röntgenbild von der Seite ein Klaffen der Bruchstücke an der Ventralseite — wenn auch nur von 1 mm — besteht, da sich diese primär eingekeilten Abduktionsbrüche *immer* sekundär lösen.

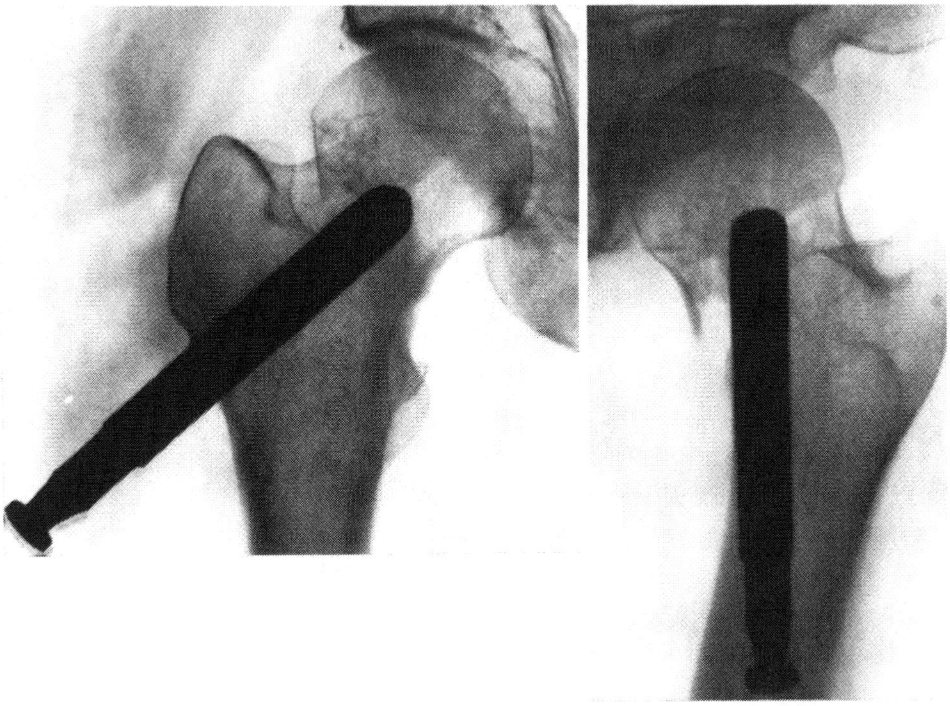

Abb. 70. Bruch des Schenkelhalses bei einer 49jährigen Angestellten. Nach einer Woche Extension wurde der Bruch mit einem Dreilamellennagel versorgt.

Fünf Monate nach der Operation traten beim Gehen Schmerzen in der Hüfte auf. Die Röntgenkontrolle zeigt, daß der Nagel 60 mm aus dem Knochen herausgerutscht ist. Es wurde ein um 30 mm zu langer Nagel verwendet, der außerdem sehr ventralseitig eingeschlagen wurde

3. Pertrochantere Oberschenkelbrüche

Die pertrochanteren Oberschenkelbrüche sollen *operativ* behandelt werden. Bis zur Operation legt man eine Fußlasche mit 1—2 kg Belastung an.

Indikation und Kontraindikation sind die gleichen wie bei den Schenkelhalsbrüchen.

Bei den pertrochanteren Brüchen wird zusätzlich zum Dreilamellennagel eine entsprechend lange Platte an der Außenseite des Oberschenkelknochens angelegt. Diese Platte wird mittels einer großen Schraube mit Sprengring mit dem Dreilamellennagel verbunden. Dann wird die Platte mit Schrauben, die quer durch den Knochen über die Kortikalis an der Medialseite hinausreichen müssen, am Oberschenkelknochen befestigt. Dadurch wird eine stabile Osteosynthese geschaffen (Abb. 71).

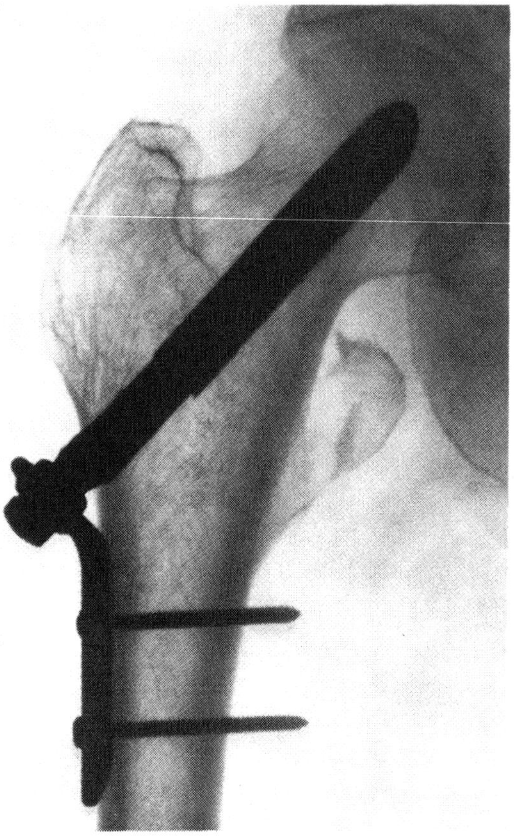

Abb. 71. Pertrochanterer Oberschenkelbruch mit Dreilamellennagel und Platte versorgt. Die Schrauben sind bei diesem Fall zu lang. Sie sollen die gegenüberliegende Kortikalis nur 2—3 mm überragen

Oberschenkelschaft

1. Oberschenkelmarknagelung

Bei der offenen Oberschenkelmarknagelung besteht die Gefahr der Infektion. Ihre Durchführung ist jedoch einfacher als die der gedeckten Nagelung.

Die Marknagelung ist angezeigt:

1. Bei geschlossenen Oberschenkelschaftbrüchen (bei Querbrüchen und bei Drehbrüchen mit nicht mehr als *zwei Drehkeilen).*

Die Marknagelung soll nicht sofort am Tage der Verletzung durchgeführt werden, weil die Gefahr eines Operationsschocks bzw. einer Fettembolie zu groß ist.

Man legt einen Streckverband mit einem Steinmann-Nagel an. Dieser Nagel wird durch die Tuberositas tibiae geschlagen. Je nach dem Zustand der Muskulatur des Verletzten verwendet man ein Zuggewicht von einem Siebentel bis einem Zehntel seines Körpergewichtes. Ist der Verletzte in gutem Allgemeinzustand, so kann nach einer Woche die Oberschenkelmarknagelung durchgeführt werden.

2. Bei offenen Oberschenkelschaftbrüchen nach Abheilen der Wunden.

Besteht ein offener Oberschenkelschaftbruch, so sollen zuerst nur die Wunden ausgeschnitten und genäht werden. Dann wird wie bei den geschlossenen Brüchen ein Streckverband angelegt. Bei glatter Wundheilung können die Hautnähte am zwölften Tag entfernt werden. Wenn auch die Stichkanäle abgeheilt sind und die Haut in Ordnung ist, so kann man die offene Oberschenkelmarknagelung durchführen.

3. Bei der Korrektur von in Fehlstellung geheilten Oberschenkelschaftbrüchen.

Besteht nach einem Oberschenkelschaftbruch eine Fehlstellung, so wird diese durch eine entsprechende Osteotomie beseitigt und anschließend die Marknagelung durchgeführt. Um die Osteotomiestelle herum werden drei 120 mm lange und 10 mm breite Kortikalisspäne nach PHEMISTER aus der Knochenbank angelegt und mit zwei dünnen Drahtschlingen befestigt.

4. Bei Oberschenkelschaftpseudarthrosen.

Bestehen bei einer Oberschenkelschaftpseudarthrose nach offenen oder fistelnden Brüchen an Knochen festhaftende Narben, so müssen diese ausgeschnitten werden, damit im Knochenbereich eine gut verschiebliche Haut vorhanden ist.

Bestand eine *Fistel,* so darf die Narbenkorrektur nicht früher als sechs Monate nach Schluß der Fistel durchgeführt werden. Nach der Narbenkorrektur muß man mindestens drei Monate mit der Marknagelung warten, damit günstige Hautverhältnisse vorhanden sind.

Man kann im Stadium der Fistelung eine Kompressionsosteosynthese machen.

Eine Woche vor der Operation soll man bei Oberschenkelschaftpseudarthrosen einen Streckverband mit einem Steinmann-Nagel durch die Tuberositas tibiae anlegen, wobei ein Zuggewicht zwischen 15—18 kg notwendig ist, um zwischen den Pseudarthroseenden eine Diastase von 5—10 mm zu erzeugen. Sonst ist es während der Operation oft sehr schwer, die beiden Knochenenden nach dem Anfrischen der Pseudarthrose aufeinanderzustellen und eventuell vorhandene Achsenknickungen auszugleichen, weil die Muskulatur, die Gefäße und die Nerven verkürzt sind.

Um die Pseudarthrose herum müssen nach der Marknagelung drei Kortikalisspäne — 120 mm lang und 10 mm breit — aus der Knochenbank angelegt und mit zwei dünnen Drahtschlingen befestigt werden.

5. Bei der Verkürzung eines Oberschenkelknochens.

Besteht eine Verkürzung eines Oberschenkelknochens bis zu 2 cm, so braucht der Verletzte nicht einmal einen erhöhten Schuhabsatz zu tragen, weil keinerlei Beschwerden bestehen bzw. die Verkürzung beim Gehen nicht zu bemerken ist. Besteht eine größere Differenz zwischen den Beinlängen, z. B. nach Poliomyelitis, Tbc usw., so kann man den Oberschenkelknochen des gesunden Beines *bis zu 6 cm verkürzen.* Die Verkürzungsosteotomie wird — Grenze mittleres — zentrales Drittel — quer angelegt. Die Höhe des herauszuschneidenden Knochenzylinders ist so zu wählen, daß nach der Entfernung des Knochenstückes die beiden Osteotomiestellen möglichst den gleichen Durchmesser haben.

Der herausgeschnittene Knochenzylinder wird der Länge nach in drei Teile zersägt, nach der Marknagelung an der Osteotomiestelle angelegt und mit zwei Drahtschlingen befestigt.

Die offene oder geschlossene Marknagelung soll nicht durchgeführt werden:

1. Bei fistelnden oder infizierten Oberschenkelschaftbrüchen.

2. Bei Trümmerbrüchen oder Drehbrüchen mit mehr als zwei Drehkeilen.

3. Wenn das distale Bruchstück weniger als 8 cm lang ist, weil mit dem Marknagel keine stabile Osteosynthese geschaffen werden kann.

4. Wenn beim Anlegen des Streckverbandes ein suprakondylärer Nagel oder Draht am Oberschenkel eingeschlagen wurde. Infektionsgefahr!

Am Abend vor der Marknagelung wird das Zuggewicht des Streckverbandes um 2 kg erhöht, damit die Oberschenkelmuskulatur gedehnt und der Bruch bei der Operation leichter eingerichtet werden kann. Die Länge des Marknagels wird am gesunden Bein abgemessen, und zwar die Entfernung Kniegelenkspalt—Trochanter maior. Das Bein wird beim Abmessen im Knie- und Hüftgelenk gebeugt.

In Allgemeinnarkose und Blutdrucksenkung wird der Verletzte auf die gesunde Seite gelagert und ein längsgestellter, ungefähr 25 cm langer Hautschnitt an der Oberschenkelaußenseite in Höhe der Bruchstelle angelegt. Nach Durchtrennung der Faszie und der Muskulatur wird der Bruch dargestellt. In das zentrale Bruchstück geht man mit einem Markraumbohrer (Abb. 72), dessen Durchmesser der ausgemessenen engsten Stelle des Markraumes entspricht, ein und bohrt ihn vor, bis er an die Kortikalis im Bereich der Medialseite des Trochanter maior anstößt.

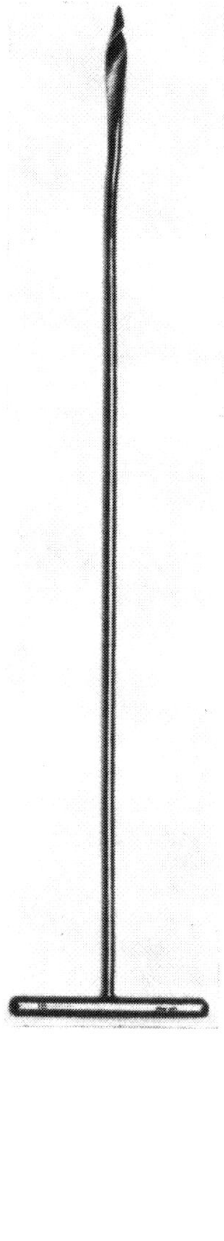

Bei der offenen Marknagelung sollen *keine* Markraumfräsen verwendet werden.

Durch eine Röntgenkontrolle überzeugt man sich, daß der Markraumbohrer an richtiger Stelle, d. h. im Bereich der Medialseite der Trochanter maior liegt. Ist dies der Fall, so wird die Kortikalis durchbohrt. Dieser Vorgang wird jedesmal mit einem um 0,5 mm stärkeren Bohrer wiederholt. Hat man auf diese Weise den Markraum beider Bruchstücke auf eine größere Länge gleichmäßig aufgeweitet, so wird in das zentrale Bruchstück von peripher her ein Führungsspieß eingeschlagen. Dabei soll die Hüfte auf 90° gebeugt werden, damit später der Marknagel leichter eingeschlagen werden kann. Wölbt der Führungsspieß die Haut vor, so wird an dieser Stelle ein ungefähr 4 cm langer Hautschnitt angelegt und der Führungsspieß über das Hautniveau vorgeschlagen.

Über den Führungsspieß wird von zentral ein Marknagel entsprechender Länge und mit einem Durchmesser, der 1 mm kleiner ist als der des zuletzt verwendeten Markraumbohrers, bis an die

Abb. 72. Markraumbohrer zum gleichmäßigen Aufweiten der Markhöhle proximale Bruchfläche eingeschlagen. Der Führungsspieß wird nun herausgezogen und der Bruch gerichtet. Die Einrichtung gelingt am leichtesten, wenn das zentrale und das periphere Bruchstück 5 cm von ihren Enden entfernt mit einer LAMBOTTEschen Zange gefaßt werden. Durch Längszug am Bein, wobei das Kniegelenk auf 90° gebeugt werden soll und mit Hilfe der LAMBOTTEschen Zangen werden die Bruchstücke aufeinandergestellt. Es ist besonders darauf zu achten, daß *keine Verdrehung* besteht.

Ist der Bruch eingerichtet, so legt man über ihn eine LAMBOTTEsche Zange (Abb. 73) mit breiten Branchen an, womit er in eingerichteter Stellung festgehalten werden kann.

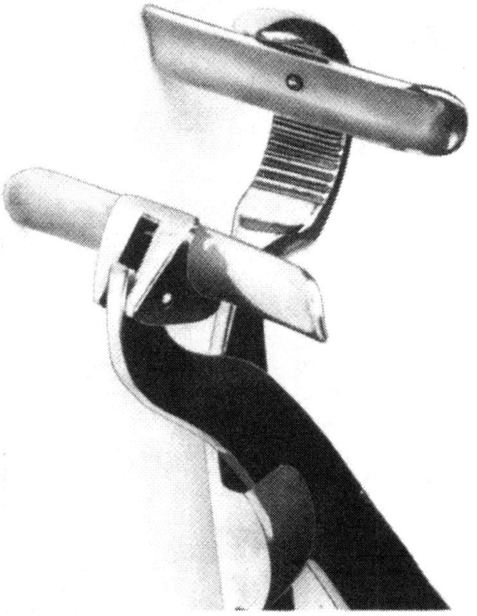

Abb. 73. LAMBOTTEsche Zange mit *breiten Branchen* zum Festhalten des Bruches in eingerichteter Stellung

Vom Trochanter her wird in der Richtung des Marknagels ein Führungsspieß nach peripher eingeschlagen und über diesen dann der Marknagel in das periphere Bruchstück vorgeschlagen. Der Marknagel soll *bis 2 cm an das periphere Ende des Oberschenkelknochens eingeschlagen* werden.

Durch eine Röntgenkontrolle stellt man fest, wie weit der Marknagel eingeschlagen ist. Wurde er durch die Kortikalis in das Kniegelenk eingeschlagen, so muß er zurückgezogen und mittels seiner Ausziehöse durch eine Drahtschlinge am Trochanter befestigt werden. Damit kann ein neuerliches Eindringen des Marknagels in das Kniegelenk verhindert werden.

Damit nach dem Einschlagen des Marknagels keine Diastase zwischen den Bruchstücken bestehen bleibt, wird der Oberschenkel vom Knie her zusammengestaucht.

Um die beiden Bruchstücke gegen Verdrehung zu sichern, wird 1 cm von ihren Enden entfernt durch die Kortikalis je ein Loch gebohrt und eine Längsdrahtschlinge angelegt (Abb. 74). Werden die Bohrlöcher weiter als 1 cm von den Bruchenden entfernt angelegt, so ist die Längsdrahtschlinge zu lang und gibt keine genügende Sicherung gegen Verdrehung.

Ist ein großer Drehkeil vorhanden, so wird er mittels einer queren Drahtschlinge an den Oberschenkelknochen befestigt. Kleinere Drehkeile brauchen nur angelagert zu werden.

Nach dem Anlegen einer Saugdrainage werden Faszie und Haut genäht. Zur Kompression wird am Oberschenkel eine elastische Binde angelegt und das Bein im Bett auf einer BRAUNschen Schiene gelagert. Das Fußende des Bettes ist 50 cm hoch zu stellen, um eine stärkere Schwellung des Beines zu verhindern.

Zwei Wochen nach der Operation werden die Hautnähte entfernt. Nachdem für den Unterschenkel ein Zinkleimverband und für das Kniegelenk eine elastische Binde angelegt wurde, kann der Verletzte aufstehen und herumgehen.

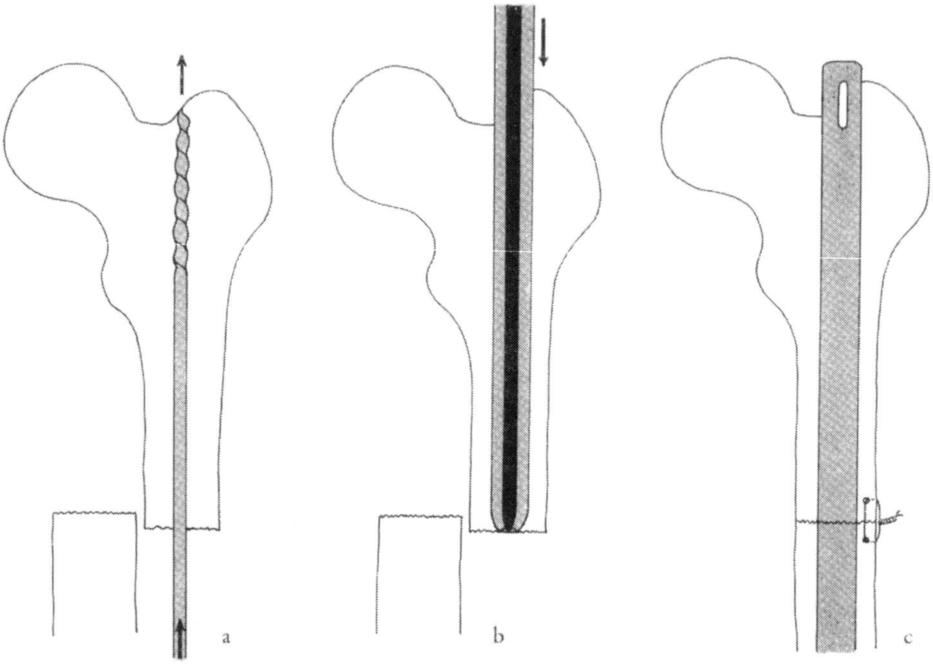

Abb. 74 a. In das zentrale Bruchstück wird von peripher her ein Markraumbohrer eingeführt, bis er an die Kortikalis der Medialseite des Trochanter maior anstößt. Durch eine Röntgenkontrolle überzeugt man sich von der richtigen Lage des Bohrers. Ist dies der Fall, so wird die Kortikalis durchbohrt.

Abb. 74 b. Über einen Führungsspieß wird von zentral ein Marknagel bis an die proximale Bruchfläche eingeschlagen. Dann wird der Bruch eingerichtet.

Abb. 74 c. Nachdem der Marknagel auch in das periphere Bruchstück bis 2 cm an das Kniegelenk eingeschlagen wurde, wird eine *Längsdrahtnaht* angelegt, um die beiden Bruchstücke gegen Verdrehung zu sichern

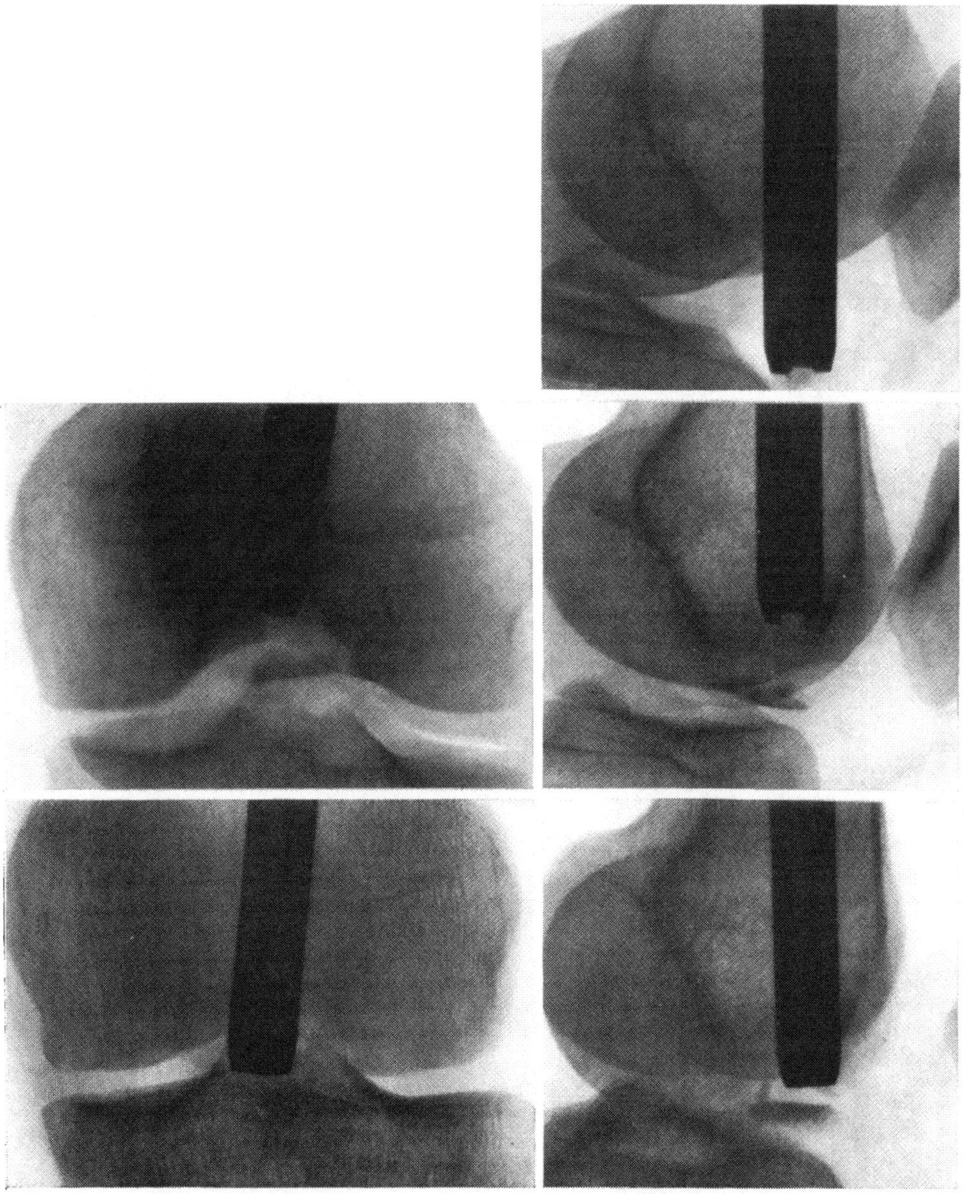

a

b

c

Abb. 75 a—c. Bei einer offenen Oberschenkelmarknagelung wurde der Marknagel durch die Kortikalis des Oberschenkels in das Kniegelenk eingeschlagen (Abb. 75 a).

Der Nagel wurde zurückgezogen (Abb. 75 b), *nicht aber mit seiner Ausziehöse mittels einer Drahtschlinge an dem Trochanter maior fixiert.* Nach vier Wochen stand der Verletzte auf. Zwei Wochen später war der Marknagel wieder in das Kniegelenk eingedrungen (Abb. 75 c)

a

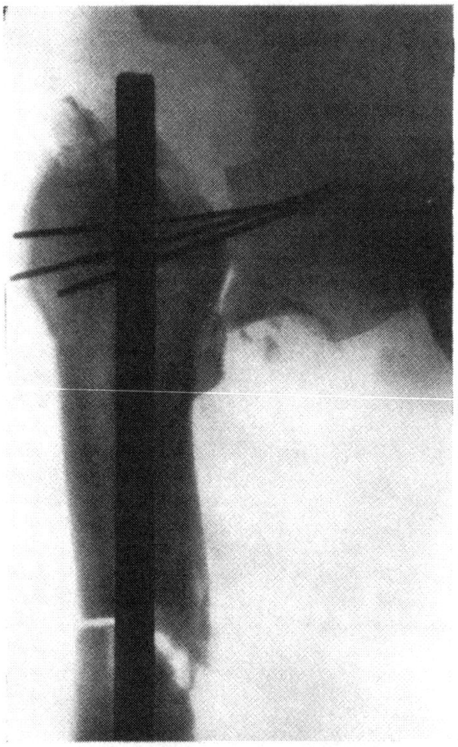

b

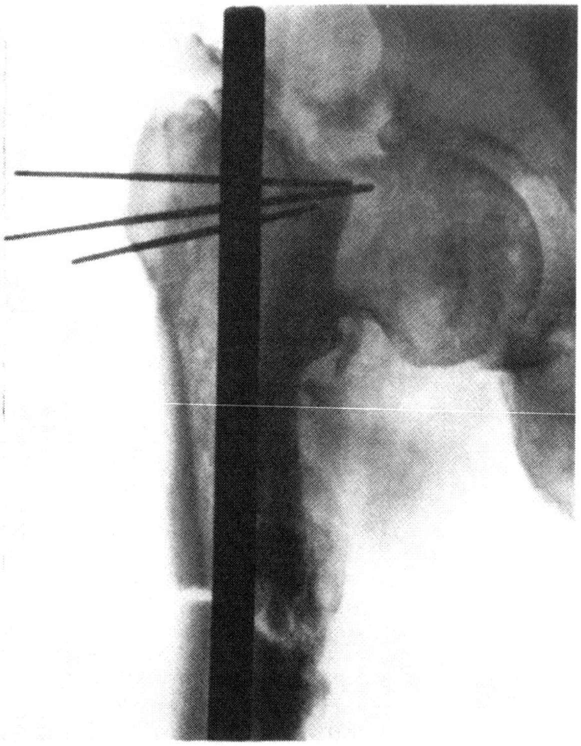

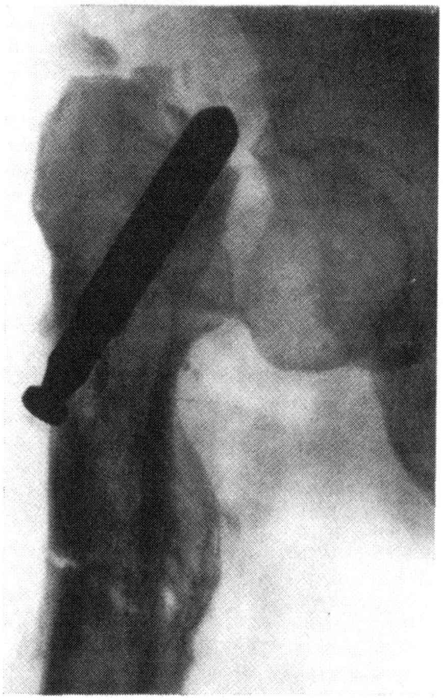

c

Abb. 76 a—c. 62jähriger Gärtner, der sich durch Sturz von der Leiter den rechten Oberschenkel brach. Nach zwei Wochen Extensionsbehandlung wurde der Oberschenkelbruch markgenagelt. Da sich der Führungsspieß nicht durch die Kortikalis neben dem Trochanter maior durchschlagen ließ, wollte der Operateur ein Loch von zentral her in die Kortikalis meißeln. Dabei wurde der Schenkelhals an seiner Basis zur Gänze durchtrennt.

Zur Fixation des Schenkelhalses an den Schaft wurden drei Drähte eingebohrt, nachdem der Oberschenkel markgenagelt wurde (Abb. 76 a). Die Extension wurde nach der Operation noch weitere vier Wochen belassen. Dann durfte der Verletzte aufstehen.

Die Röntgenkontrolle 2½ Monate nach der Operation zeigt, daß die drei Bohrdrähte aus dem Schenkelkopf herausgewandert sind und eine Coxa vara besteht (Abb. 76 b).

Fünf Monate nach dem Unfall wurden der Marknagel und die Bohrdrähte entfernt und der Schenkelhalsbruch mit einem Dreilamellennagel versorgt. Sechs Wochen später bestand wieder eine Coxa vara. Der zu kurze Dreilamellennagel hatte zu wenig vom Schenkelkopf gefaßt (Abb. 76 c)

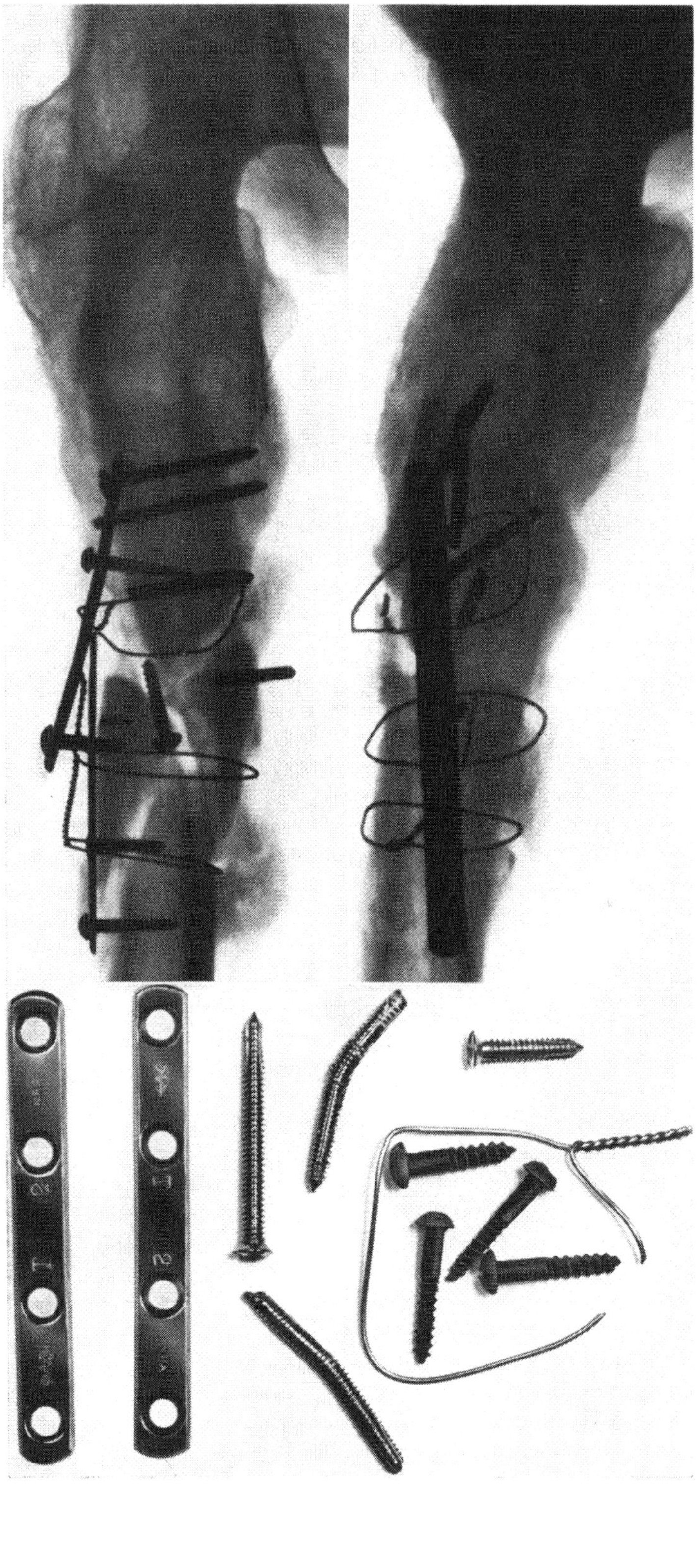

Abb. 77. Pseudarthrose des rechten Oberschenkels bei einem 27jährigen Hilfsarbeiter $5^1/_2$ Monate nach der Verletzung. Außerdem besteht eine Versteifung der Hüfte nach einer Coxitis tuberculosa. Der geschlossene Oberschenkeldrehbruch wurde mit 2 Platten, 9 Schrauben und 3 Drahtschlingen operativ versorgt. Es kam anschließend zur *Infektion.*

Erst $2^1/_2$ Jahre nach der Verletzung war der Oberschenkelbruch knöchern geheilt, nachdem das Metall entfernt, mehrmals Sequestrotomien durchgeführt und das Bein mit einem Brust-Becken-Bein-Gipsverband durch 23 Monate hindurch ruhiggestellt worden war

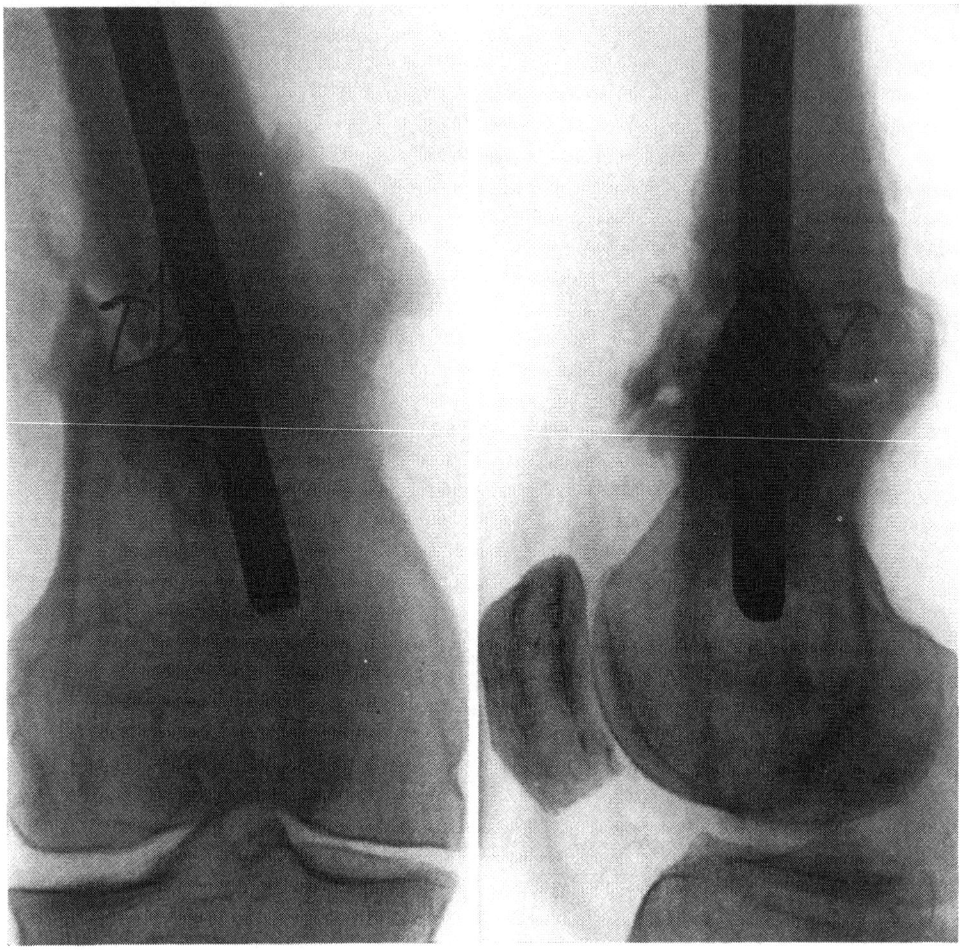

Abb. 78. Bruch des Oberschenkels im distalen Drittel 85 mm vom Kniegelenk entfernt. Der Bruch wurde markgenagelt. Der zu dünne Nagel wurde nicht weit genug in das periphere Bruchstück eingeschlagen, so daß *keine stabile Osteosynthese* geschaffen wurde. Es besteht eine Pseudarthrose

2. Oberschenkelmarknagel-Entfernung

Der Marknagel soll erst entfernt werden, wenn das Röntgenbild zeigt, daß der Oberschenkelbruch einwandfrei knöchern durchgebaut ist. Eine zu frühzeitige Entfernung des Marknagels führt häufig zu Mißerfolgen in Form von Verbiegung des Oberschenkelknochens.

Für die Marknagelentfernung wird der Verletzte in Allgemeinnarkose auf die gesunde Seite gelagert und dabei die Hüfte auf ungefähr 90° und das Kniegelenk auf ungefähr 120° gebeugt. Die Hüftbeugung erleichtert in der Regel das Tasten des Marknagels durch die Haut. Dort, wo der Nagel getastet wurde, macht man einen ungefähr 6–8 cm langen senkrechten Hautschnitt. Meist sitzt dem Marknagelende ein Kallushütchen oder ein Schleimbeutel auf.

Ist dieser zu tief eingeschlagen worden, so muß man von der Trochanterspitze so viel Knochen wegnehmen, daß das Ziehgerät am Marknagel angesetzt werden kann.

Vor der Hautnaht ist unbedingt eine Saugdrainage anzulegen. Nach Bedecken der Operationswunde mit einem sterilen Tupfer gibt man einen Kompressionsverband für den Oberschenkel in Form einer Spica trochanterica. Bei der Marknagelentfernung blutet es nicht nur aus den verletzten Haut- und Muskelgefäßen, sondern vor allem auch aus dem Markraum des Oberschenkelknochens.

Vor Einführung der Saugdrainage gab es Wundinfektionen, bzw. durch ausgedehnte Hämatome verzögerte Wundheilungen.

Nach der Marknagelentfernung soll der Verletzte eine Woche das Bett hüten. Nach zwei Wochen können die Hautnähte entfernt werden.

Unteres Oberschenkelende

1. Suprakondyläre Oberschenkelbrüche und Pseudarthrosen

Suprakondyläre Oberschenkel*dreh*brüche sollen im Streckverband behandelt werden. Suprakondyläre Oberschenkel*quer*brüche sollen vor dem Anlegen des Streckverbandes eingerichtet und die gute Stellung mit Markdrähten oder mit Rush-Pins festgehalten werden. Dabei ist besonders darauf zu achten, daß keine Distraktion der Bruchstücke besteht.

Besteht eine *Pseudarthrose des Oberschenkels*, die *weniger als 8 cm vom Kniegelenk* entfernt ist, so kann mit der gewöhnlichen Marknagelung *keine* stabile Osteosynthese geschaffen werden. In diesen Fällen wendet man die *transartikuläre Nagelung* mittels eines langen Oberschenkelmarknagels, der durch das Kniegelenk bis in die mittlere Höhe des Schienbeins reicht, an. Vor dem Einschlagen des langen Marknagels wird die Pseudarthrose freigelegt und angefrischt. Nach dem Einschlagen des Nagels werden an die Pseudarthrose Kortikalisspäne nach Phemister angelegt. Bei glatter Wundheilung kann der Verletzte nach zwei Wochen aufstehen und das Bein belasten.

Ist die Pseudarthrose geheilt, so wird der lange Marknagel entfernt. Besteht sechs Monate später noch eine störende Bewegungseinschränkung des Kniegelenkes, so kann man zur Besserung der Kniegelenksbeweglichkeit eine Quadrizepsplastik — wie auf Seite 85 beschrieben — ausführen.

2. Bikondyläre Oberschenkelbrüche

Ist bei bikondylären T- oder Y-Brüchen der Oberschenkelknorren eine *Verschiebung* vorhanden, so muß *operativ* vorgegangen werden.

In Allgemeinnarkose und Blutleere werden durch einen Längsschnitt an der Oberschenkelinnen- und -außenseite die Knorren freigelegt, eingerichtet und mit zwei gekreuzt eingeführten Bohrdrähten oder Schrauben, die durch die gegenüberliegende Kortikalis reichen müssen, fixiert.

Dann führt man vom inneren und vom äußeren Epikondylus her je einen 2 mm starken Markdraht oder Rush-Pin in den Oberschenkelschaft ein, um suprakondylär stärkere Verschiebungen zu verhindern. Damit die Markdrähte nicht herausrutschen, müssen ihre Enden an den Epikondylen umgebogen werden (Abb. 79).

Zeigt die Röntgenkontrolle eine gute Stellung des Bruches und der Drähte, so wird nach dem Anlegen einer Saugdrainage nur die Haut genäht. Die Weiterbehandlung erfolgt wie bei den gewöhnlichen suprakondylären Oberschenkelbrüchen im Streckverband.

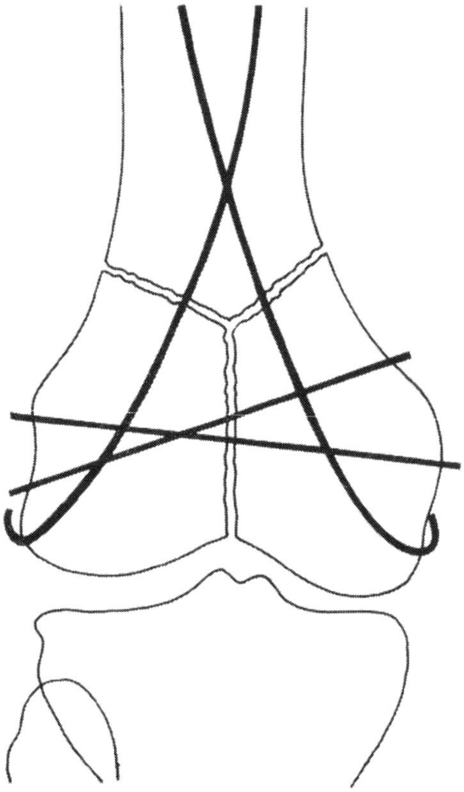

Abb. 79. Schematische Darstellung der Behandlung eines bikondylären Y-Bruches.

(Aus JONASCH, Das Kniegelenk, Walter de Gruyter & Co., Berlin 1964)

3. Bruch eines Oberschenkelknorrens

Besteht beim Bruch eines Oberschenkelknorrens *keine Verschiebung*, so genügt das Anlegen einer Oberschenkelgipshülse.

Ist eine *Verschiebung vorhanden*, so kommt es zu einer vermehrten Varus- oder Valgusstellung im Kniegelenk. Läßt sich der verschobene Oberschenkelknorren in Allgemeinnarkose durch Ab- oder Adduktion des Unterschenkels wieder an seine richtige Stelle bringen, so wird die gute Stellung durch zwei perkutan eingeführte Bohrdrähte, die durch die gegenüberliegende Kortikalis reichen müssen, festgehalten. Dann legt man eine gespaltene Oberschenkelgipshülse an, die nach einer Woche durch einen Becken-Bein-Gipsverband ersetzt wird, mit dem der Verletzte aufstehen und gehen kann.

Die Dauer der Ruhigstellung beträgt ab Operation acht Wochen.

Gelingt die Einrichtung des verschobenen Oberschenkelknorrens in der oben beschriebenen Art nicht, so muß in Allgemeinnarkose und Blutleere der entsprechende Knorren durch einen Längsschnitt freigelegt werden. Interponierte Periostteile und kleine Knochensplitter werden entfernt, die Bruchstücke an die richtige Stelle gelagert und mit einem einzinkigen Haken angepreßt. Der eingerichtete Oberschenkelknorren wird mit zwei Schrauben oder zwei gekreuzt eingeführten 2 mm starken Bohrdrähten befestigt. Die Schrauben oder Bohrdrähte müssen so lang sein, daß sie durch die gegenüberliegende Kortikalis reichen und so angelegt werden, daß sie mindestens 1 cm von der Gelenksfläche entfernt sind.

Nach dem Anlegen einer Saugdrainage wird nur die Haut genäht und eine gespaltene Oberschenkelgipshülse angelegt. Bei glatter Wundheilung werden die Hautnähte am vierzehnten Tag entfernt und ein Becken-Bein-Gipsverband wird angelegt, mit dem der Verletzte aufstehen und gehen kann.

Die Dauer der Ruhigstellung beträgt ab Operation acht Wochen.

Kniebereich

1. Riß der Rektussehne

Ein Riß der Rektussehne entsteht selten durch direkte Gewalteinwirkung, sondern meistens infolge Degeneration der Sehne.

Die *Sehnennaht* soll entweder sofort, noch bevor es zu einer starken Schwellung gekommen ist, oder nach dem Abschwellen, das ist nach einer Woche, durchgeführt werden.

In Allgemeinnarkose und Blutleere werden durch einen bogenförmigen Schnitt, der wie zur Kniescheibendrahtnaht angelegt wird, die beiden Rißenden dargestellt. Meistens sind auch der M. vastus medialis und lateralis und oft auch der M. vastus intermedius quer eingerissen. Die Rißenden werden geglättet und durch Seidennähte vereinigt. Nach dem Anlegen einer Saugdrainage und Naht der Faszie und Haut wird eine gespaltene Oberschenkelgipshülse angelegt und das Bein auf einer schiefen Ebene gelagert.

Nach vierzehn Tagen werden die Hautnähte entfernt und eine Zinkleim-Gipshülse wird angelegt, mit der der Verletzte aufstehen kann.

Die Dauer der Ruhigstellung im Gipsverband beträgt ab Operation fünf Wochen.

Die Naht der Rektussehne mit Draht ist nicht angezeigt, weil dieser bei der dauernden Belastung immer bricht.

2. Quadrizepsplastik nach Payr

Die Quadrizepsplastik nach Payr ist bei jenen Fällen angezeigt, bei welchen nach einer Verletzung im Bereich des Oberschenkels oder des Kniegelenkes eine *myogene Strecksteife* aufgetreten ist und eine *hochgradige Einschränkung der Beugefähigkeit des Kniegelenkes besteht.* An den Gelenksflächen des Oberschenkelknochens und des Schienbeins dürfen *keine* wesentlichen Veränderungen vorhanden sein, weil sich die Operation nur auf den Streckapparat beschränkt.

Als obere Altersgrenze für die Quadrizepsplastik ist das 40. bis 45. Lebensjahr anzusehen.

Sind an der Haut große und eingezogene Narben vorhanden, so muß zuerst eine Narbenkorrektur durchgeführt werden, um für die Operation einwandfreie Hautverhältnisse zu schaffen. War eine solche Narbenkorrektur erforderlich, so darf man die Quadrizepsplastik erst nach sechs Monaten anschließen.

Die *Operation* wird in Allgemeinnarkose und Blutleere ausgeführt. Der ungefähr 30 cm lange Hautschnitt wird von der Tuberositas tibiae über die Kniescheibenmitte bis zum mittleren Drittel des Oberschenkels angelegt. Dann wird die Faszie durchtrennt und nach beiden Seiten abgeschoben. Der Vastus medialis und lateralis werden von der Rektussehne und von der Kniescheibe scharf auf ungefähr 10—12 cm abgetrennt und zurückgeschlagen. Um später leichter nähen zu können, soll man beidseits der Kniescheibe ungefähr 5 mm Weichteile stehen lassen.

Die Kniescheibe und die Rektussehne sind meist durch Stränge mit der Unterlage verwachsen. Diese werden durchtrennt. Der Recessus suprapatellaris ist entweder geschrumpft oder vollständig verödet. Nach Entfernung aller Narbenstränge ist manchmal der geschrumpfte Vastus intermedius das letzte Beugehindernis. Ist dies der Fall, so muß der Vastus intermedius durchtrennt werden.

Sind nach suprakondylären Oberschenkelbrüchen Knochenzacken vorhanden, so glättet man diese mit dem Meißel.

Wenn alle Verwachsungen gelöst sind, beugt man das Kniegelenk vorsichtig unter wippenden Bewegungen bis über den rechten Winkel. Beugt man das Kniegelenk gewaltsam und rasch, so kann es zu einem Bruch der Kniescheibe oder zu einem Riß der Rektussehne kommen.

Bei einer Beugestellung des Kniegelenkes von 90° wird der Vastus medialis und lateralis mit Wäscheklemmen an der Rektussehne und an der Kniescheibe befestigt. Die beiden Vasti liegen dabei ungefähr 4—5 cm proximal ihrer früheren Ansatzstelle. Dann wird das Kniegelenk gestreckt und die Vasti werden an ihren neuen Ansatzstellen mit Seide angenäht.

Nach dem Anlegen einer Saugdrainage werden Faszie und Haut verschlossen, ein Zellstoff-Kompressionsverband gegeben und das Bein auf einer BRAUNschen Schiene gelagert.

Bei glatter Wundheilung wird nach acht Tagen das Bein während des Tages auf einer verstellbaren Schiene gelagert (Abb. 80). Durch Heben der Schiene soll die Beugung des Kniegelenkes jeden Tag um 10—15° vermehrt werden, bis ein Winkel von 90° erreicht ist. Während der Nacht wird das Bein wieder auf die BRAUNsche Schiene gelegt.

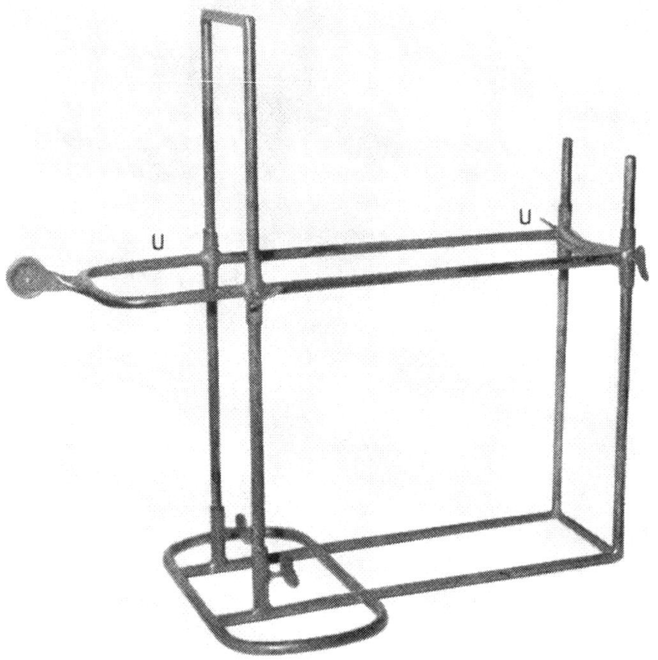

Abb. 80. In ihrer Höhe verstellbare Schiene zur Nachbehandlung bei der Quadrizepsplastik. Der Teil, auf dem der Unterschenkel gelagert wird (U), ist auf dem Foto nicht mit Kalikotbinden umwickelt

Zwei Wochen nach der Operation kann man noch zusätzlich mit aktiven Übungen am Kniebeugegestell beginnen.

Kann das Kniegelenk drei bis vier Wochen nach der Operation passiv nicht ganz gestreckt werden, so legt man durch mehrere Stunden am Tag oder während der Nacht eine Extension mit einer Fußlasche mit 2—3 kg Belastung an.

In der vierten Woche kann der Verletzte, nachdem ein Zinkleimverband für den Unterschenkel und eine elastische Binde für das Kniegelenk angelegt wurden, aufstehen.

Unter dieser Behandlung erreicht man ungefähr nach zwei Monaten einen Bewegungsumfang im Kniegelenk von 90°. Die Beweglichkeit kann während der folgenden sechs Monate noch zunehmen.

Von einer postoperativen Mobilisierung des Kniegelenkes in Narkose ist dringend abzuraten, weil es dabei immer zu einer schweren Schädigung der aktiven Streckfähigkeit kommt.

3. Kniescheibenbrüche

Bei *Brüchen der Kniescheibe ohne Auseinanderweichen der Bruchstücke* oder ohne stärkere Verwerfung der Gelenksfläche genügt das *Anlegen einer Gipshülse.*

Sind die beiden Bruchstücke bei einem Quer- oder Längsbruch *auseinandergewichen,* so muß eine *Drahtnaht* gemacht werden.

Bestehen mehr als zwei Bruchstücke, so ist die Kniescheibe zu entfernen.

In Allgemeinnarkose und Blutleere wird ein bogenförmiger Hautschnitt mit der Basis proximal und dem Bogen entsprechend der Kniescheibenspitze angelegt. Dabei ist zu achten, daß die Basis breit ist, das heißt von der Mitte der Oberschenkelinnenseite zur Mitte der Oberschenkelaußenseite verläuft. Wird die Basis des Bogenschnittes zu klein geführt, so besteht die Gefahr, daß der Hautlappen nekrotisch wird.

a b c

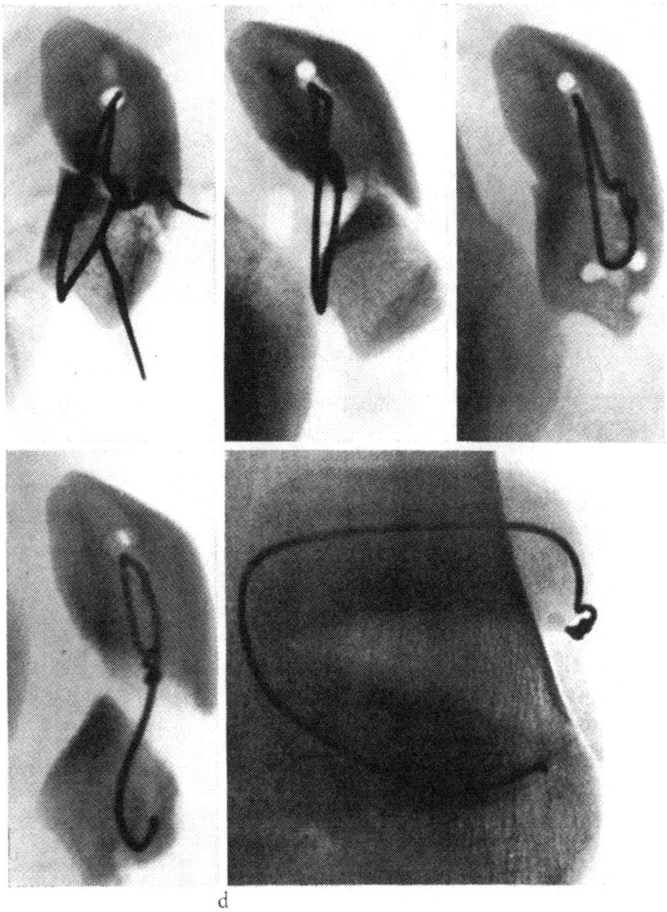

d

Abb. 81 a—d. Geschlossener Bruch der Kniescheibe mit Auseinanderweichen der Bruchstücke. Der Bruch wurde mit einer Drahtnaht versorgt (Abb. 81 a). Der Draht ist *zu weit dorsal* der Knochenmitte angelegt.

Bei der ersten Belastung ist das periphere Bruchstück aus der Drahtschlinge herausgekippt (Abb. 81 b). Neuerliche Drahtnaht. Die Lage des Drahtes ist jetzt richtig (Abb. 81 c). Die *beiden Drahtenden waren aber beim Knüpfen nicht gleich lang* und daher nicht richtig gegeneinander verdreht, sondern nur der längere Draht um den kürzeren herumgeschlungen.

Bei der Belastung kam es zum Bruch des kürzeren Drahtes an seiner Basis und zum *neuerlichen Auseinanderweichen* der Bruchstücke (Abb. 81 d)

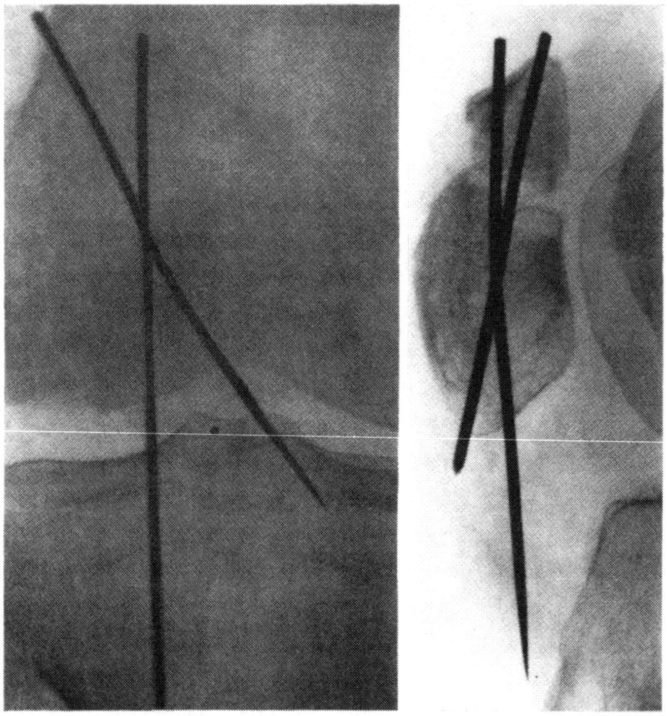

Abb. 82. Bruch der rechten Kniescheibe bei einem 21jährigen Kraftfahrer. Der Bruch wurde nach dem Einrichten mit *zwei Bohrdrähten* fixiert. Bei der Gipsabnahme nach sechs Wochen bestand zwischen den Bruchstücken wieder eine Diastase.

Gekreuzte Bohrdrähte stellen bei Kniescheibenbrüchen *keine stabile Osteosynthese* dar. Außerdem sind in diesem Fall die Drähte nicht richtig gekreuzt, sondern viel zu flach zueinander eingebohrt, so daß die Bruchstücke auseinanderweichen können

Mit einem scharfen Wundhaken läßt sich die Haut und das Subkutangewebe leicht nach oben ziehen, so daß die Bruchstücke der Kniescheibe und der gerissene Reservestreckapparat zur Darstellung kommen. Vorhandene Blutkoagula und zwischen den Bruchstücken interponierte Gewerbsteile werden entfernt.

Sind beide Kniescheibenbruchstücke ungefähr gleich groß, so werden sie 1—1,5 cm von der Bruchfläche entfernt, quer durchbohrt. Es ist darauf zu achten, daß die *Bohrlöcher knapp ventral von der Mitte liegen,* um ein späteres Kippen der Bruchstücke zu verhindern.

Sind die Bruchstücke ungleich groß, so wird das kleinere mit einer gebogenen Ahle umfahren und nur das größere Bruchstück durchbohrt. Die Ahle muß an ihrer Spitze eine Öse zum Einspannen des Drahtes besitzen. Bei der Umführung der Ahle ist darauf zu achten, daß der Draht dem Knochen eng anliegt und daß sich keine Weichteile zwischen Draht und Knochen befinden, weil es sonst zu einem Durchschneiden des Drahtes durch die Weichteile und so zu einer Lockerung der Drahtnaht und somit zu einem Auseinanderweichen der Bruchstücke kommen kann.

Um die Bohrlöcher richtig anlegen bzw. das kleinere Bruchstück mit der Ahle eng umführen zu können, legt man kleinere Längsschnitte knapp seitlich neben den Bruchstücken im Reservestreckapparat an.

Für die Naht wird ein 1 mm starker rostfreier Stahldraht verwendet. Drähte unter 1 mm Stärke dürfen nicht verwendet werden, weil sie der Belastung nicht gewachsen sind und reißen.

Nach dem Anlegen des Drahtes werden beide Bruchstücke mit zwei einzinkigen Haken in anatomisch richtiger Stellung zusammengehalten und der Draht mittels einer Spannzange geknüpft. Dann werden Röntgenbilder in beiden Ebenen angefertigt, um die richtige Stellung der Bruchstücke (keine Stufe in der Gelenksfläche usw.) sowie die richtige Lage des Drahtes zu überprüfen. Anschließend wird der Reservestreckapparat mit U- und Adaptionsnähten vereinigt. Nach Anlegen einer Saugdrainage und Naht der Haut wird eine gespaltene Oberschenkelgipshülse gegeben.

Bei glatter Wundheilung werden die Hautnähte nach vierzehn Tagen entfernt und eine Oberschenkelgipshülse wird in Streckstellung des Kniegelenkes von 180° angelegt.

Die Dauer der Ruhigstellung beträgt ab Operation vier Wochen.

Wird die Kniescheibendrahtnaht nicht in der vorher beschriebenen Weise angelegt, so kommt es häufig zu Mißerfolgen. Auch die Verwendung von gekreuzten Bohrdrähten oder das Anlegen von Periostnähten zeitigt in der Regel ein schlechtes Ergebnis.

Der Hautschnitt für die *Entfernung der Kniescheibe* ist der gleiche wie für eine Kniescheibendrahtnaht. Die Bruchstücke werden dargestellt und entfernt. Es ist darauf zu achten, daß das ganze Periost mitgenommen wird, weil es sonst zur Ausbildung schmerzhafter Regenerate kommen kann.

Durch ein Röntgenbild von der Seite überzeugt man sich, daß alle Bruchstücke entfernt sind. Dann werden der Streck- und Reservestreckapparat mit U- und Adaptionsnähten vereinigt. Sollte ein Defekt im Streckapparat vorhanden sein, der sich nicht beseitigen läßt, so spaltet man teilweise die Rektussehne, schlägt sie nach distal um und überbrückt so den Defekt.

Nach dem Anlegen einer Saugdrainage wird die Haut genäht und eine gespaltene Oberschenkelgipshülse angelegt.

Nach zwei Wochen werden die Hautnähte entfernt und eine Oberschenkelgipshülse in einer Stellung des Kniegelenkes von 165—175° für weitere drei Wochen angelegt.

4. Habituelle Kniescheibenverrenkung

Zur Behandlung einer habituellen Kniescheibenverrenkung eignet sich am besten die *Operationsmethode* nach KROGIUS in Kombination mit der Versetzung der Tuberositas tibiae (Abb. 83 a—c), solange noch keine Arthrose an der Kniescheibengelenkfläche besteht.

In Allgemeinnarkose und Blutleere wird durch einen ungefähr 25 cm langen Hautschnitt an der Knievorderseite, der 10 cm oberhalb der Kniescheibenbasis beginnt, der Streckapparat dargestellt. Aus dem Reservestreckapparat medial der Kniescheibe wird ein ungefähr 1 cm breiter und 15 cm langer Streifen, entsprechend der Form der Kniescheibe, leicht bogenförmig mit der Basis proximal herausgeschnitten und vorläufig nach oben umgeschlagen.

Lateral der Kniescheibe wird der Reservestreckapparat in gleicher Höhe, ebenfalls entsprechend der Kniescheibenform leicht bogenförmig, eingeschnitten. Dann vernäht man den medial der Kniescheibe im Reservestreckapparat entstandenen Defekt. Dadurch kommt es zu einem Klaffen des vorher eingeschnittenen Reservestreckapparates lateral der Kniescheibe. In diese Lücke wird der von der Medialseite gewonnene Streifen hinübergeschlagen und mit feinen Knopfnähten vernäht. Die Kniescheibe wird durch diesen Vorgang nach medial zu gezogen.

Anschließend erfolgt noch zusätzlich die Versetzung der Tuberositas tibiae nach medial und distal.

Dazu wird die Tuberositas tibiae mit dem Lig. patellae in Blockform aus dem Schienbein gemeißelt. Nachdem man einen gleich großen Block aus dem Schienbein 2—3 cm medial und etwas distal davon herausgemeißelt hat, wird die Tuberositas tibiae mit dem Lig. patellae an dieser Stelle eingepflanzt und mit einer Schraube befestigt. Der Defekt im Bereich der alten Stelle der Tuberositas tibiae wird mit dem gewonnenen Knochenblock ausgefüllt.

Durch die Versetzung der Tuberositas tibiae nach medial und distal wird einerseits die Zugrichtung des Streckapparates geändert, d. h. die Kniescheibe wird nach innen zu gezogen, andererseits wird eine gute Spannung des Streckapparates erreicht.

Nach dem Anlegen einer Saugdrainage und Naht der Haut wird eine gespaltene Oberschenkelgipshülse in Streckstellung des Kniegelenkes von 180° angelegt. Nach zwei Wochen werden die Hautnähte entfernt und die gespaltene Gipshülse wird durch eine geschlossene ersetzt, mit der der Patient aufstehen und herumgehen kann.

Die Dauer der Ruhigstellung ab Operation beträgt fünf Wochen.

Ist jedoch eine *deutliche Arthrose* der Kniescheibengelenksfläche und der des Patella-Femoralgelenkes vorhanden, so soll die *Kniescheibe entfernt werden.* Die weitere Operationsmethode nach Krogius und die Versetzung der Tuberositas tibiae ist nach der Kniescheibenentfernung anzuschließen.

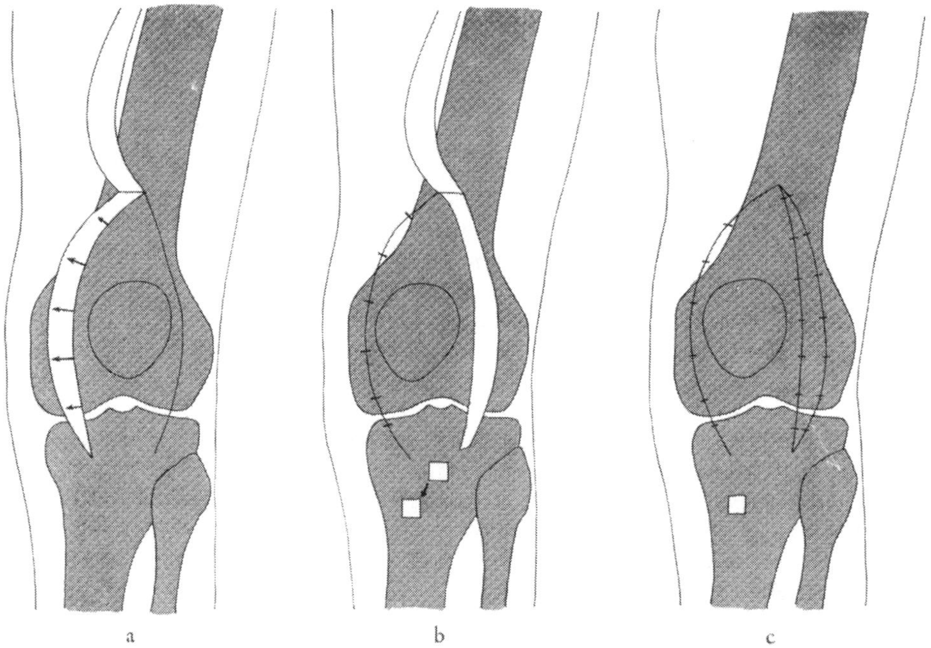

Abb. 83 a—c. Schematische Darstellung der Operation bei habitueller Kniescheibenverrenkung. Aus dem Reservestreckapparat medial der Kniescheibe wird ein ungefähr 1 cm breiter Streifen mit der Basis proximal herausgeschnitten. Lateral der Kniescheibe wird der Reservestreckapparat in gleicher Höhe eingeschnitten (Abb. 83 a).

Dann vernäht man den medial der Kniescheibe entstandenen Defekt. Dadurch kommt es zu einem Klaffen des vorher eingeschnittenen Reservestreckapparates lateral der Kniescheibe (Abb. 83 b). In diese Lücke wird der aus der Medialseite gewonnene Streifen hinübergeschlagen und vernäht (Abb. 83 c).

Zusätzlich wird die Tuberositas tibiae mit dem Lig. patellae nach medial und distal verpflanzt

5. Riß des Ligamentum patellae proprium

Bei einem Riß des Lig. patellae proprium kann nur *operativ* durch Naht eine *Heilung erzielt werden.*

Die *Naht des Bandes* wird in Allgemeinnarkose und Blutleere ausgeführt. Der bogenförmige Hautschnitt wird wie zur Kniescheibendrahtnaht angelegt, nur mit dem Unterschied, daß sein kaudalster Punkt über der Tuberositas tibiae liegt, um auch einen guten Überblick über den Reservestreckapparat zu gewinnen.

Die Rißenden des Bandes werden durch durchflochtene Seidennähte vereinigt. Ist die Rißstelle nahe der Kniescheibe, so kann man die Kniescheibe quer durchbohren, durch das Loch einen oder zwei Seidenfäden führen, mit ihnen anschließend die beiden Rißenden durchflechten und vernähen.

Nach dem Anlegen einer Saugdrainage wird nur die Haut genäht und eine gespaltene Oberschenkelgipshülse angelegt.

Bei glatter Wundheilung werden nach zwei Wochen die Hautnähte entfernt und die gespaltene Gipshülse wird durch eine geschlossene ersetzt, mit der der Verletzte aufstehen kann.

Die Dauer der Ruhigstellung ab Operation beträgt vier Wochen.

Beim Riß des Ligamentum patellae darf zur Naht *nie* Draht verwendet werden, weil dieser infolge der dauernden Bewegungen bricht. Geschieht dies vor Heilung des Bandes, so kommt es zu einem neuerlichen Auseinanderweichen der Rißenden und als Folge davon zu einem Kniescheibenhochstand.

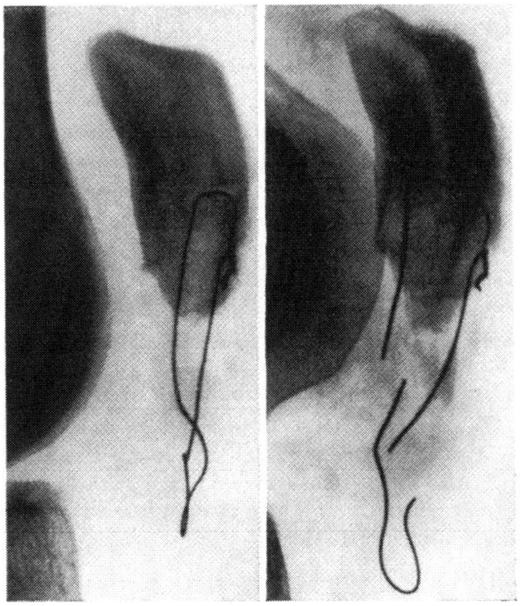

Abb. 84. Mit Draht versorgter Riß des Ligamentum patellae. Nach der Operation wurde eine Gipshülse für drei Wochen angelegt. Vier Wochen nach der Gipsabnahme war der Draht *gerissen*

6. Kniegelenkmeniskus

Besteht ein Riß des medialen oder lateralen Meniskus, so muß man operativ vorgehen. Dabei darf nicht der ganze Meniskus, sondern nur der verletzte Meniskusteil entfernt werden.

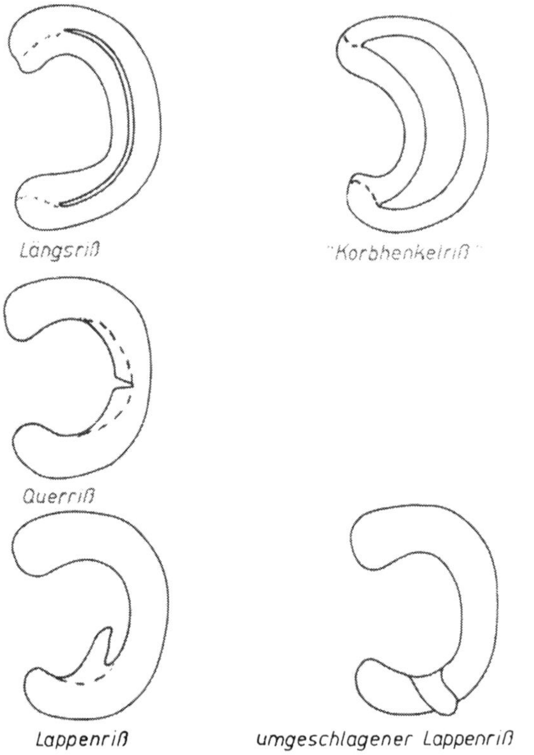

Abb. 85. Schematische Darstellung der Meniskusrißformen. Die typischen Abtragungsstellen sind strichliert eingezeichnet.

(Aus JONASCH, Das Kniegelenk, Walter de Gruyter & Co., Berlin 1964)

Wird der ganze Meniskus entfernt, so kommt es zu statischen Veränderungen im Kniegelenk und als Folge davon zur Ausbildung einer Arthrose.

In Allgemeinnarkose und Blutleere wird der Verletzte am Operationstisch mit heruntergeklapptem Fußteil so gelagert, daß das Bein bei rechtwinklig gebeugtem Kniegelenk herunterhängt. Der ungefähr 6 cm lange und leicht schräge Hautschnitt wird so über dem Gelenkspalt angelegt, daß er vom Oberschenkelepikondylus in Richtung der Tuberositas tibiae geht. Der Schnitt soll nicht zu weit nach vorne reichen und nach distal den Gelenkspalt nicht um mehr als 1 cm überragen. Bei dieser Schnittführung werden die Äste des N. saphenus und des N. cutaneus femoris anterior geschont und dadurch Störungen des Hautgefühls bzw. Bildungen von Neuromen, die sich beim Knien störend auswirken können, vermieden.

Nachdem man sich den Schienbeinkopfrand getastet hat, wird die Gelenkkapsel 15—20 mm oberhalb davon quer eingeschnitten. Durchtrennt man die Gelenkkapsel weiter caudal, so gelangt man an die Meniskusbasis und kann dabei den Meniskus von seiner Unterlage am Schienbeinkopf ablösen.

Der quere Kapselschnitt darf nur so lang gemacht werden, daß dabei weder das Seitenband noch das Lig. patellae verletzt werden.

Die Teilabtragung des verletzten Meniskus erfolgt in der auf Abbildung 85 dargestellten Weise.

Nach der Teilabtragung werden ein bis zwei feine Nähte durch den synovialen Anteil der Gelenkkapsel so angelegt, daß sie nicht im Gelenk zu liegen kommen. Dann wird der Fußteil des Operationstisches hochgeklappt, so daß das Bein gestreckt ist. Die fibröse Kapsel wird mit zwei oder drei feinen Nähten verschlossen und anschließend die Haut genäht. Nach der Hautnaht wird ein Zellstoff-Kompressionsverband angelegt, wobei das Kniegelenk in einer Beugestellung von ungefähr 140° sein soll. Im Bett wird das Bein auf einer BRAUNschen Schiene oder auf einem Polster gelagert.

Bei glatter Wundheilung werden am neunten Tage die Hautnähte entfernt. Am zehnten Tag wird ein Zinkleimverband für den Unterschenkel und eine elastische Binde für das Kniegelenk angelegt, mit denen der Verletzte aufstehen und herumgehen kann.

Die konservative Behandlung eines Meniskusrisses durch Ruhigstellung mit einer Oberschenkelgipshülse ist zwecklos, weil der Riß trotz Ruhigstellung nicht zusammenheilt.

7. Parapatellarschnitt zur Eröffnung des Kniegelenkes

Wenn ein *guter Überblick über das Kniegelenk* gebraucht wird, z. B. bei freien Gelenkkörpern, Tumoren usw., so ist es am besten, das Gelenk durch einen *medialen bzw. lateralen Parapatellarschnitt* zu eröffnen.

In Allgemeinnarkose und Blutleere wird bei Rückenlage des Verletzten ein ungefähr 15 cm langer Hautschnitt, ungefähr 7 cm oberhalb der Kniescheibenbasis beginnend, leicht bogenförmig medial oder lateral des Kniescheibenrandes, entsprechend der Form der Kniescheibe bis 1 cm oberhalb der Tuberositas tibiae angelegt.

Dann werden die Faszie, die sehnigen Anteile des M. vastus medialis bzw. lateralis und die Gelenkkapsel in gleicher Richtung durchtrennt und so das Kniegelenk eröffnet.

Hat man den freien Gelenkkörper, Tumor usw. entfernt, so wird nur die Gelenkkapsel durch einige feine Nähte verschlossen und dann die Haut genäht. Nachdem man einen Zellstoff-Kompressionsverband angelegt hat, wird das Bein im Bett auf einer BRAUNschen Schiene gelagert.

Am zehnten Tag nach der Operation kann der Verletzte aufstehen, nachdem die Hautnähte entfernt und ein Zinkleimverband für den Unterschenkel sowie eine elastische Binde für das Kniegelenk angelegt wurden.

8. Arthrodese des Kniegelenkes

Die Versteifung des Kniegelenkes ist angezeigt bei in schlechter Stellung geheilten und dadurch schmerzhaften Brüchen, bei stark schmerzhaften Arthrosen und bei schmerzhaften Teilversteifungen nach Kniegelenkinfektionen.

Ein in guter Stellung versteiftes Kniegelenk ist besser als ein um wenige Grade bewegliches und dabei schmerzhaftes Gelenk, weil durch die Arthrodese ein stabiles, belastungsfähiges und schmerzfreies Bein geschaffen wird.

Bei *Tabikern* soll *keine* Kniegelenkarthrodese, auch nicht mittels Kompression gemacht werden, da es bei diesen fast nie zu einer knöchernen Heilung kommt.

Vor der Operation sind Röntgenbilder vom Format 15 × 40 cm — auch von der Vergleichsseite — anzufertigen, um die Größe des Knievalgus zu bestimmen.

In Allgemeinnarkose und Blutleere wird das Kniegelenk durch einen bogenförmigen Schnitt, dessen tiefster Punkt 2 cm unter der Kniescheibenspitze liegt, eröffnet. Der Schnitt soll außerdem bis zur Mitte der Innen- bzw. Außenseite des Oberschenkels reichen, damit die Basis des Hautlappens möglichst breit wird (Abb. 86a). Nachdem das Lig. patellae durchtrennt wurde, können Haut und Kniescheibe nach oben umgeschlagen werden.

Die Gelenkkapsel, die Seiten- und Kreuzbänder werden durchtrennt. Damit die Gelenkflächen des Oberschenkels und des Schienbeins einwandfrei zur Darstellung kommen, wird der Unterschenkel maximal gebeugt. Die Gefäße in der Kniekehle werden durch einen Metallspatel geschützt.

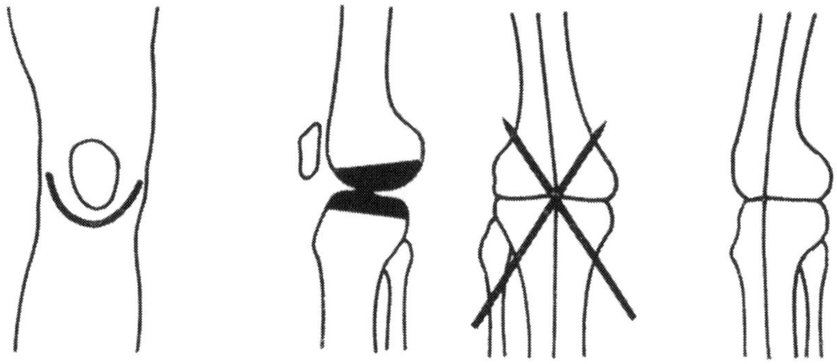

a b c

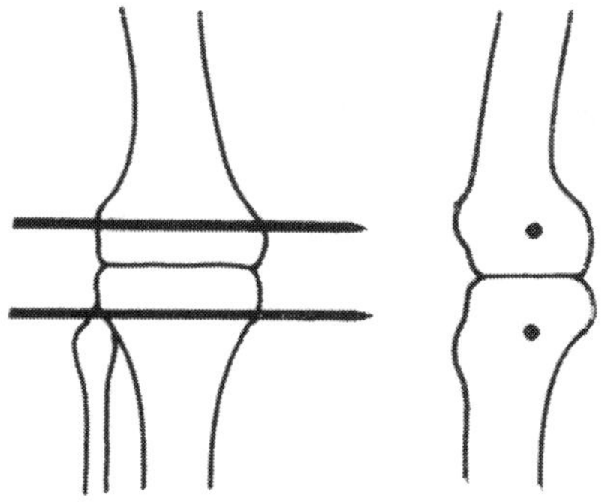

d

Abb. 86 a—d. Schematische Darstellung der Kompressionsarthrodese des Kniegelenkes.

(Aus JONASCH, Das Kniegelenk, Walter de Gruyter & Co., Berlin 1964)

Von der Gelenkfläche des Oberschenkels und des Schienbeins wird eine je 8—10 mm dicke Knorpel-Knochenscheibe abgesägt. Die Resektionsflächen müssen dabei etwas schräg angelegt werden, damit zwischen Ober- und Unterschenkel die Valgusstellung wie auf der gesunden Seite und eine Beugestellung von 170—175° vorhanden ist (Abb. 86 b). Die leichte Beugestellung ist wichtig, weil dadurch das Gehen mit dem versteiften Gelenk erleichtert wird.

Mit zwei gekreuzt eingeführten Bohrdrähten oder Steinmann-Nägeln werden die Resektionsfläche des Oberschenkels und die des Schienbeins aneinander fixiert (Abb. 86 c) und dann Röntgenbilder in beiden Ebenen gemacht. Zeigt die Röntgenkontrolle eine gute Stellung, so werden 3—4 cm von der Resektionsstelle entfernt und etwas dorsal der Knochenmitte am Oberschenkel und am Schienbein ein je 4 mm starker und 250 mm langer Steinmann-Nagel parallel zueinander eingeschlagen (Abb. 86 d) und die Spanner angelegt.

Damit die Haut nach dem Anlegen der Kompression keine Spannung zeigt, wird sie beim Schlagen der Nägel am Oberschenkel nach aufwärts und am Unterschenkel nach abwärts zu verzogen. Ist die Kompression angelegt, so können die gekreuzten Bohrdrähte entfernt werden. Durch eine Röntgenkontrolle in beiden Ebenen überzeugt man sich von der guten Lage der Kompression. Anschließend wird die Kniescheibe heruntergeklappt und das Lig. patellae mit zwei feinen Nähten versorgt. Die Kniescheibe soll man, wenn möglich, belassen, um die Form des Knies zu erhalten.

Nach dem Anlegen einer Saugdrainage wird die Haut durch Knopfnähte verschlossen und eine gespaltene Oberschenkelgipshülse angelegt. Der Gipsverband ist zwischen den

Steinmann-Nägeln auf jeder Seite fensterförmig auszuschneiden, damit er beim weiteren Zusammenspannen der Kompression nicht im Wege ist.

Im Bett wird das Bein auf einem Keilpolster gelagert. Die Operationswunde wird nach einer Woche freigelegt und die Hautnähte werden am 14. Tag entfernt.

Ab der zweiten Woche nach der Operation werden die Schrauben der Kompression jeden zweiten Tag um eine halbe Umdrehung angezogen.

Nach sechs Wochen wird die gespaltene Gipshülse abgenommen und die Spanner der Kompression werden entfernt. Ist die Arthrodese klinisch fest, so können die Steinmann-Nägel herausgezogen und eine geschlossene Zinkleim-Gipshülse für weitere sechs Wochen angelegt werden, mit der der Verletzte aufstehen und herumgehen kann.

Sollte die Arthrodese nach sechs Wochen klinisch noch nicht fest sein, so müssen die Spanner wieder angebracht und die Kompression noch weitere zwei Wochen liegengelassen werden.

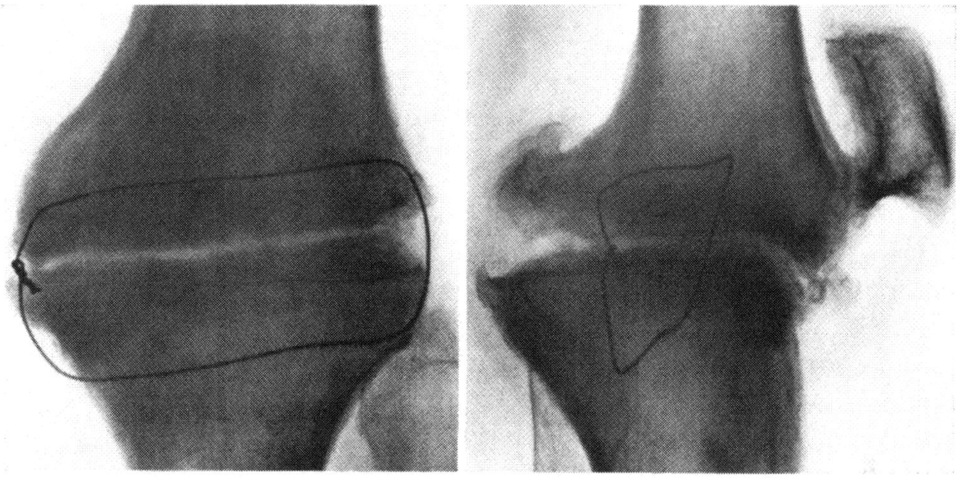

Abb. 87. Schlottergelenk des rechten Knies infolge *Tabes* bei einem 52jährigen Hilfsarbeiter. Deswegen wurde eine Arthrodeseoperation durchgeführt. Die Röntgenkontrolle zeigt den Zustand neun Monate nach der Operation und dauernder Ruhigstellung im Gipsverband. *Die Arthrodese ist nicht fest.* Verordnung eines Schienenhülsenapparates

Oberes Unterschenkelende

Schienbeinkopfbrüche

Bei einem Bruch des äußeren oder inneren Schienbeinknorren muß nicht nur die Schienbeingelenkfläche, sondern auch die normale Valgus- oder Varusstellung des Kniegelenks wiederhergestellt werden.

Ist ein Schienbeinknorren oder nur ein Teil desselben abgespalten oder als Ganzes gekippt und in die Tiefe geschlagen, so gelingt die Einrichtung meist unblutig durch entsprechende O- oder X-Vermehrung im Kniegelenk und entsprechendem Fingerdruck. Die gute Stellung des Bruches soll mit perkutan gekreuzt eingeführten Bohrdrähten oder mit einer Schraube mit Gegenmutter festgehalten werden.

Schwieriger gestaltet sich die Behandlung der Schienbeinkopfbrüche, bei denen ein Teil der Gelenkfläche in die Tiefe geschlagen ist. *Wegen der Behandlung muß man dabei zwei Gruppen* (Abb. 88) *unterscheiden:*

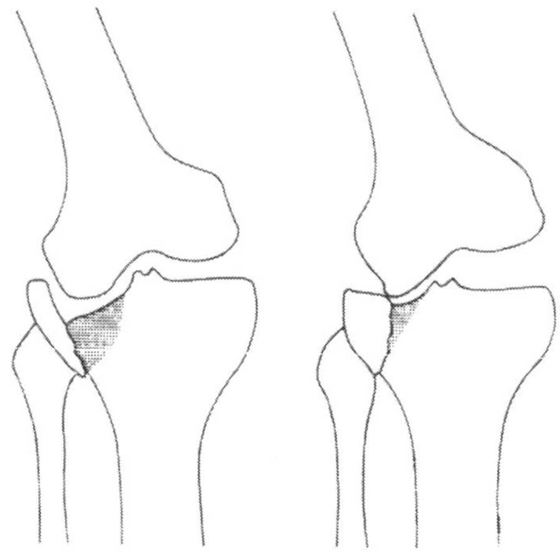

Abb. 88. Schematische Darstellung eines Bruches des äußeren Schienbeinknorren mit schmalem und breitem „Rand"

a) Impression der Gelenkfläche, bei welcher der vom äußeren Anteil des Schienbeinknorrens erhalten gebliebene *Rand genügend breit* ist, um die Stabilität des Kniegelenkes zu gewährleisten. Diese Fälle werden genauso eingerichtet wie die, bei welchen keine Impression der Gelenkfläche vorhanden ist, d. h. auf konservativem Weg.

b) Impression der Gelenkfläche, bei der nur ein *schmaler Rand* vom äußeren Anteil des Schienbeinknorrens erhalten geblieben ist, welcher als Tragfläche für den äußeren Oberschenkelknorren nicht genügt. In diesen Fällen muß *operativ* vorgegangen werden.

In Allgemeinnarkose und Blutleere legt man an der Vorderseite des entsprechenden Schienbeinknorren einen ungefähr 10 cm langen senkrechten Hautschnitt an, der in Höhe des Kniegelenkspaltes beginnt und nach distal zu reicht. Der Schienbeinknorren wird subperiostal freigelegt, ohne daß dabei das Kniegelenk eröffnet wird.

Da die Impression meist im zentralen, hinteren Anteil der Gelenkfläche liegt, meißelt man aus der Vorderwand des Schienbeinknorren etwa in Höhe der Tuberositas tibiae ein 15 : 15 mm großes Fenster (Abb. 89 a) in die Kortikalis.

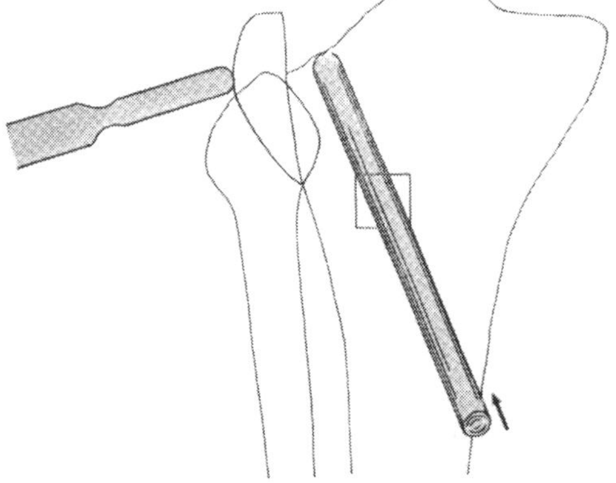

Abb. 89 a. Aus der Vorderwand des Schienbeinknorren wird ein ungefähr 15 : 15 mm großes Fenster gemeißelt. Durch dieses Fenster wird ein rundes Stopfeisen eingeführt und mit leichten Hammerschlägen vorgeschlagen. Diesen Vorgang wiederholt man so lange, bis die ganze in die Tiefe geschlagene Gelenksfläche wieder in richtiger Höhe ist

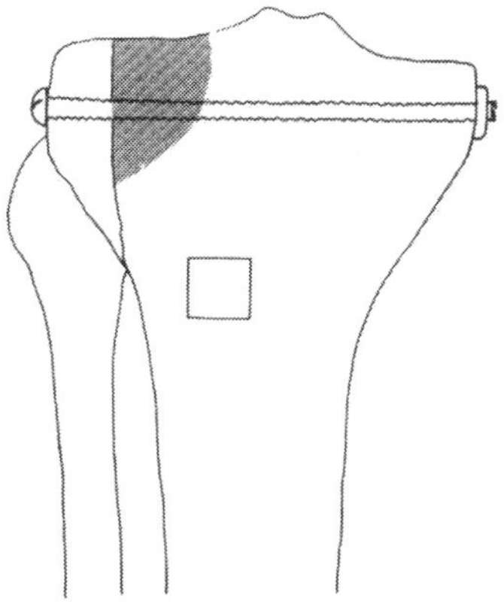

Abb. 89 b. Zeigt nach dem Heben und Auffüllen des Schienbeinknorren ein in der Vorderwand bestehender Bruchspalt die Tendenz, sich zu verbreitern oder mußte der laterale Anteil des Schienbeinknorren eingerichtet werden, so wird eine Schraube mit Gegenmutter durch den Schienbeinkopf angelegt

Besteht in der Vorderwand des Schienbeinknorren ein Bruchspalt, so soll das Fenster so angelegt werden, daß es diesen nicht berührt.

Ist ein Teil des Kondyls gekippt, so muß dieser jetzt eingerichtet und mit einer Schraube mit Gegenmutter, die quer durch den Schienbeinkopf gebohrt wird, fixiert werden.

Durch das in die Kortikalis gemeißelte Fenster führt man in steiler Richtung gegen die Mitte des Schienbeinknorren ein rundes Stopfeisen und schlägt es mit leichten Hammerschlägen gegen die Gelenkfläche vor. Diesen Vorgang wiederholt man so lange, bis die ganze in die Tiefe geschlagene Gelenkfläche wieder in richtiger Höhe ist.

Am leichtesten gelingt diese Operation unter Durchleuchtung mit einem Bildwandler.

Der in der Spongiosa des Schienbeinknorren entstandene Hohlraum wird mit Spongiosa aus der Knochenbank aufgefüllt und fest ausgestopft, so daß sich die gehobene Gelenkfläche nicht mehr in die Tiefe senken kann.

Zeigt nach dem Heben und Auffüllen des Schienbeinknorren ein in seiner Vorderwand bestehender Bruchspalt die Tendenz sich zu verbreitern, so bohrt man ebenfalls eine Schraube mit Gegenmutter quer durch den Schienbeinkopf, um eine spätere Verbreiterung des Schienbeinkopfes zu verhindern. Die Schraube muß mindestens 1 cm von der Gelenkfläche entfernt und parallel zu ihr eingebohrt werden (Abb. 89 b).

Zeigt die Röntgenkontrolle, daß die Schienbeingelenkfläche wiederhergestellt ist bzw. eine gute Lage der Schraube, so wird eine Saugdrainage angelegt und anschließend nur die Haut genäht.

Zur Ruhigstellung wird ein gespaltener Oberschenkelgipsverband gegeben, der nach zwei Wochen durch einen geschlossenen ersetzt wird, mit dem der Verletzte aufstehen darf, ohne jedoch das Bein zu belasten.

Die Dauer der Ruhigstellung beträgt ab Operation zwölf Wochen.

Zwei Wochen vor der Gipsabnahme kann ein Gehbügel angelegt werden, so daß der Verletzte das Bein belasten kann.

Unterschenkelschaft

1. Unterschenkelbrüche

Die geschlossenen Unterschenkelschaftbrüche sollen in der Regel konservativ behandelt werden, weil mit dieser Behandlung die besten Ergebnisse erzielt werden können. Der Dauerzug mit 1—3 kg durch drei Wochen wird mittels eines Steinmann-Nagels, der durch das Fersenbein geschlagen wurde, ausgeübt. Dann wird ein Oberschenkelgehgipsverband angelegt, mit dem die Verletzten gehen können. Die Dauer der Ruhigstellung richtet sich nach der Bruchform und beträgt acht bis zwölf Wochen.

Nur bei unstabilen Unterschenkelbrüchen, das sind *Querbrüche mit Verschiebung um volle Schaftbreite* (Abb. 90 a) mit und ohne Verkürzung, die nach dem unblutigen Aufeinanderstellen wieder zur Verschiebung neigen und bei *halben Drehbrüchen* (Abb. 90 b), die sich im Streckverband um Schaftbreite verschieben, soll nach der Einrichtung ein Draht in den Markraum des Schienbeins eingeführt werden.

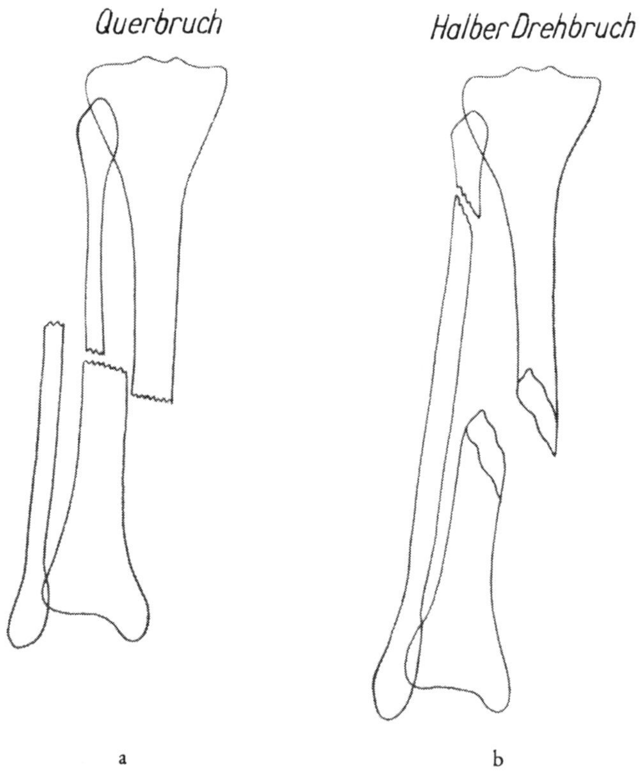

Abb. 90 a u. b. Bruchformen, bei denen die Indikation für die *Markdrahtung* des Schienbeins besteht.
Querbruch mit Verschiebung um volle Schaftbreite und Verkürzung (Abb. 90 a)
Halber Drehbruch mit Verschiebung um volle Schaftbreite nach lateral (Abb. 90 b)

Durch den Markdraht kann man ein seitliches Abweichen der Bruchstücke um mehr als Markraumbreite verhindern. Trotz des eingeführten Markdrahtes haben die Bruchstücke die Möglichkeit zusammenzurücken.

Die *Markdrahtung* wird in Allgemeinnarkose und Rückenlagerung des Verletzten vorgenommen. Zuerst wird ein Steinmann-Nagel durch das Fersenbein geschlagen und daran ein Bügel befestigt. Die Einrichtung der Bruchstücke erfolgt am besten unter Sicht eines Bildwandlers oder unter kurzer Durchleuchtung. Steht kein Assistent zur Verfügung, so spannt man den Unterschenkel in einem kleinen Schraubenzugapparat ein.

Der Markdraht wird durch die mediale Schienbeinfläche in Höhe der Tuberositas tibiae eingeführt. Ist jedoch der Bruch weniger als 10 cm vom Sprunggelenk entfernt, so führt man den Markdraht durch die Spitze des inneren Knöchels ein (Abb. 91). Durch einen 3–4 cm lagnen Hautschnitt legt man den Knochen frei und durchbohrt mit einem Pfriem (Abb. 92) die Kortikalis in senkrechter Richtung. Dann wird der Pfriem so weit gesenkt, daß er möglichst parallel zum Schienbein zu liegen kommt. In dieser Stellung wird der Pfriem in den Knochen weiter hineingebohrt, bis ein entsprechend großes Loch in der Kortikalis entsteht.

Durch dieses Loch wird der Markdraht eingeführt. Er muß eine Stärke von 2 mm, gut abgerundete Enden und eine Länge von 30 cm haben. Vor dem Einführen des Markdrahtes wird er ungefähr 3 cm vor seinem Ende um 10° verbogen, damit er leichter über die Bruchstelle hinweggleiten kann. Bleibt der Draht beim Einführen an der Bruchstelle hängen, so

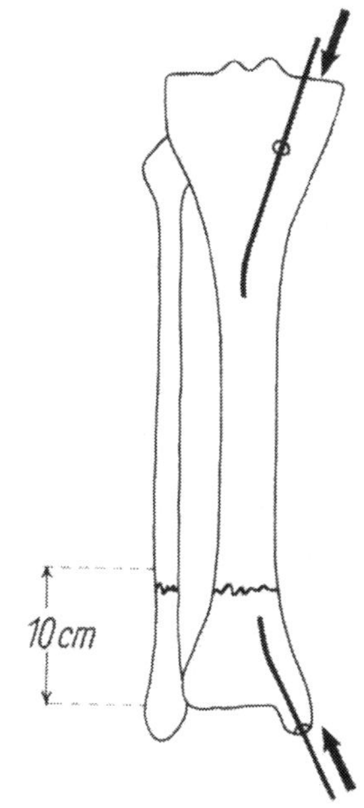

Abb. 91. Der Markdraht wird durch die mediale Schienbeinfläche in Höhe der Tuberositas tibiae eingeführt.
Ist der Bruch weniger als 10 cm vom Sprunggelenk entfernt, so führt man den Markdraht durch die Spitze des inneren Knöchels ein

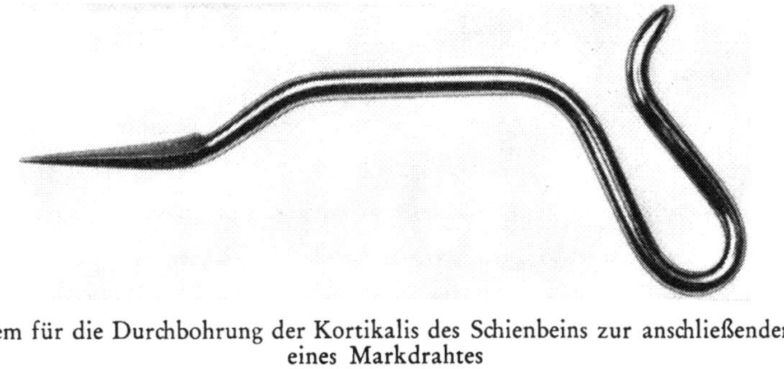

Abb. 92. Pfriem für die Durchbohrung der Kortikalis des Schienbeins zur anschließenden Einführung eines Markdrahtes

verdreht man ihn einfach um 90°. Durch die vorher beschriebene Verbiegung des Drahtendes gelingt es dann leicht, den Draht über die Bruchstelle hinwegzuschieben.

Der Draht soll im Schienbein bis 2 cm an das Sprunggelenk eingeführt werden (Abb. 93). Der dann noch aus der Hautwunde herausstehende Teil wird abgezwickt und die Haut durch Knopfnähte verschlossen.

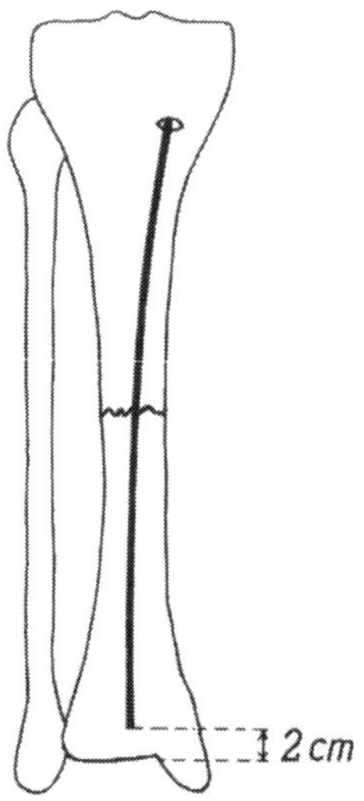

Abb. 93. Der Markdraht soll im Schienbein bis auf 2 cm an das Sprunggelenk eingeführt werden

Durch eine Röntgenkontrolle überzeugt man sich von der richtigen Stellung der Bruchstücke und der richtigen Lage des Drahtes. Dabei ist besonders darauf zu achten, daß zwischen den Bruchstücken *keine Diastase* besteht. Diese kann man leicht beseitigen, wenn man den Unterschenkel von der Fußsohle her durch Faustschläge zusammenstaucht.

Die beiden Bruchflächen des Wadenbeins sollen *nicht* aufeinanderstehen, sondern um volle Schaftbreite gegeneinander verschoben sein.

Nach der Operation braucht kein Gipsverband angelegt zu werden. Das Bein wird auf einer BRAUNschen Schiene gelagert und am Fersenbeinnagel ein Zug ausgeübt — bei Querbrüchen von ½ kg und bei halben Drehbrüchen bis zu 3 kg.

Bei Querbrüchen wird die Extension nach zwei Wochen abgenommen und ein Oberschenkelgipsverband angelegt, mit dem der Verletzte aufstehen und mit Hilfe von Stützkrücken gehen kann, ohne das Bein zu belasten. Nach einer weiteren Woche wird ein Gehbügel angelegt, so daß der Verletzte das Bein voll belasten kann.

Bei halben Drehbrüchen soll die Extension erst nach drei Wochen abgenommen und ein Oberschenkelgehgipsverband angelegt werden.

Die Dauer der Ruhigstellung im Gipsverband beträgt ab Unfall zwölf Wochen.

Nach der Gipsabnahme soll, wenn die Haut in Ordnung ist, der Markdraht entfernt werden, auch dann, wenn der Bruch noch nicht geheilt sein sollte und eine weitere Ruhigstellung im Gipsverband notwendig ist. Die *Markdrahtentfernung* wird in Lokalanästhesie von einem kleinen Hautschnitt aus durchgeführt.

Die Indikation für die Markdrahtung *bei offenen Unterschenkelbrüchen* ist die gleiche wie bei den geschlossenen. Frische offene Unterschenkelbrüche müssen nach der Wundausschneidung und Markdrahtung mit einem gespaltenen Oberschenkelgipsverband und im Dauerzug mit Gewichten *bis* zu 5 kg behandelt werden. Bei glatter Wundheilung kann nach drei Wochen ein Oberschenkelgehgipsverband angelegt werden.

Die Behandlung der Unterschenkelschaftbrüche mit straffen Drahtumschlingungen, mit Platten, Schrauben oder mit dem Doppeldrahtgipsverband ist nicht angezeigt, weil es dadurch zu verzögerter Kallusbildung und zu Pseudarthrosen kommen kann. Auch die Unterschenkelmarknagelung bietet keine Vorteile gegenüber der konservativen Behandlung besonders dann, wenn sie technisch nicht richtig ausgeführt wurde.

a

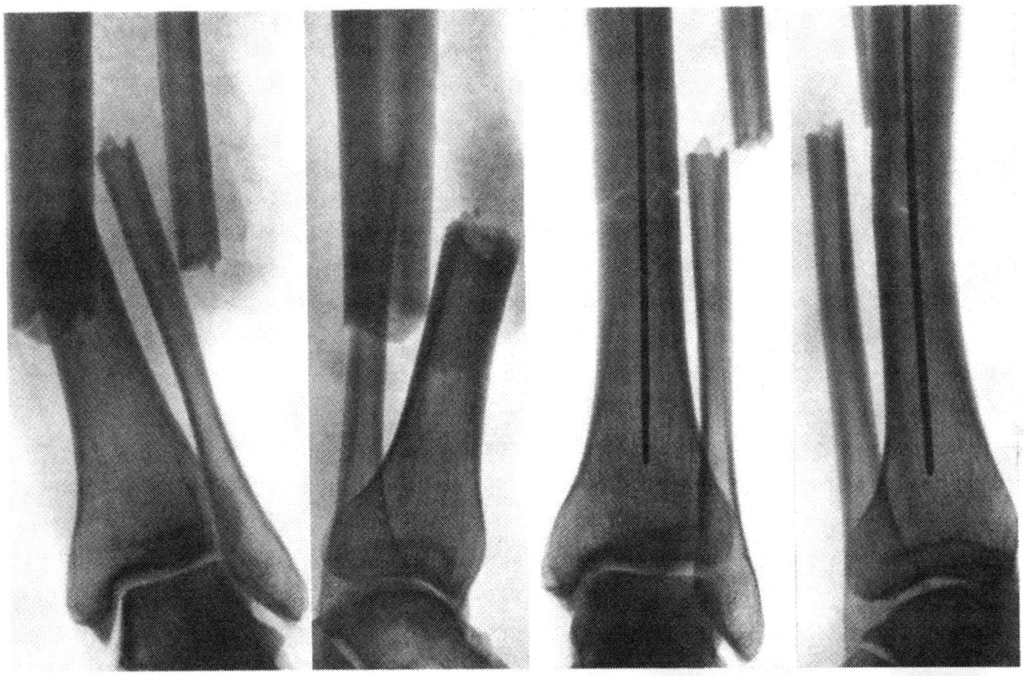

b

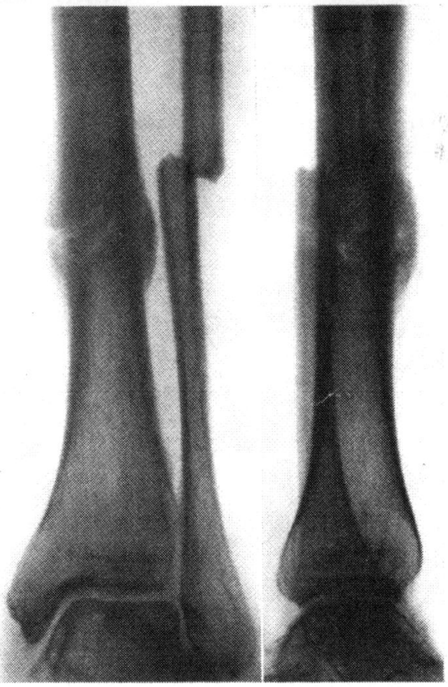

c

Abb. 94 a—c. *Offener Querbruch* des linken Unterschenkels bei einer 44jährigen Hausfrau, die von einem PKW niedergestoßen wurde. Es besteht am Schienbein eine Verschiebung um mehr als Schaftbreite nach vorne (Abb. 94 a).

Nach der Wundausschneidung wurde der Bruch eingerichtet und ein *Markdraht* eingeführt. Die Bruchstücke des Wadenbeins sind um mehr als volle Schaftbreite verschoben. Am Schienbein besteht keine Distraktion (Abb. 94 b).

Zwölf Wochen nach der Verletzung wurde der Oberschenkelgipsverband abgenommen und der Markdraht entfernt. Der Unterschenkelbruch ist in achsengerechter Stellung von beiden Seiten geheilt (Abb. 94 c)

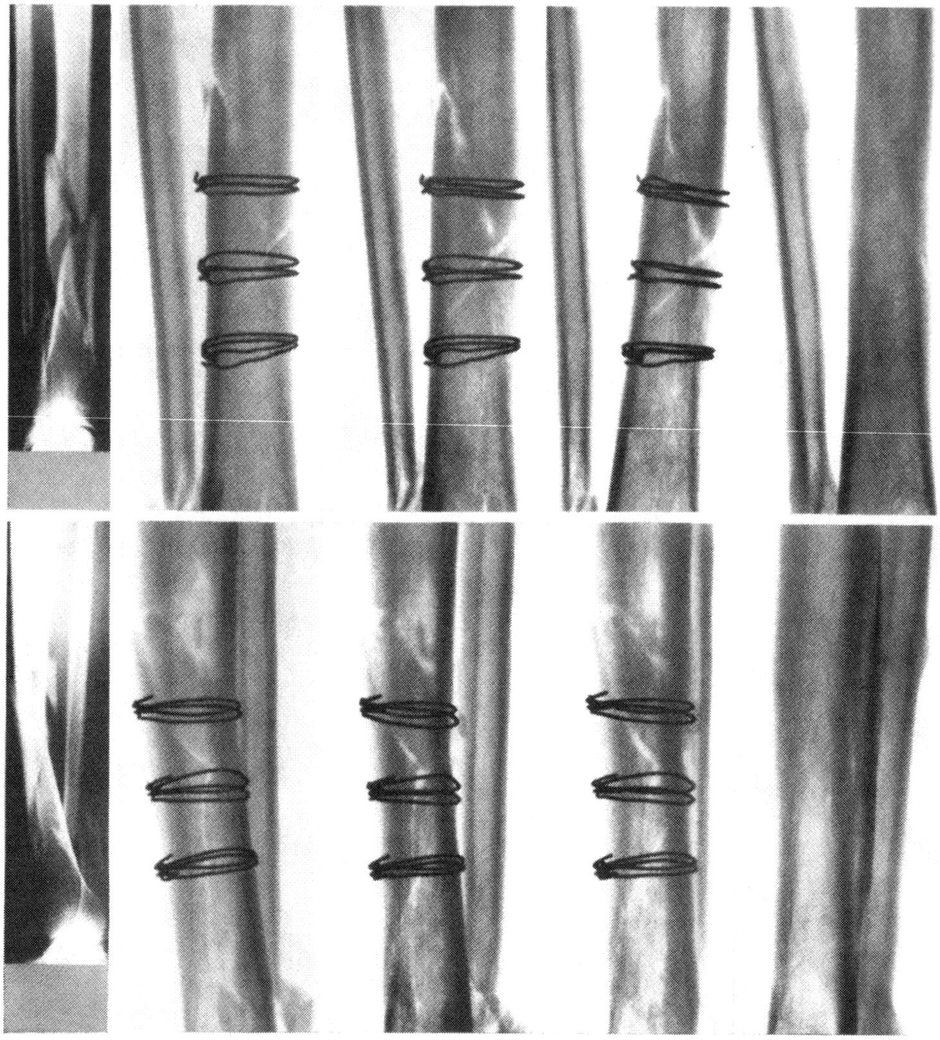

Abb. 95 a—e. Geschlossener Unterschenkeldrehbruch bei einer 30jährigen Schneiderin, entstanden durch Sturz beim Skifahren (Abb. 95 a).

Der Bruch wurde operativ eingerichtet und das Schienbein mit *drei straffen Drahtschlingen* fixiert. Nach zwölf Tagen Bettruhe wurde ein Oberschenkelgipsverband angelegt, mit dem die Verletzte aufstehen, das Bein aber nicht belasten durfte. Die Abb. 95 b zeigt den Zustand vier Wochen nach dem Unfall.

Nach zwölf Wochen wurde der Gipsverband abgenommen. Bei der Röntgenkontrolle sieht man, daß die Bruchspalten größer geworden sind und keine Kallusbildung vorhanden ist (Abb. 95 c). Auch durch eine weitere Ruhigstellung im Gipsverband durch sechs Wochen konnte keine Heilung erzielt werden (Abb. 95 d).

Nach jedem Bruch sterben von den Bruchenden 0,5—3 mm Knochen ab und werden resorbiert, wie dies gut auf Abb. 95 b und c zu ersehen ist. Der Unterschenkeldrehbruch ist deswegen nicht geheilt, weil die *straffen Drahtschlingen ein Zusammenrücken der Bruchstücke verhindert haben.*

Erst nach Entfernung der Drahtschlingen, gleichzeitiger Wadenbeinosteotomie und Anlagerung eines Knochenspanes nach PHEMISTER heilte der Unterschenkelbruch knöchern (Abb. 95 e)

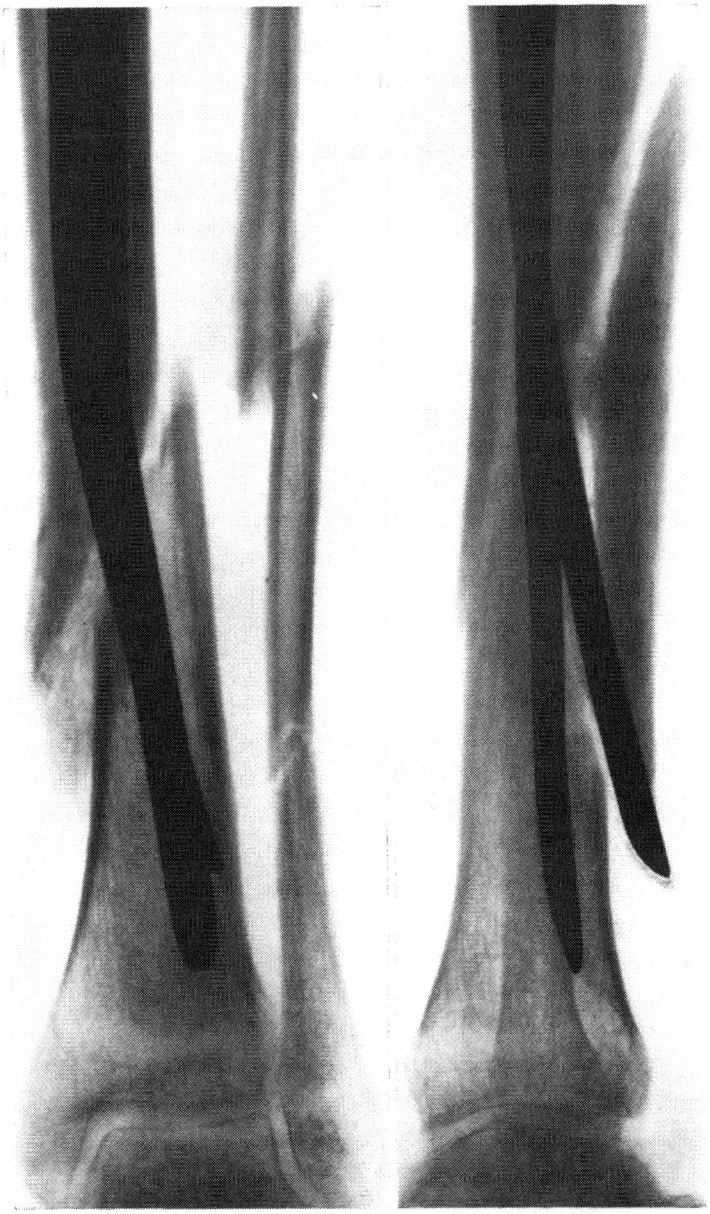

Abb. 96. Geschlossener Unterschenkeldrehbruch bei einem 18jährigen Müller entstanden durch Sturz beim Skifahren. Der Bruch wurde mit *zwei Marknägeln* versorgt und nach einigen Tagen ein Oberschenkelgehgipsverband angelegt. Vier Monate später konnte der Verletzte das Bein im Gehgipsverband noch immer nicht belasten, weil er dabei starke Schmerzen hatte.

Die Röntgenkontrolle vier Monate nach der Verletzung zeigt, daß der Unterschenkelbruch nicht geheilt ist, weil ein Marknagel nicht das periphere Bruchstück faßt, sondern ventral davon herausgeschlagen ist und dabei den großen Drehkeil nach ventral zu abdrängt.

Dieser Fall zeigt, wie wichtig es ist, bei jeder Operation am Knochen die *entsprechenden Röntgenbilder* zu machen.

Eine knöcherne Heilung des Bruches konnte erst nach Entfernung der Marknägel, einer Osteotomie des Wadenbeins und gleichzeitiger Knochenspananlagerung nach PHEMISTER erzielt werden

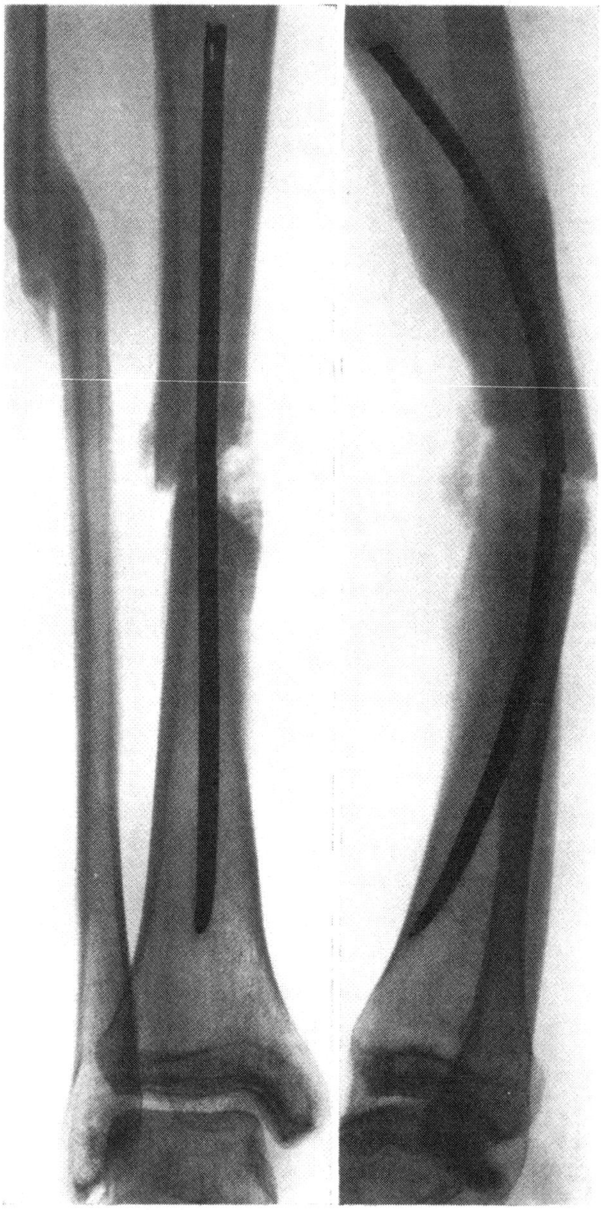

Abb. 97. Offener Unterschenkelbruch bei einem 18jährigen Landwirt. Nach der Wundausschneidung wurde das Schienbein markgenagelt. Anschließend Ruhigstellung mit einem Oberschenkelgehgipsverband durch zwölf Wochen. Keine Infektion.

Zwei Wochen nach der Gipsabnahme bemerkte der Verletze eine zunehmende Verbiegung des Unterschenkels. Die Röntgenkontrolle vier Wochen nach der Gipsabnahme zeigt, daß der Marknagel in Höhe des Bruchspaltes gebrochen und der Bruch des Schienbeins nicht geheilt ist.

Durch die Verwendung eines zu dünnen und zu kurzen Marknagels wurde keine stabile Osteosynthese geschaffen

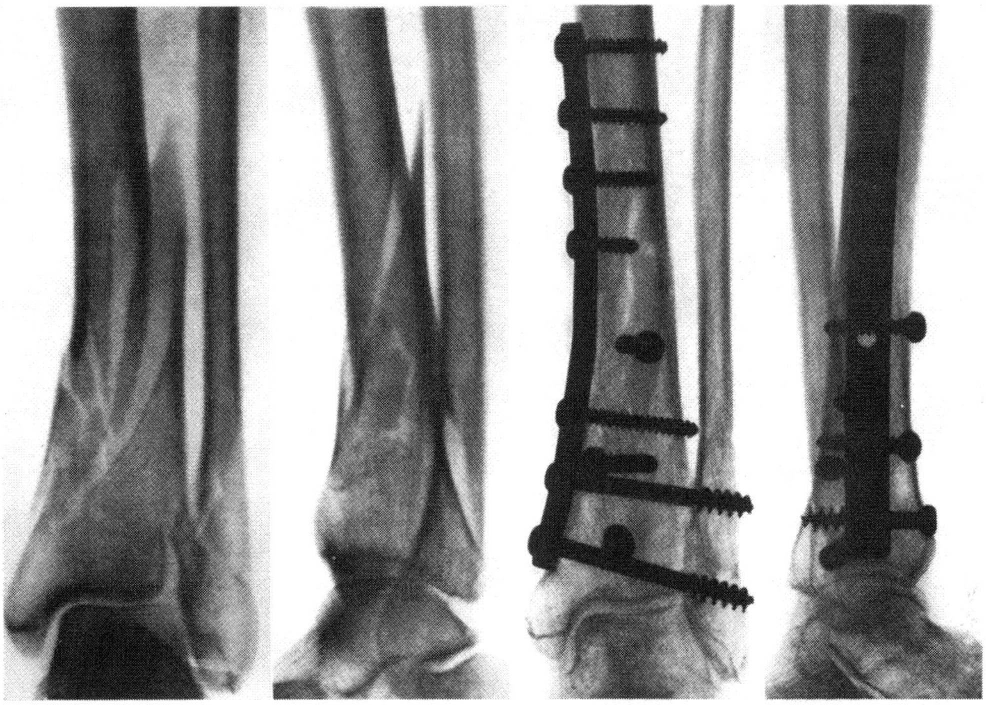

a b

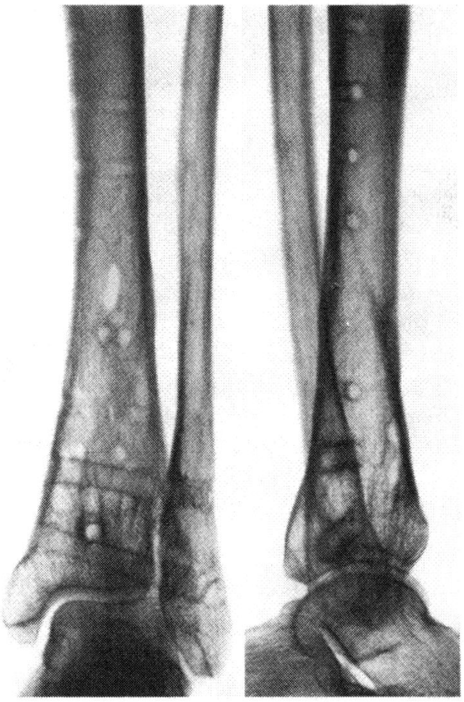

c

Abb. 98 a—c. Geschlossener Drehbruch am unteren Unterschenkelende bei einer 54jährigen Angestellten, entstanden durch Sturz beim Skifahren (Abb. 98 a).

Der Bruch wurde operativ eingerichtet, mit *einer Platte und 10 Schrauben* fixiert und ein Unterschenkelgipsverband für zwölf Wochen angelegt. Während der zwölf Wochen durfte die Verletzte das Bein nicht belasten und mußte mit Stützkrükken gehen. Die Röntgenkontrolle zeigt den Zustand nach der Gipsabnahme (Abb. 98 b).

Erst zwanzig Wochen nach dem Unfall durfte die Verletzte das Bein voll belasten. Nach einem weiteren Jahr wurden die Platte und die Schrauben entfernt (Abb. 98 c).

Dieser Drehbruch wäre einfacher und besser konservativ zu behandeln gewesen: In Lokalanästhesie oder Allgemeinnarkose konservative Einrichtung und Oberschenkelspaltgipsverband für zwei Wochen. Anschließend Oberschenkelgehgips für weitere sechs Wochen, mit dem der Verletzte aufstehen und gehen kann. Die konservative Behandlung hat die Vorteile, daß keine Operationen notwendig sind, daß keine Narben entstehen, daß der Verletzte nicht zweimal stationär aufgenommen werden muß und als wichtigstes, daß *keine Infektionsgefahr* vorhanden ist

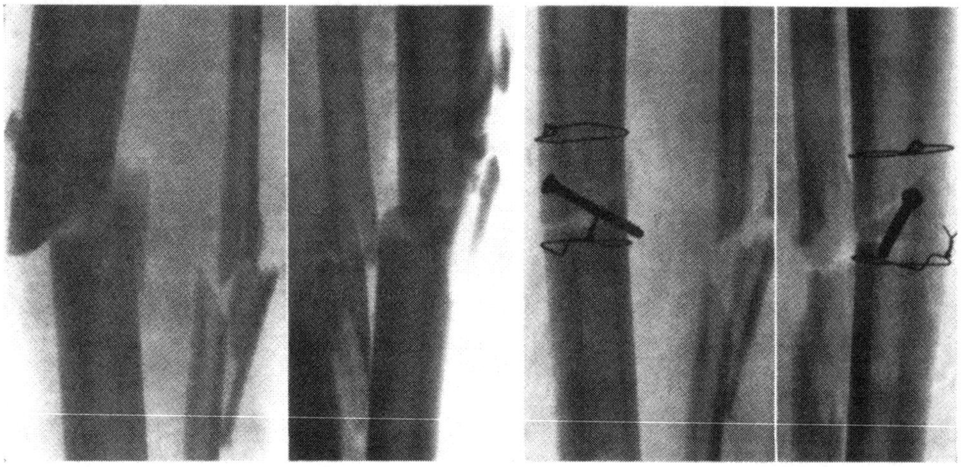
a b

Abb. 99 a u. b. Geschlossener Unterschenkelbruch bei einem 19jährigen Maurer (Abb. 99 a). Der Bruch wurde operativ eingerichtet und mit zwei Drahtschlingen und einer Schraube fixiert (Abb. 99 b). Es kam zur *Infektion.* Nach Entfernung des Metalls und zweimaligen Sequestrotomien konnte 21 Monate nach der Verletzung eine Heilung des Unterschenkelbruches erzielt werden

2. Unterschenkelpseudarthrosen

Zur Behandlung der Unterschenkelpseudarthrosen hat sich am besten die Spananlagerung nach PHEMISTER bewährt.

Um diese Operation durchführen zu können, soll die Haut in Ordnung sein, d. h. tief eingezogene Narben im Operationsbereich müssen vorher durch eine Narbenkorrektur oder durch eine Hautplastik beseitigt werden. War eine Narbenkorrektur erforderlich, so darf man die Spananlagerung erst nach sechs Monaten anschließen. Bestand eine Fistel und war eine Sequestrotomie notwendig, so darf die Spananlagerung ebenfalls erst sechs Monate nach dem Abheilen der Fistel vorgenommen werden, wenn die Senkungsgeschwindigkeit der roten Blutkörperchen normal ist.

In Allgemeinnarkose und Blutleere wird zuerst das Wadenbein in Höhe der Pseudarthrose schräg — wie Seite 111 beschrieben — durchmeißelt.

Zur Darstellung der Schienbeinpseudarthrose wird ein ungefähr 15 cm langer Hautschnitt entweder etwas dorsal von der medialen oder lateral von der ventralen Schienbeinkante gemacht. Der Schnitt soll dort ausgeführt werden, wo einerseits bessere Hautverhältnisse vorhanden sind und anderseits der Knochen glatter ist, so daß der Knochenspan leichter angelegt werden kann.

Die Pseudarthrose braucht beim medialen Hautschnitt nur an der Hinterseite und beim ventralen Hautschnitt nur an der Außenseite subperiostal freigelegt zu werden.

Die Pseudarthrose selbst darf nicht angefrischt werden!

Bestehen im Bereich der Anlegestelle des Knochenspanes störende Vorsprünge in Form von Knochen oder von Kallusmassen, so werden diese mit dem Meißel abgetragen, damit der Knochenspan in seiner ganzen Länge Kontakt mit dem Schienbein hat. Der 8 : 80 mm große Knochenspan wird, wie auf Seite 1 beschrieben, dem gesunden Schienbein entnommen. Der Span wird mit seiner spongiösen Fläche so angelegt, daß er den Pseudarthrosespalt auf beiden Seiten gleich weit überragt (Abb. 100). Durch eine Röntgenkontrolle überzeugt man sich, ob der Span in seiner ganzen Länge gut dem Schienbein anliegt.

Nach dem Anlegen einer Saugdrainage wird das Periost über den Span durch einige feine Nähte und die Haut durch Knopfnähte verschlossen.

Dann wird ein gespaltener Oberschenkelgipsverband gegeben. Bei glatter Wundheilung werden nach zwei Wochen die Hautnähte entfernt; es wird nun ein geschlossener Oberschenkelgipsverband angelegt, mit dem der Verletzte aufstehen und herumgehen kann.

Die Dauer der Ruhigstellung im Gipsverband beträgt ab Operation 16 Wochen.

Die Behandlung einer Unterschenkelpseudarthrose mit der BECKschen Bohrung, mit der Bündelnagelung, mit einer Druckplatte oder mit dem Rush-Pin erscheint nicht angezeigt, weil damit keine zufriedenstellenden Ergebnisse erzielt werden können.

Gelingt es nicht, trotz technisch richtig durchgeführter Spananlagerung nach PHEMISTER eine knöcherne Heilung der Pseudarthrose zu erzielen, so kann man nach querer Anfrischung der Pseudarthrose durch eine *Kompressionsosteosynthese* nach CHARNLEY — wie Seite 25 beschrieben — die Pseudarthrose einer knöchernen Heilung zuführen. Bei der Kompressionsosteosynthese des Schienbeins muß gleichzeitig das Wadenbein schräg osteotomiert werden.

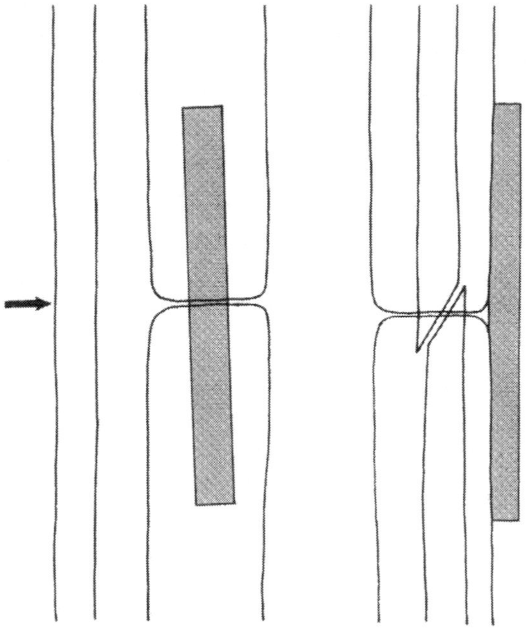

Abb. 100. Schematische Darstellung der Operation nach PHEMISTER bei einer Unterschenkelpseudarthrose. Der Span ist an der Hinterseite des Schienbeins mit seiner spongiösen Fläche so anzulegen, daß er in *seiner ganzen Länge Kontakt mit dem Schienbein hat* und den Pseudarthrosespalt auf beiden Seiten gleich weit überragt.

Im Bild von vorne ist die Höhe der gleichzeitig durchzuführenden Wadenbeinosteotomie mit einem Pfeil eingezeichnet, während im Bild von der Seite das Wadenbein bereits schräg osteotomiert ist

3. In Fehlstellung geheilte Unterschenkelbrüche

Zur Beseitigung von Achsenknickungen bei in Fehlstellung geheilten Unterschenkelbrüchen eignet sich am besten die *V-Osteotomie* des Schienbeins.

Nach schräger Osteotomie des Wadenbeins in Höhe der Fehlstellung des Schienbeins wird das Schienbein in Höhe der Fehlstellung durch einen senkrechten, entsprechend langen, Hautschnitt dargestellt und subperiostal freigelegt.

Zur Korrektur einer Ante- oder Rekurvation soll die V-Osteotomie in sagittaler Ebene, zur Korrektur einer Varus- oder Valgusstellung in frontaler Ebene angelegt werden. Besteht eine Achsenknickung in der Sagittal- und Frontalebene, so wird die V-Osteotomie zwischen beiden Ebenen ausgeführt.

Die Osteotomie soll stets so angelegt werden, daß die Spitze des dünneren in den weiteren Knochenteil hineingesteckt werden kann. Bei gelenknahen Osteotomien am zentralen Ende des Schienbeins zeigt daher die Spitze des V nach oben und am peripheren Schienbeinende nach unten (Abb. 101).

Die gute Stellung kann man durch zwei gekreuzt eingeführte Bohrdrähte festhalten. Die Drähte müssen aber vor dem Anlegen des Oberschenkelgehgipsverbandes — d. i. nach drei Wochen — durch eine Stichinzision wieder entfernt werden.

Nachdem man sich durch eine Röntgenkontrolle von der richtigen Lage der Osteotomie und vom Ausgleich der Achsenknickung überzeugt hat, legt man eine Saugdrainage an. Nach Naht des Periosts wird die Haut verschlossen und ein gespaltener Oberschenkelgipsverband gegeben. Im Gipsverband überzeugt man sich durch eine Röntgenkontrolle von der achsengerechten Stellung des Unterschenkels.

Bei glatter Wundheilung werden die Hautnähte nach zwei Wochen entfernt. Nach einer weiteren Woche wird ein geschlossener Oberschenkelgehgipsverband angelegt, mit dem der Verletzte aufstehen und das Bein belasten kann. Hat man zum Festhalten der guten Stellung gekreuzte Bohrdrähte verwendet, so müssen diese, wie vorhin erwähnt, vor dem Anlegen des Oberschenkelgehgipsverbandes durch Stichinzisionen entfernt werden.

Die Dauer der Ruhigstellung ab Operation beträgt zwölf Wochen.

Während des Tragens des Gipsverbandes sind nach je zwei Wochen Röntgenkontrollen erforderlich, um auftretende Achsenknickungen zu erfassen und rechtzeitig korrigieren zu können.

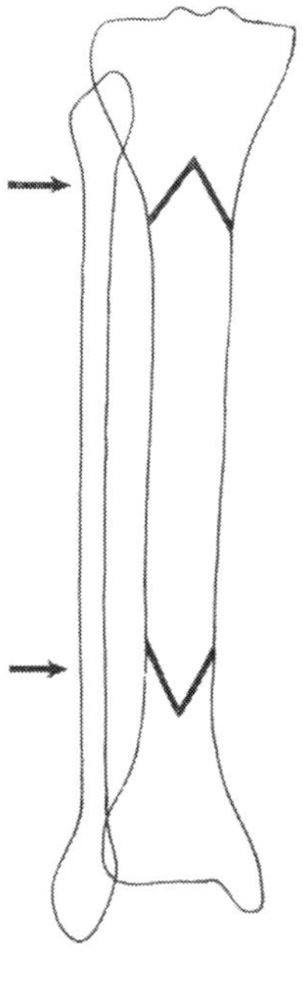

Abb. 101. Schematische Darstellung der V-Osteotomie am oberen und unteren Schienbeinende in der Ansicht von vorne zum Ausgleich einer Ante- oder Rekurvationsstellung. Die Pfeile geben die Höhe der gleichzeitig durchzuführenden schrägen Osteotomie des Wadenbeins an

4. Wadenbeinosteotomie

Besteht bei Unterschenkelbrüchen oder isolierten Brüchen des Schienbeins eine *verzögerte Kallusbildung*, so kann man durch eine Osteotomie des Wadenbeins oft eine Heilung erzielen, weil sich dadurch die Bruchenden des Schienbeins einander nähern können.

In Allgemeinnarkose und Blutleere wird der Verletzte auf die gesunde Seite gelagert. Durch einen 5 cm langen Längsschnitt über dem Wadenbein in Höhe der Bruchstelle des Schienbeins wird das Wadenbein dargestellt, subperiostal freigelegt, mit zwei HOHMANNschen Knochenhebeln unterfahren und *schräg* (Abb. 102) durchgemeißelt. Wichtig ist, daß die Meißelstelle schräg angelegt wird. Legt man sie quer (Abb. 103) an, so können sich die Knochenenden nicht gegenseitig verkürzen.

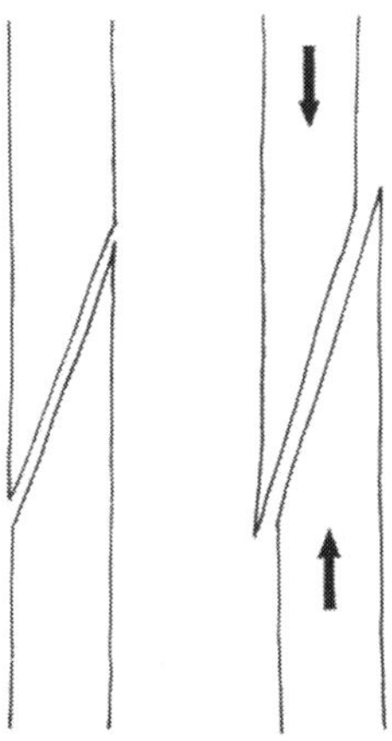

Abb. 102. Ansicht des Wadenbeins von der Seite. Die Meißelstelle muß *schräg* angelegt werden, damit sich die Knochenenden *verkürzen* können

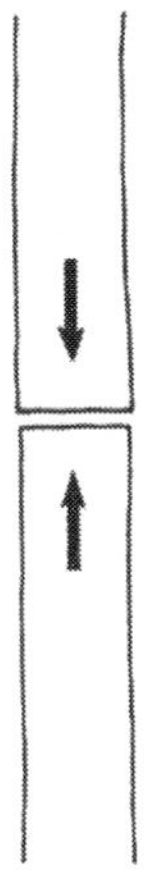

Abb. 103. Legt man die Meißelstelle *quer* an, so können sich die Knochenenden *nicht verkürzen*

Zeigt die Röntgenkontrolle, daß die Meißelstelle in richtiger Höhe angelegt wurde, so näht man anschließend nur die Haut mit Catgutfäden.

Da der Eingriff klein ist, kommt es in der Regel zu keiner besonderen Schwellung der Weichteile nach der Operation. Daher kann gleich ein geschlossener Oberschenkelgipsverband angelegt werden. Das Bettende muß jedoch um 50 cm hochgestellt werden. Nach einer Woche kann, wenn keine erhöhten Temperaturen und Schmerzen bestehen, ein Gehbügel angelegt werden. Der Verletzte kann aufstehen und das Bein belasten.

Unteres Unterschenkelende

1. Abbruch vom hinteren oder vorderen unteren Schienbeinende

Zumeist wird ein Abbruch vom hinteren unteren Schienbeinende als VOLKMANNsches Dreieck bezeichnet. Man soll jedoch, je nach der Größe des Bruchstückes, zwischen dem Abbruch eines Randes und jenem eines Keiles unterscheiden.

Ist *mehr als ein Drittel der Schienbeingelenkfläche* abgebrochen, so spricht man von einem *hinteren Keil* (Abb. 104). Ist jedoch *weniger als ein Drittel* der Gelenkfläche abgebrochen, so bezeichnet man dies als *hinteren Rand* (Abb. 105). Im letzten Fall soll die Behandlung konservativ sein, auch wenn der „Rand“ kopfwärts zu verschoben ist und eine Stufe im Gelenk besteht, weil dies in der Regel später für die Funktion des oberen Sprunggelenkes *keine* Nachteile hat.

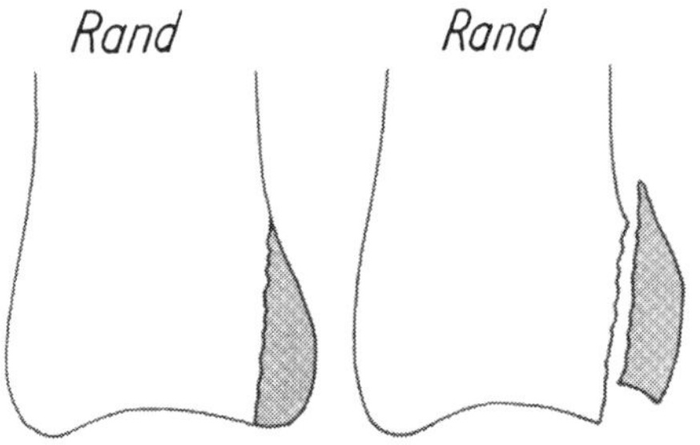

Abb. 104. Ist im Röntgenbild von der Seite weniger als ein Drittel von der unteren Schienbeingelenkfläche abgebrochen, so bezeichnet man dies als „hinteren Rand“. Auch wenn der „Rand“ kopfwärts zu verschoben ist und eine Stufe im Gelenk besteht, braucht man *nicht operativ* vorzugehen. Die Stufe im Gelenk hat in der Regel für die Funktion des oberen Sprunggelenkes keine nachteiligen Folgen

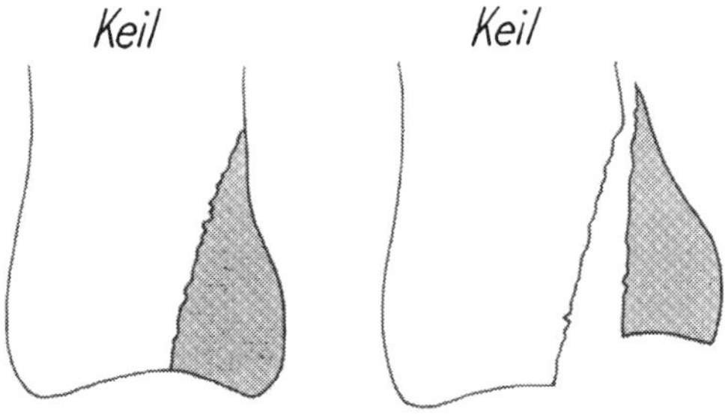

Abb. 105. Ist im Röntgenbild von der Seite mehr als ein Drittel von der unteren Schienbeingelenkfläche abgebrochen, so bezeichnet man dies als „hinteren Keil“. Der Abbruch eines „hinteren Keiles“ mit Verschiebung *muß operativ* eingerichtet werden

Der Abbruch eines *hinteren Keiles* mit Verschiebung muß *operativ* eingerichtet werden.

In Allgemeinnarkose und Blutleere wird durch das Fersenbein ein Steinmann-Nagel geschlagen und mit einem drehbaren Bügel und der Nagelkappe versehen. Nach Lagerung des Verletzten auf dem Bauch wird ein ungefähr 12 cm langer Hautschnitt, 1 cm medial der Achillessehne, parallel zur Sehne angelegt. Nach Durchtrennung des Fettgewebes gelangt man auf die Gelenkkapsel, die senkrecht durchtrennt und mit dem Periost mittels eines Raspatoriums abgeschoben wird. Auf diese Weise kommt der hintere Keil zur Darstellung.

Zur leichteren Einrichtung zieht man am Bügel des Fersenbeinnagels an, beugt den Fuß maximal zur Dorsalseite und holt den Schienbeinkeil, der nach kopfwärts zu verschoben ist, mit einem einzinkigen Haken an die richtige Stelle herunter.

Mit einem Spiralbohrer (3 mm Durchmesser), der durch den Keil, das Schienbein und durch die vordere Kortikalis gebohrt wird, hält man die gute Stellung fest. Parallel zum ersten Bohrer wird medial oder lateral davon noch ein zweiter gesetzt. Die Bohrer müssen mindestens 5 mm von der Gelenkfläche entfernt sein und die Bohrrichtung muß von hinten unten leicht ansteigend nach vorn oben verlaufen.

Eine Führung der Bohrer in anderer Richtung kann Mißerfolge ergeben, indem sich der Keil mit den Schrauben bei Belastung wieder nach oben zu verschiebt.

Durch eine Röntgenkontrolle überzeugt man sich von der guten Lage des Keiles und der Bohrer.

Ergibt diese Kontrolle eine gute Stellung, so zieht man den ersten Bohrer heraus und führt an diese Stelle eine Schraube (3¼ mm Durchmesser) ein. Genau so verfährt man dann mit dem zweiten Bohrer. Durch eine neuerliche Röntgenkontrolle überzeugt man sich von der richtigen Lage und Länge der Schrauben.

Sind die Schrauben trotz Ausmessens zu lang geraten, d. h. stehen sie mehr als 3 mm über die ventrale Kortikalis des Schienbeins hinaus, so soll man sie von einer Stichinzision aus an der Ventralseite des Unterschenkels einfach abzwicken. Geschieht dies nicht, so treten später beim Gehen im Gipsverband Schmerzen auf. Außerdem kann es zu Druckgeschwüren kommen.

Nach dem Anlegen einer Saugdrainage wird nur die Haut genäht. Ein vorhandener Knöchelbruch wird nun, wenn notwendig, manuell oder blutig eingerichtet und ein gespaltener Unterschenkelgipsverband angelegt.

Bei glatter Wundheilung werden die Hautnähte nach zwei Wochen entfernt. Der gespaltene Unterschenkelgipsverband wird abgenommen und durch einen geschlossenen ersetzt, mit dem der Verletzte aufstehen und herumgehen kann.

Die Dauer der Ruhigstellung im Gipsverband richtet sich vor allem nach der Schwere der Begleitverletzungen und beträgt ab Operation bis zu 16 Wochen.

2. Brüche des inneren und äußeren Knöchels

Isolierte *Abbrüche von der Spitze* des äußeren oder inneren Knöchels *mit Verschiebung* brauchen, auch wenn sie sich bei der Einrichtung nicht anlegen, *nicht operativ* eingerichtet zu werden, weil die Stabilität des oberen Sprunggelenkes nicht gestört wird.

Die Abbrüche heilen in der Regel pseudarthrotisch, machen jedoch später keine Beschwerden. Es kommt deswegen auch nicht zur frühzeitigen Ausbildung einer Arthrose.

Sollten jedoch später Beschwerden auftreten, so entfernt man in Allgemeinnarkose und Blutleere von einem Längsschnitt aus nur die pseudarthrotische Knöchelspitze und stellt nach der Operation den Fuß mit einem gespaltenen Unterschenkelgips durch zwei Wochen ruhig.

Ein Anfrischen der Pseudarthrose und eine Vereinigung der Knochen durch eine Drahtnaht oder mit einer Schraube ist nicht notwendig, weil, wie gesagt, die Stabilität und damit die Funktion des Sprunggelenkes in keiner Weise gefährdet sind.

Ist der innere Knöchel in Höhe des Gelenkspaltes oder darüber abgebrochen und verschoben, so soll zuerst eine unblutige Einrichtung versucht werden. Dies gilt sowohl für Brüche des inneren Knöchels allein, als auch für die Brüche beider Knöchel mit oder ohne Verrenkung des Sprungbeins.

Die Röntgenbilder sind nach der konservativen Einrichtung nicht nur bezüglich der richtigen Stellung, sondern auch dahingehend kritisch zu betrachten, ob etwa *am inneren Knöchel eine Interposition von Periost und Weichteilen besteht. Die Interposition kann man im Röntgenbild dadurch erkennen, daß der Bruchspalt breiter als normal ist* (Abb. 106).

Die operative Einrichtung des inneren Knöchelbruches mit Interposition wird in Allgemeinnarkose und Blutleere in Seitenlage des Verletzten ausgeführt. Der längsgestellte Hautschnitt wird leicht bogenförmig über dem inneren Knöchel angelegt. Dabei sind die Gefäße,

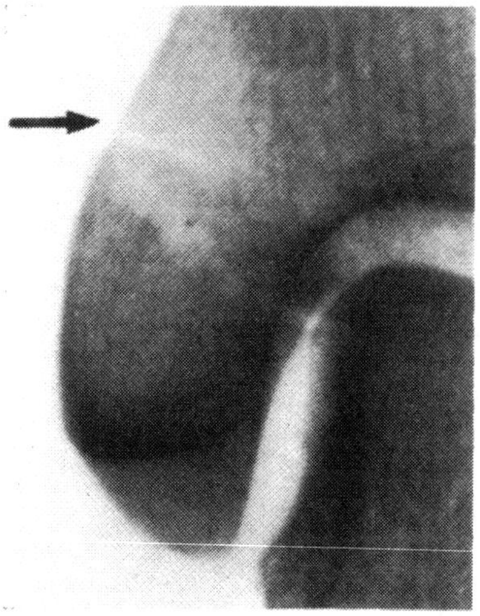

Abb. 106. Bruch des inneren Knöchels in Gelenkspalthöhe. Das Röntgenbild nach dem Versuch der konservativen Einrichtung zeigt, daß der Bruchspalt breiter als normal ist, d. h. daß eine Interposition von Periost oder Gewebsteilen besteht. Diese Fälle müssen operativ behandelt werden

Nerven und Sehnen, die hinter dem inneren Knöchel verlaufen, zu schonen. Nach Darstellung des Bruchspaltes sieht man meistens, daß zerrissene Periostteile, oft auch Gewebeteile in diesen Spalt hineingeschlagen sind. Die Gewebeteile werden herausgeholt und mit dem Messer abgetragen. An den Bruchflächen festhaftende Blutkoagula werden vorsichtig mit einem Raspatorium entfernt. Hierauf wird der innere Knöchel mit einem einzinkigen Haken, der an der Knöchelspitze angesetzt wird, eingerichtet. Sieht man, daß die beiden Bruchstücke ohne Stufenbildung aneinanderliegen, so hält man diese gute Lage mit zwei gekreuzt eingeführten Bohrdrähten oder einer Schraube fest.

Die Drähte müssen 2 mm stark sein, dürfen das obere Sprunggelenk nicht berühren und müssen durch die gegenüberliegende Kortikalis gehen. Wird die letztere nicht durchbohrt, so ist keine genügende Stabilität gegeben.

Durch eine Röntgenkontrolle überprüft man die richtige Lage der Bruchstücke und der gekreuzten Bohrdrähte oder Schraube.

Anschließend wird nur die Haut genäht, nachdem eine Saugdrainage angelegt wurde. Die Ruhigstellung erfolgt mit einem gespaltenen Unterschenkelgipsverband. Am 14. Tag nach der Operation werden der gespaltene Gipsverband und die Nähte entfernt. Es wird nun ein geschlossener Unterschenkelgehgipsverband angelegt, mit dem der Verletzte herumgehen kann.

Ist auch der äußere Knöchel gebrochen und besteht eine Verrenkung des Sprungbeines, so richtet man nach der operativen Versorgung des inneren Knöchels den äußeren Knöchel und das Sprungbein unblutig ein. Dies gelingt in der Regel leicht, da man durch die Fixation des inneren Knöchels mit den beiden Bohrdrähten oder der Schraube einen entsprechenden Gegenhalt hat.

Um sekundäre Verschiebungen im Gipsverband zu vermeiden, soll man beim Bruch beider Knöchel mit Verrenkung oder Teilverrenkung des Sprungbeines für die ersten 14 Tage einen gespaltenen Oberschenkelgipsverband anlegen, der dann durch einen Unterschenkelgehgipsverband ersetzt wird.

Die Befestigung des inneren Knöchels mit einem Rush-Pin ist nicht vorteilhaft, da zu viel Knochen zerstört und keine stabile Osteosynthese geschaffen wird. Die Drahtnaht hat wieder den Nachteil, daß sie durch den Knochen durchschneiden und eine neuerliche Verschiebung der Bruchstücke auftreten kann. Druckplatten führen im Bereich des inneren Knöchels leicht zu Hautnekrosen, da der Knochen in diesem Bereich knapp unter der Haut liegt.

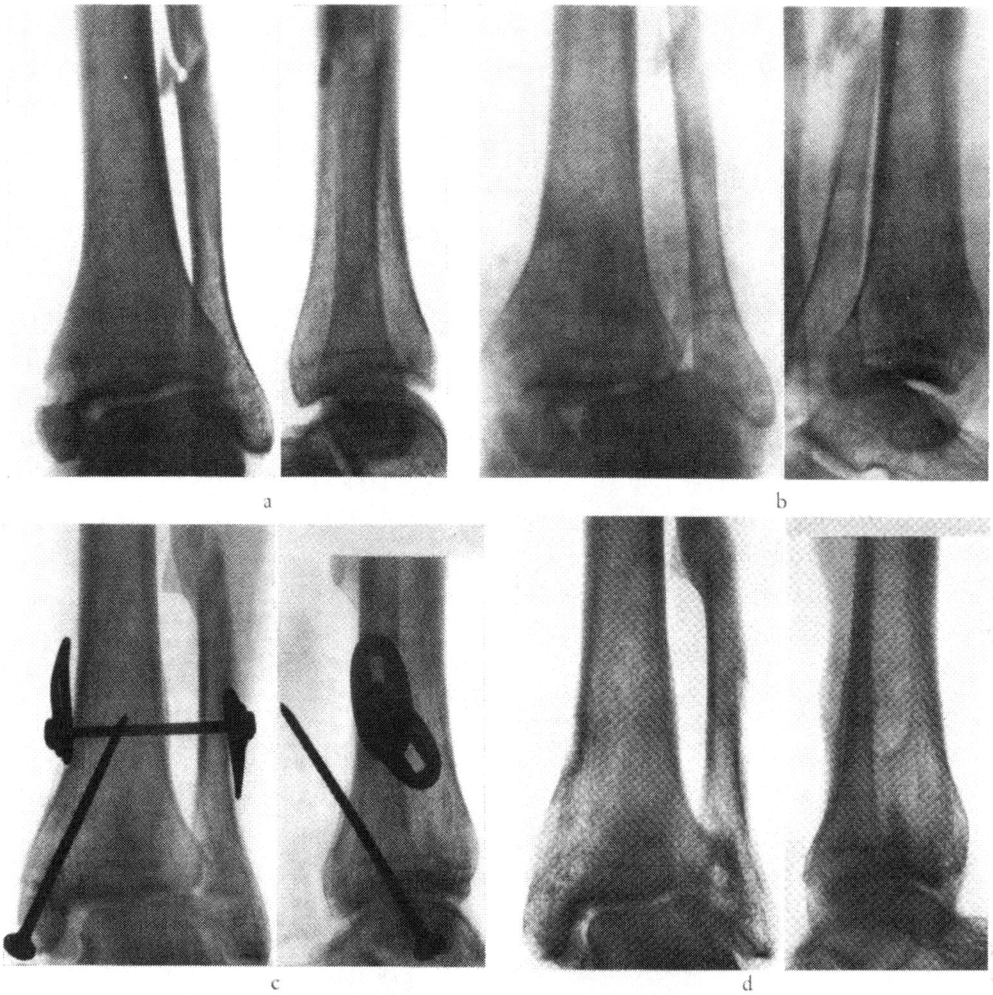

Abb. 107 a—d. Geschlossener Bruch des inneren Knöchels in Gelenkspalthöhe und des Wadenbeins supramalleolär bei einem 34jährigen Angestellten. Das Sprungbein zeigt eine angedeutete Subluxation nach lateral (Abb. 107 a).

Der Bruch wurde zwei Tage später mit einem Gipsverband versorgt. Die Röntgenkontrolle (Abb. 107 b) zeigt, daß das Sprungbein mit beiden Knöcheln nach außen zu verschoben ist, da der Fuß im Sprunggelenk nicht adduziert, sondern abduziert gehalten, eingegipst wurde.

Anschließend *Operation:* Der innere Knöchel wurde, ohne die Verdrehung zu beseitigen, mit einem Nagel fixiert und zwischen Schien- und Wadenbein eine Schraube mit Mutter und Gegenmutter sowie Beilagescheiben angelegt. Die Röntgenkontrolle fünf Monate später zeigt, daß noch immer eine Teilverrenkung des Sprungbeins nach außen besteht (Abb. 107 c).

17 Monate nach der Verletzung bestanden eine starke Bewegungseinschränkung im oberen Sprunggelenk und Schmerzen beim Gehen. Der innere Knöchel ist mit Verdrehung geheilt. Das Sprungbein ist nach außen zu subluxiert (Abb. 107 d)

Bei Brüchen des inneren und äußeren Knöchels sollen keine Gewindedrähte mit Mutter oder Gegenmutter oder Schrauben, die durch das untere Schienbein-Wadenbeingelenk reichen, angelegt werden, da es dadurch später zu einer schmerzhaften Bewegungseinschränkung im oberen Sprunggelenk kommen kann.

a

b

c

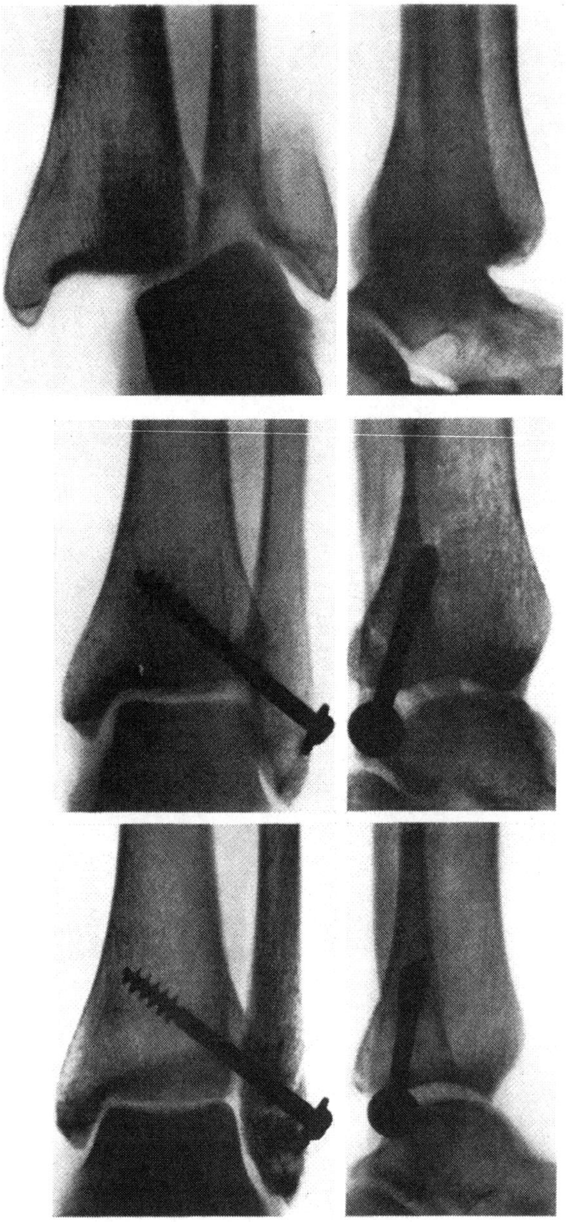

Abb. 108 a—c. 41jährige Angestellte, die sich beim Skifahren einen geschlossenen Bruch des äußeren Knöchels in Gelenkspalthöhe mit Teilverrenkung des Sprungbeins nach außen und hinten zuzog (Abb. 108 a).

Der Bruch wurde operativ eingerichtet und mit einer Zugschraube fixiert (Abb. 108 b). Die Schraube wurde zu fest angezogen, so daß der äußere Knöchel nicht die leichte normale Valgusstellung zeigt. Dadurch ist die Knöchelgabe zu eng, das Sprungbein subluxiert nach vorn.

Die Abb. 108 c zeigt den Zustand bei der Gipsabnahme acht Wochen nach der Operation. Das Sprungbein ist unverändert nach vorn zu subluxiert.

Dieser Bruch wäre einfacher und besser konservativ zu behandeln gewesen

3. Pseudarthrose des inneren Knöchels

Bei einer *Pseudarthrose des inneren Knöchels* wird nach sehr sparsamer Anfrischung der Pseudarthroseenden der Knöchel mit zwei gekreuzten Bohrdrähten an richtiger Stelle fixiert. Dann wird in der Mitte des inneren Knöchels in die Kortikalis eine 12 mm breite und 7 mm lange Rinne gemeißelt. In gleicher Richtung wird am Schienbein ein 12 : 15 mm großer Span aus der Kortikalis entnommen und in die Rinne des inneren Knöchels über die Pseudarthrose verschoben (Abb. 109).

Die Weiterbehandlung erfolgt wie bei den frischen Brüchen des inneren Knöchels mit Interposition.

Die Dauer der Ruhigstellung mit einem Unterschenkelgipsverband beträgt jedoch ab Operation 12 Wochen.

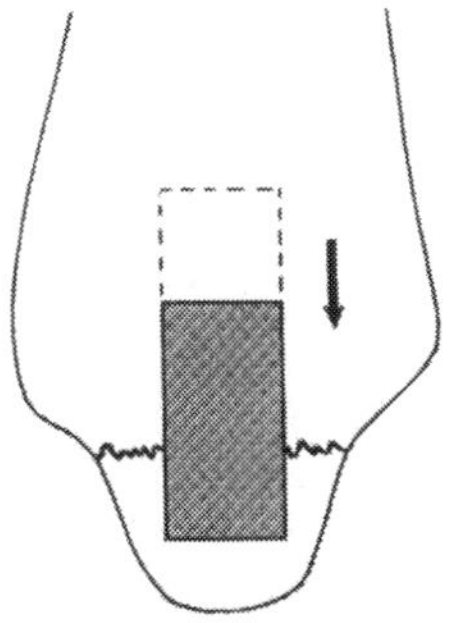

Abb. 109. Schematische Darstellung der Behandlung einer Pseudarthrose des inneren Knöchels. Nach sparsamer Anfrischung der Pseudarthrose wird der innere Knöchel mit 2 Bohrdrähten an richtiger Stelle fixiert. Vom Schienbein wird ein 15 : 12 mm großer Span nach kaudal über den Pseudarthrosespalt verschoben

Fuß

1. Arthrodese des hinteren unteren Sprunggelenkes

Die Arthrodese des hinteren unteren Sprunggelenkes ist vor allem bei schmerzhaften Bewegungseinschränkungen nach Fersenbeinbrüchen angezeigt.

Der Verletzte wird in Allgemeinnarkose und Blutleere auf dem Bauch gelagert. Unter das distale Unterschenkelende wird ein Sandsack gelegt, damit während der Operation der Fuß maximal dorsal gebeugt werden kann. Man legt einen Hautschnitt von 10 cm Länge 1 cm medial der Achillessehne parallel zu dieser bis auf die Hinterseite des Fersenbeines an. Das Fettgewebe neben der Achillessehne wird stumpf durchtrennt. Dadurch gelangt man auf die Gelenkkapsel des oberen und des hinteren unteren Sprunggelenkes. Die Auffindung des Gelenkspaltes des hinteren unteren Sprunggelenkes bietet oft Schwierigkeiten, zumal wenn in diesem Bereich arthrotische Randwülste bestehen.

Mit dem Lexer-Meißel wird die kraniale Fläche des Fersenbeins gegen das hintere untere Sprunggelenk zu abgetragen und genauso der gelenknahe Anteil des Processus posterior tali (Abb. 110a). Nachdem der Meißel im Bereich der oberen hinteren Gelenkfläche des Fersenbeins eingeschlagen worden ist, macht man eine Röntgenkontrolle.

Dadurch kann man sich vor einem falschen Eingehen bewahren, was, wie vorher betont, durch die arthrotischen Randwülste leicht möglich ist. Die vom Talus und vom Kalkaneus gewonnenen Knochenteile werden aufbewahrt, um sie später zum Ausstopfen nach der Drehverriegelung zu verwenden.

Dann wird der Stempel des Drehverriegelungsgerätes nach Scherbichler mit 15 mm Durchmesser (Abb. 111) in den hinteren unteren Gelenkspalt eingeführt und seine richtige Lage durch eine Röntgenkontrolle überprüft. Mit der Hohlsäge wird ein Knochenzylinder

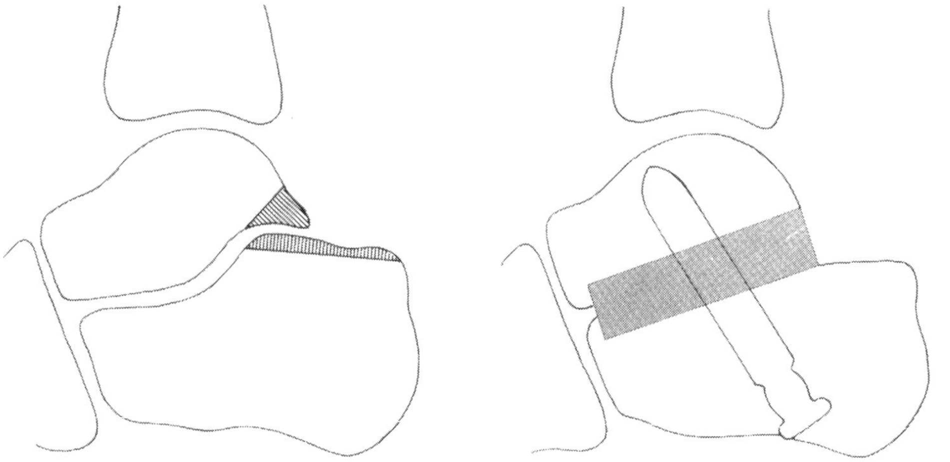

Abb. 110 a. Zur leichteren Darstellung des hinteren unteren Sprunggelenkes wird vom Processus posterior tali und vom Tuber calcanei Knochen abgemeißelt. Der abzumeißelnde Knochen ist auf der Abbildungs schraffiert dargestellt

Abb. 110 b. Schematische Darstellung des drehverriegelten hinteren unteren Sprunggelenkes. Zur inneren Fixation ist ein Dreilamellennagel eingeschlagen.

Man beachte die Richtung des Nagels. Die Nagelspitze soll 3 mm von der Kortikalis des Sprungbeins entfernt und der Nagelkopf im Fersenbein versenkt sein

von 2—3 cm Länge aus dem Sprungbein und Fersenbein herausgeschnitten und durch Drehung des Stahlstempels um 90° verdreht.

Die Fixation der Arthrodese erfolgt mit einem *Dreilamellennagel* (Abb. 110b), der von der Fußsohle her in das Fersenbein und in das Sprungbein eingeschlagen wird.

Dazu macht man über der Mitte des Fersenbeines an der Plantarseite einen ungefähr 5 cm langen Hautschnitt, durchtrennt die Plantaraponeurose und legt das Fersenbein am Übergang vom Fersenbeinkörper zum Tuber calcanei mit dem Raspatorium subperiostal frei. Hierauf wird ein Bohrdraht von dieser Stelle des Fersenbeines in Richtung Sprungbeinkopf eingeführt. Zeigt die Röntgenkontrolle eine gute Lage des Drahtes, so wird die Einschlagstelle des Dreilamellennagels am Fersenbein mit der Hohlfräse aufgeweitet und der Nagel eingeschlagen.

Die Lage des Nagels ist so zu wählen, daß sein Kopf an der Plantarseite des Fersenbeines *vollkommen versenkt* ist und die Nagelspitze mindestens 3 mm von der dorsalen Kortikalis des Sprungbeines entfernt bleibt. Wird der Nagel an der Plantarseite des Fersenbeines nicht genügend versenkt, so treten Beschwerden beim Gehen auf. Zeigt die Röntgenkontrolle eine gute Lage des Nagels, so verschließt man die Wunde an der Fußsohle durch Hautnähte. Bei der Operationswunde neben der Achillessehne näht man nach Anlegen einer Saugdrainage ebenfalls nur die Haut. Dann wird für den Fuß ein Zellstoff-Kompressionsverband gegeben und das Bein auf einer Braunschen Schiene gelagert.

Bei komplikationslosem Heilungsverlauf werden nach zwei Wochen die Hautnähte entfernt und ein Unterschenkelgehgipsverband angelegt.

Die Dauer der Ruhigstellung beträgt ab Operation sechs Wochen.

Ist die Arthrodese nach acht Wochen röntgenologisch noch nicht durchgebaut, so braucht *kein* weiterer Gipsverband gegeben werden, weil durch den Dreilamellennagel eine genügende Fixation gegeben ist. Der Nagel soll so lange belassen werden, bis die Arthrodese des hinteren unteren Sprunggelenkes knöchern durchgebaut ist.

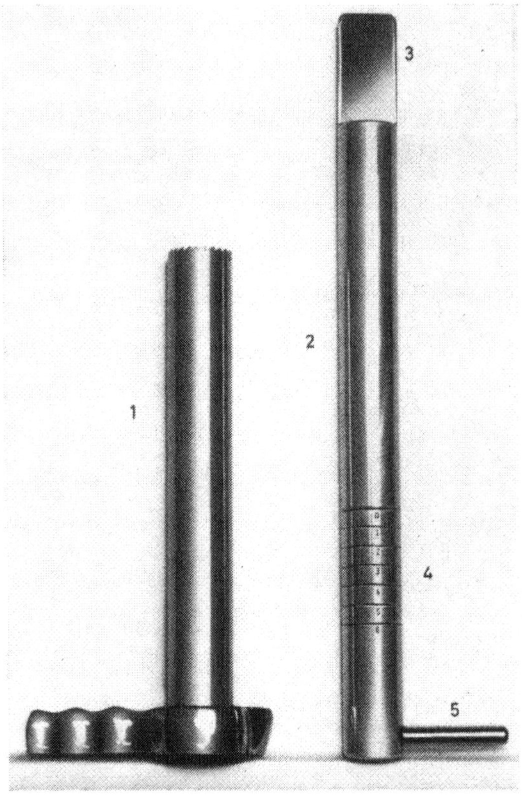

Abb. 111. *Drehverriegelungsgerät* nach SCHERBICHLER auseinandergenommen.

Das Gerät besteht aus einer Hohlsäge (1), die über einen Stempel (2) aufgesetzt wird. Der Stempel trägt eine an den Kanten zugeschliffene Stahllippe (3).

Zur Drehverriegelung eines Gelenkes wird zuerst zur Führung der Hohlsäge der Stempel mit seiner Lippe eingeführt und anschließend durch drehende Bewegungen mit der Hohlsäge ein Zylinder — praktisch aus jedem Gelenkanteil ein Halbzylinder — herausgeschnitten.

Wie tief die Hohlsäge eingebohrt wird, kann man an Hand einer Skala (4), die am Stahlstempel angebracht ist, ablesen. Hat man mit der Hohlsäge den Knochen entsprechend tief eingeschnitten, so verdreht man den Handgriff des Stahlstempels (5) um 90°. Dadurch wird der ausgeschnittene Knochenzylinder mit dem Gelenkspalt ebenfalls um 90° verdreht

2. Arthrodese des oberen und unteren Sprunggelenkes

Ist *keine Fehlstellung*, z. B. Valgus- oder Varusstellung, des Fußes auszugleichen, so eignet sich zur Versteifung des oberen und unteren Sprunggelenkes am besten die *Drehverriegelung*.

In Allgemeinnarkose und Blutleere wird ein ungefähr 8 cm langer, senkrechter Hautschnitt über dem inneren Knöchel und unteren Schienbeinende angelegt. Der innere Knöchel wird mit dem peripheren Anteil des Schienbeins subperiostal freigelegt, in Höhe des oberen Sprunggelenkes schräg von zentral außen nach distal innen abgemeißelt und nach unten geklappt, so daß das obere Sprunggelenk zur Darstellung kommt.

Dann wird in das obere Sprunggelenk das Verriegelungsgerät nach SCHERBICHLER mit 20 mm Durchmesser von der Innenseite her eingeführt und das Gelenk drehverriegelt. Füllungsdefekte im Bereich der Verriegelung werden mit Spongiosaspänen, die dem unteren Schienbeinende entnommen werden, aufgefüllt. Mit dem Meißel wird der Knorpel der medialen Wand des Sprungbeines und der der Gelenkfläche des inneren Knöchels entfernt und dann der Knöchel wieder an seine alte Stelle angelegt.

Nach dem Anlegen einer Saugdrainage wird das Periost durch zwei oder drei feine Nähte und anschließend die Haut verschlossen.

Dann wird das hintere untere Sprunggelenk, wie auf Seite 117 beschrieben, ebenfalls drehverriegelt.

Durch einen 5 cm langen Längsschnitt an der Fußsohle knapp peripher des Tuber calcanei wird das Fersenbein freigelegt und von hier aus ein Führungsdraht durch das Fersenbein, das untere und obere Sprunggelenk bis zur vorderen Kortikalis des unteren Schienbeins gebohrt. Durch Röntgenaufnahmen in beiden Ebenen überzeugt man sich von der richtigen Lage des Drahtes. Mit einer Hohlfräse wird die Kortikalis des Fersenbeins entsprechend dem Kopf des Dreilamellennagels aufgefräst, so daß der Kopf des eingeschlagenen Nagels vollkommen versenkt werden kann. Über den Führungsdraht wird ein 14—15 cm langer Dreilamellennagel eingeschlagen. Der Nagel darf nur so lang sein, daß seine Spitze bis zur Innenseite der vorderen Schienbeinkortikalis reicht. Wenn der Nagel zu lang ist, so kann das Schienbein vorn gesprengt werden.

Durch eine Röntgenkontrolle überzeugt man sich von der guten Lage des Nagels. Nachdem die Haut an der Fußsohle durch Knopfnähte verschlossen wurde, wird ein Zellstoff-Kompressionsverband angelegt.

Die Hautnähte werden nach zwei Wochen entfernt und anschließend wird ein Unterschenkelgehgipsverband angelegt, mit dem der Verletzte aufstehen kann.

Die Dauer der Ruhigstellung ab Operation beträgt sechs Wochen.

3. Fersenbein

Bei Eiterungen im Bereich des Fersenbeines nach offenen Brüchen oder als Folge eines durch das Fersenbein angelegten Extensionsnagels oder -drahtes soll man, wenn *mehrmalige Sequestrotomien ohne Erfolg waren,* das Fersenbein teilresezieren oder zur Gänze entfernen.

Je nach der Größe des von der Eiterung befallenen Anteils wird ein kleinerer oder größerer Teil des Tuber calcanei abgemeißelt. Wenn das ganze Fersenbein von der Eiterung ergriffen ist, so entfernt man den ganzen Knochen.

Eine weitere Indikation für die Teilresektion oder Totalexstirpation des Fersenbeines stellen *lange bestehende Narbengeschwüre* im Bereich der hinteren Ferse dar.

Die *Operation* am Fersenbein erfolgt in Allgemeinnarkose und Blutleere in Bauchlage des Verletzten. Unter dem Fußrist wird ein Sandsack gelegt. Der längsverlaufende Hautschnitt wird so angelegt, daß er in mittlerer Höhe der Achillessehne beginnt und über die Mitte des Tuber calcanei bis auf die Fußsohle reicht. Die Achillessehne und die Weichteile im Fersenbereich werden der Länge nach gespalten und nach innen und außen abgeschoben, so daß der Tuber calcanei zur Darstellung kommt.

Vom Fersenbein muß so viel Knochen weggenommen werden, bis an der Meißelfläche *nur mehr normale Spongiosa* zu sehen ist. Zum Schluß müssen die Ränder des Fersenbeinrestes an der Plantarseite abgerundet werden. Durch eine Röntgenkontrolle in beiden Ebenen überzeugt man sich davon.

Anschließend wird eine Spül-Saugdrainage angelegt und die Operationswunde wasserdicht verschlossen. Das Fußende des Bettes wird 30 cm hoch gestellt.

Die Spül-Saugdrainage muß so lange belassen werden, bis keine erhöhten Temperaturen bestehen und die abgesaugte Flüssigkeit vollkommen klar ist.

4. Riß der Achillessehne

Bei einem Riß der Achillessehne kann nur durch eine Naht Heilung erzielt werden.

Durch mangelhafte Operationstechnik oder durch Verwendung von zu starkem oder zu vielem Nahtmaterial kommt es häufig zu Fadenfisteln.

Bei schonender Operationstechnik kann man durch direkte Naht der beiden Rißenden mit Perlon gute Ergebnisse erzielen. Die Operation soll nicht sofort, sondern erst in der dritten Woche nach der Verletzung durchgeführt werden, weil dann die aufgefaserten Rißenden der Sehne etwas narbig verändert sind und die Naht dadurch erleichtert wird.

Bis zur Operation kann der Verletzte ruhig herumgehen. Man braucht nur eine elastische Binde für den Fuß und Unterschenkel anzulegen.

Zur *Naht der Achillessehne* wird der Verletzte in Allgemeinnarkose und Blutleere auf den Bauch gelagert. Ein 15 cm langer senkrechter Hautschnitt wird knapp medial der Achillessehne angelegt und anschließend die beiden Rißenden dargestellt. Dabei soll das peritendinöse Gewebe nur an der Dorsalseite abgeschoben werden.

Sind die Sehnenstümpfe stark zerfranst, so werden sie mit der Schere geglättet. Zur Sehnennaht soll Perlon Stärke 1 oder 2 verwendet werden. Dazu wird der Perlonfaden mit zwei geraden Nadeln versehen. Zuerst wird der eine Sehnenstumpf ungefähr 3 cm zentral der Rißfläche quer frontal durchstochen und die Sehne wie auf Abbildung 112a dargestellt durchflochten. Dann wird das andere Stumpfende in der gleichen Art und Weise durchflochten. Anschließend wird der Fuß maximal plantar gebeugt, so daß sich die beiden Sehnenstümpfe leichter aneinander bringen lassen. Die Perlonfäden werden an der Innen- und Außenseite der Sehne geknüpft. Zur Adaptation werden noch einige wenige feine Längsnähte angelegt.

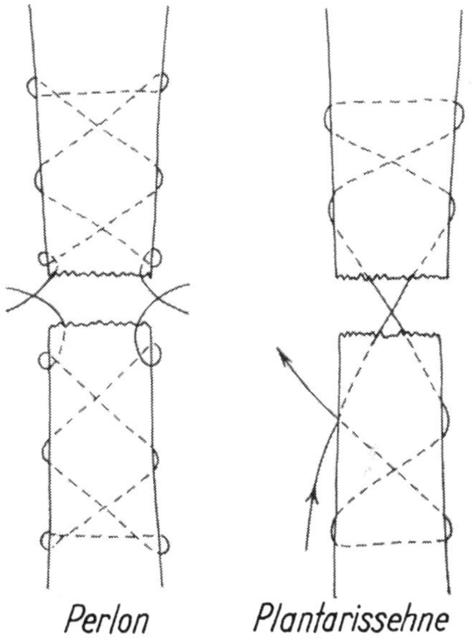

Abb. 112 a und b. Schematische Darstellung der Naht der Achillessehne.
Abb. 112 a. Durchflechtung der Sehne mit Perlon,
Abb. 112 b. Durchflechtung der Sehne mit der Sehne des M. plantaris

Damit die genähte Rißstelle eine glatte Oberfläche bekommt und nicht mit der Haut verwächst, wird die Sehne des M. plantaris, der in ungefähr 94 % der Fälle vorhanden ist, zu einem ungefähr 2 cm breiten, dünnen Sehnenblatt entfaltet, über die Nahtstelle gelegt und hier mit feinsten Perlonfäden fixiert. Anschließend wird nur die Haut genäht und ein gespaltener Unterschenkelgipsverband in einer Plantarbeugung des Sprunggelenkes von 110—115° angelegt.

Bei glatter Wundheilung werden am 14. Tag die Hautnähte entfernt und ein geschlossener Unterschenkelgehgipsverband wird in einer Plantarbeugung von 100—105° angelegt, mit dem der Verletzte aufstehen und das Bein belasten kann.

Die Dauer der Ruhigstellung im Gipsverband beträgt ab Operation sechs Wochen.

Bei der Naht der Achillessehne kann man an Stelle von Perlon auch die *Plantarissehne* verwenden, so eine vorhanden ist. Die Rißenden der Achillessehne werden in der vorher beschriebenen Art und Weise dargestellt. Dann wird eine Knopfsonde, deren Spitze um die Plantarissehne umgebogen wird, entlang der Plantarissehne möglichst bis in Höhe der Wade vorgeführt. An der Stelle, wo man die umgebogene Knopfsondenspitze durch die Haut der Wade tasten kann, macht man einen kleinen Längsschnitt in der Haut, durchtrennt die Plantarissehne und zieht diese nach unten durch.

Mit Hilfe einer Nadel oder einer Ahle durchflicht man die beiden Stümpfe der Achillessehne mit der Plantarissehne, wie dies auf Abbildung 112b dargestellt ist. An zwei oder drei Stellen wird die Plantarissehne mit feinen Perlonfäden mit der Achillessehne vernäht. Der Stumpf der Plantarissehne wird über die Rißstelle ausgebreitet und dort ebenfalls vernäht. Die übrige Behandlung ist die gleiche wie die bei der Naht mit Perlon.

Die Naht der Achillessehne mit Draht führt häufig zu Komplikationen, wenn sich der Draht nach Heilung des Risses nicht oder nur teilweise entfernen läßt. Eine einfache U-förmige Naht der Achillessehne reißt gewöhnlich bei der ersten Belastung durch.

Amputationen im Bereich der unteren Extremität

Bei traumatischen Amputationen im Bereich der unteren Extremität soll in jedem Fall so viel vom Knochen gekürzt werden, bis eine einwandfreie, spannungslose Hautdeckung möglich ist.

Beim *Oberschenkel* ist der *distalste Anteil,* das ist vom Kniegelenkspalt bis 12 cm zentral davon für die spätere prothetische Versorgung hinderlich und *in jedem Fall wegzunehmen.*

Die *Amputation im Oberschenkel* wird in Allgemeinnarkose und wenn möglich in Blutleere durchgeführt. Der Verletzte wird auf dem Rücken gelagert und das Kniegelenk auf 100° gebeugt. Der bogenförmige Hautschnitt des ventralen Lappen beginnt 25 cm zentral des Kniegelenkes in der Mitte der Oberschenkelinnenseite und geht über die Tuberositas tibiae zur Mitte der Oberschenkelaußenseite. Dann wird das Kniegelenk gestreckt und in der gleichen Art der Hautschnitt des dorsalen Lappen geführt. Dabei ist darauf zu achten, daß der dorsale Lappen um 3—4 cm länger ist als der ventrale.

Nach Durchtrennung der Muskulatur und des Ligamentum patellae werden der dorsale und ventrale Lappen nach oben umgeschlagen und der Oberschenkelknochen dargestellt. Dabei darf das Periost *nicht* abgeschoben werden. Der Oberschenkelknochen soll, wenn möglich, 12 cm zentral des Kniegelenkspaltes quer abgesetzt werden, da diese Stumpflänge für die prothetische Versorgung am besten geeignet ist. Das Knochenende darf nicht abgeschrägt und das Knochenmark nicht ausgelöffelt werden.

Nachdem die Arteria und Vena poplitea dargestellt wurden, werden die beiden Gefäße abgeklemmt und möglichst weit zentral unterbunden, die Arterie doppelt und die Vene einfach. Der Nervus tibialis und Nervus peroneus communis werden 2—3 cm nach zentral zu präpariert und quer abgeschnitten.

Die mit dem ventralen Lappen und der Quadrizepssehne nach oben umgeschlagene Kniescheibe wird nun aus ihrem Bett ausgeschält und entfernt. Nachdem die Blutsperre abgenommen wurde, werden größere blutende Gefäße umstochen und kleinere durch 5 Minuten hindurch komprimiert.

Um Stumpfbeschwerden vorzubeugen, sollen nach dem Vorschlag Dederichs die einzelnen Muskelgruppen mit Katgut vernäht werden, und zwar werden zuerst die Adduktoren mit dem Vastus lateralis und Tractus ileotibialis vernäht und hierüber die Beuger mit den Streckern. Dann werden die beiden Hautlappen aneinander gelegt, um zu sehen, ob die Naht der Haut spannungslos erfolgen kann. Vor der Hautnaht werden an der Innen- und Außenseite des Stumpfes je ein Saugdrain eingelegt. Im Bett, dessen Fußende um 30 cm hochgestellt werden soll, wird das Bein auf einem Keilpolster gelagert. Bei glatter Wundheilung werden nach zwei Wochen die Hautnähte entfernt. Damit die Muskeln Zeit zum Heilen haben, soll der Verletzte drei Wochen Bettruhe einhalten.

Am *zentralen Ende des Unterschenkels darf die Amputation nicht im Bereich der Schienbeinknorren erfolgen,* da eine spätere prothetische Versorgung nur möglich ist, wenn die Schienbeinknorren voll erhalten sind. Ein kürzerer Knochenstumpf ist unbrauchbar. Bei diesen Fällen muß daher die Amputation im Oberschenkel erfolgen.

Ebenfalls *hinderlich ist das distale Drittel des Unterschenkels.* In diesem Bereich sollen die Knochen immer bis an die Grenze mittleres distales Drittel zurückgekürzt werden.

Die *Amputation im Unterschenkel* soll in Allgemeinnarkose und Blutleere ausgeführt werden. Beim Hautschnitt, der in Form eines „Froschmauls" zu führen ist, ist darauf zu achten, daß der dorsale Lappen ungefähr 3—4 cm länger ist als der ventrale. Um gute Knochenverhältnisse des Stumpfes zu erhalten, muß das Schienbein an seiner Vorderseite auf eine Länge von 3 cm um ein Drittel seiner Dicke verlaufend abgeschrägt werden. Außerdem ist das Wadenbein gegenüber dem Schienbein um 2—3 cm zurückzukürzen. Durch eine Röntgenkontrolle in beiden Ebenen überzeugt man sich von der richtigen Abschrägung des Schienbeins und Zurückkürzung des Wadenbeins. Nach dem Aufsuchen, Unterbinden und Zurückkürzen der Gefäße und Nerven wird die Muskulatur über dem Knochenstumpf mit Katgutfäden vernäht. Nach dem Anlegen einer Saugdrainage wird die Haut durch Knopfnähte verschlossen. Bei glatter Wundheilung können die Hautnähte nach 14 Tagen entfernt werden.

Bei *Hautdefekten im Bereich der Ferse* kann vom Fersenbein so viel Knochen oder auch das ganze Fersenbein entfernt werden, um einen *spannungslosen* Schluß der Haut zu ermöglichen. Hautplastiken im Bereich der Ferse geben in der Regel trotz monatelangem Krankenlager keine guten Ergebnisse. Auch bei Entfernung des Fersenbeins können die Verletzten, mit orthopädischen Schuhen versorgt, gute Gangleistungen vollbringen.

Amputationen im Bereich der Fußwurzel ergeben fast immer schlechte funktionelle Ergebnisse. Bei diesen Fällen soll ein modifizierter Pirogoff-Stumpf gemacht werden.

Im *Mittelfußbereich* soll man immer so viel vom Knochen wegnehmen, bis eine einwandfreie Hautdeckung möglich ist.

Bei schweren Weichteilquetschungen oder offenen Brüchen der *Zehen* soll man mit der Amputation nicht zurückhaltend sein. Bei diesen Fällen hat sich bei der Indikation zur Amputation einer Zehe folgendes Schema bewährt: Ist der Verletzte älter als 50 Jahre oder war der einwirkende Körper schwerer als 50 kg oder war er aus einer Höhe von mehr als 50 cm heruntergefallen, so soll die Zehe, wenn möglich, im Grundgliedsbereich abgesetzt werden. Macht man dies nicht, so kommt es häufig zur Gangrän der Zehe. Ein monateanges Krankenlager ist die Folge. Bei Zehenstümpfen werden bei glatter Wundheilung nach zwei Wochen die Hautnähte entfernt. und der Verletzte kann aufstehen und herumgehen.

Schädel

Bei *geschlossenen* Brüchen des Schädels ohne Impression oder raumfordernden Blutungen kann konservativ vorgegangen werden. Eine Ausnahme können frontobasale Schädelverletzungen bilden.

Offene Brüche des Schädeldaches müssen operativ versorgt werden. Hautdefekte über einem Schädelbruch werden durch einen Verschiebelappen gedeckt, Knochensplitter und zerstörte Hirnteile sorgfältig mit einem Sauger entfernt. Eine Impression ist zu heben, wenn neurologische Ausfallserscheinungen bestehen oder wenn die Impression im Röntgenbild tiefer als 5 mm ist. Ein Defekt der Dura wird am besten mit einem Faszia-lata-Streifen gedeckt.

Sinusblutungen stellen eine schwere Komplikation dar. Unterbindungen der größeren Blutleiter führen meist zu einer Behinderung des venösen Abflusses. Nach J. BÖHLER kann der Sinus sagittalis superior nur in seinem vorderen Viertel ohne wesentliche Folgen unterbunden werden, ebenso ein Sinus transversus, wenn der andere Sinus transversus nicht unterentwickelt ist.

Ist ein Sinus zerrissen, so kommt es zu heftigen Blutungen. Risse lassen sich in seltenen Fällen direkt nähen, meist können sie nur durch Aufsteppen eines Spongostanstückes oder Muskels verschlossen werden.

Eine *absolute Operationsindikation ist bei geschlossenen raumfordernden Hämatomen* (epidurales und subdurales) im Bereiche des Schädels gegeben.

Die *Indikationsstellung* für die Schädeltrepanation erfordert Erfahrung und entsprechende Spezialuntersuchungen bzw. Hilfsmittel (Angiographie, Echo-Enzephalographie, Elektro-Enzephalographie). Diese Untersuchungen können meist nur in Spezialstationen durchgeführt werden.

Da die entlastende Schädeltrepanation im akuten Stadium einer Blutung oft *lebensrettend* ist, muß getrachtet werden, durch die einfache klinische Untersuchung die Indikation für die Entlastungstrepanation zu stellen. Dabei gilt ausnahmsweise der Grundsatz: *Eine Operation zuviel ist besser als eine zuwenig.* Schwere Kontusionsschäden des Gehirns können die Lokalzeichen raumfordernder intrakranieller Blutungen weitgehend verschleiern. Schwierigkeiten in der Diagnosenstellung können auch durch doppelseitige Hämatome oder okzipital oder frontal gelegene entstehen.

Die *wichtigsten Indikationen* für eine Schädeltrepanation bei Verdacht auf einen raumfordernden intrakraniellen Prozeß sind:

1. Wenn es nach einem luziden oder relativ luziden Intervall zur Bewußtlosigkeit kommt. Eine rasche Verschlechterung der Bewußtseinslage deutet auf ein epidurales Hämatom hin. Wenn es nach Tagen oder Wochen zu einer Verschlechterung der Bewußtseinslage kommt, besteht in der Regel ein subdurales Hämatom.

2. Wenn eine Pupille (auf der Seite des Hämatoms) durch die Lähmung des N. oculomotorius weit und lichtstarr wird.

3. Wenn Lähmungen auftreten (kontrolaterale Seite des Hämatoms), in Form einer Bewegungsarmut der Extremitäten mit Tonuserhöhung und Reflexsteigerung.

4. Wenn die Pulsfrequenz abnimmt und der Blutdruck ansteigt.

Diese klinischen Zeichen müssen *nicht immer* klassisch vorhanden sein, doch kann man sagen, daß die *zunehmende Verschlechterung* der Bewußtseinslage die größte Bedeutung für die Indikation zur Schädeltrepanation darstellt.

In manchen Fällen kann das Röntgenbild einen Hinweis geben, wenn ein Bruch des Knochens an der Schädelbasis oder im Bereiche der Schläfen- oder Scheitelregion vorliegt.

Zur *Trepanation* muß der Schädel kahl geschoren werden. Die Operation erfolgt in Intubationsnarkose. Vor dem sterilen Abdecken markiert man sich den halbkreisförmigen Hautschnitt mit einem Durchmesser von 10 cm und der Basis nach kaudal.

Zur Orientierung dient der äußere Gehörgang. Der Hautschnitt beginnt in Höhe des oberen Ohrmuschelansatzes 5 cm vor dem Gehörgang, zieht halbkreisförmig bis 10 cm nach kranial, um wieder 5 cm hinter dem Gehörgang in Höhe des oberen Ohrmuschelansatzes zu enden. Die genaue Markierung des Hautschnittes ist notwendig, da die Orientierung nach dem sterilen Abdecken des Operationsgebietes nicht leicht ist.

Der Hautschnitt erfolgt bis auf den Knochen, so daß anschließend mit der Haut und Muskulatur das Periost abgeschoben werden kann. Nach der Blutstillung wird das erste Bohrloch in Höhe des oberen Orbitalrandes 3—4 cm vor dem äußeren Gehörgang angelegt (Abb. 113).

Zum Bohren genügt eine mit der Hand betriebene Kugelfräse. Im Unfallkrankenhaus Wien verwenden wir einen mit Preßluft betriebenen Bohrer nach MARTEL, der sich nach Durchbohren des Knochens automatisch abschaltet.

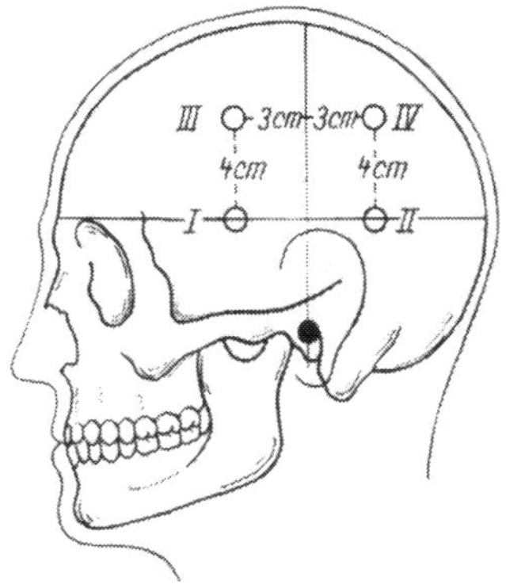

Abb. 113. Schematische Darstellung der Lokalisation der Bohrlöcher I—IV am Schädel

Der weitere Verlauf der Operation richtet sich nach den vorgefundenen Tatsachen. Folgendes Vorgehen ist dabei einzuhalten:

1. Ist nach der Trepanation des Knochens eine Blutung nachweisbar, so liegt ein *epidurales Hämatom* vor (Operation siehe epidurales Hämatom).
2. Ist *keine* Blutung vorhanden, so muß die Dura eröffnet werden.
3. Findet sich nach der Eröffnung der Dura eine Blutung, so besteht ein subdurales Hämatom (Operation siehe subdurales Hämatom).
4. Ist auch nach Eröffnung der Dura *keine* Blutung vorhanden, so muß der Schädel an der *anderen* Seite trepaniert werden.
5. Ist nach der Knochentrepanation der anderen Seite keine Blutung zu sehen, so muß auch hier die Dura eröffnet werden, um nicht ein subdurales Hämatom auf dieser Seite zu übersehen.

Gibt die Probetrepanation auf beiden Seiten ein negatives Ergebnis, so wird die Dura mit feinen Nähten verschlossen und die Haut genäht.

1. Epidurales Hämatom

Ist im ersten Trepanationsloch eine Blutung nachweisbar, so besteht *ein epidurales Hämatom.* Es werden Bohrloch Nr. 2 in Höhe des oberen Orbitalrandes und 3—4 cm hinter dem äußeren Gehörgang, Bohrloch Nr. 3 und 4 je 4—5 cm kranial von Bohrloch Nr. 1 und 2 angelegt. Diese 4 Bohrlöcher miteinander verbunden ergeben ein Rechteck. Dieser rechteckige Knochenteil wird mit Hilfe einer GIGLI-Säge ausgeschnitten. Dabei geht man so vor, daß die scharfen Ränder der Tabula interna jedes Bohrloches mit der Knochenzange nach DAHLGREEN abgeschrägt werden. Dann unterfährt man den Knochen von einem Bohrloch zum anderen mit einer Spezialsonde mit Haken zum Durchziehen der GIGLI-Säge. Der Knochen wird mit Hilfe der GIGLI-Säge (Abb. 114) durchtrennt. Dabei soll man die Säge nicht senkrecht zum Knochen ansetzen, sondern schräg, damit der so gewonnene Knochen bei der späteren Deckung nicht in die Tiefe sinken kann, sondern eine entsprechende Auflage hat (Abb. 115).

Hat man den Knochendeckel entfernt, so werden vorsichtig die Blut-Koagula abgesaugt und die Blutungsquelle wird dargestellt.

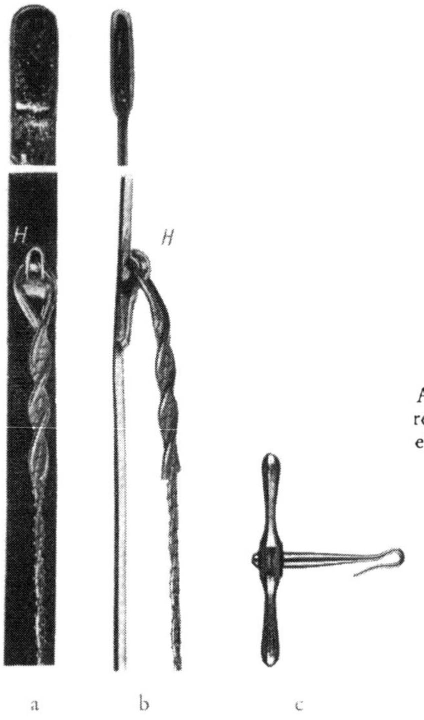

Abb. 114 a—c. Biegsame Metallsonde zum Durchführen der GIGLI-Säge zwischen Knochen und Dura von einem Bohrloch zum anderen. Die GIGLI-Säge wird an einen Haken (H) an die Sonde angehängt.

Abb. 114 a. Ansicht von oben.

Abb. 114 b. Ansicht von der Seite.

Abb. 114 c. Hangriff für die GIGLI-Säge

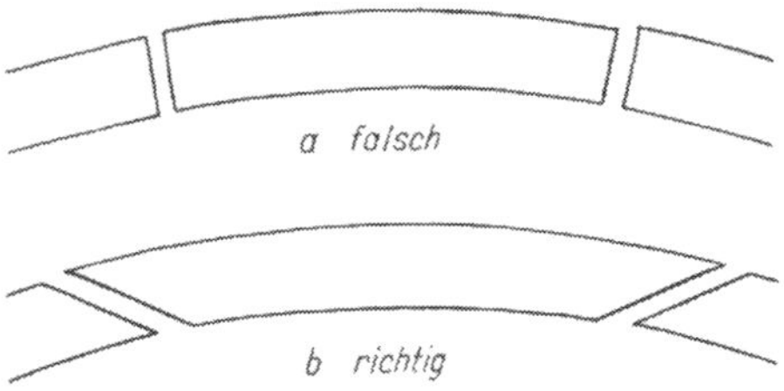

Abb. 115 a u. b. Die Durchsägung des Schädelknochens darf nicht senkrecht sein (Abb. 115 a), sondern muß schräg erfolgen (Abb. 115 b)

Die Blutstillung am Knochen erfolgt am besten mit Knochenwachs, mit dem die blutenden Diploeräume gefüllt werden, oder durch Zusammenpressen des Knochens.

Bluten größere Gefäße — z. B. die A. meningea media —, so werden diese Gefäße ligiert oder umstochen. Kleinere können mit Clips zusammengepreßt oder durch Elektrokaogulation verödet werden.

Bei diffusen Blutungen kann mit Hilfe von Spongostan die Blutstillung bewerkstelligt werden.

Gelingt es durch diese in den Schädelknochen gesetzte Lücke nicht, die Blutungsquelle zum Stillstand zu bringen, so muß die Knochenlücke *osteoklastisch* so lange erweitert werden, bis man die Blutungsquelle darstellen und die Blutung stillen kann.

Ist die Blutung gestillt, so wird ein Laschendrain, das durch die gesunde Haut herausgeleitet wird, auf die Dura gelegt, der Knochendeckel wird wieder eingesetzt und die Haut genäht. Das Laschendrain soll nach 48 Stunden entfernt werden.

2. Subdurales Hämatom

Findet sich nach der Eröffnung der Dura eine Blutung, so liegt ein subdurales Hämatom vor.

Mit einem Gummikatheder, der an den Sauger angeschlossen wird, werden das Blut bzw. die Koagula vorsichtig abgesaugt. Sieht man, daß es zu keiner weiteren Blutung subdural kommt, so wird ein Laschendrain eingelegt und durch die gesunde Haut herausgeleitet. Dann werden die Dura und die Haut genäht. Das Laschendrain soll nach 48 Stunden entfernt werden.

Blutet es jedoch nach dem Absaugen des subduralen Hämatoms stärker nach, so muß das blutende Hirngefäß aufgesucht und elektrokoaguliert oder durch Clips komprimiert werden. Um das blutende Gefäß zu finden, muß genauso wie beim epiduralen Hämatom ein viereckiger Knochendeckel ausgeschnitten werden.

Wirbelsäule

1. Okzipito-Zervikal-Gegend

Bei Brüchen im Bereich der Okzipito-Zervikal-Gegend soll, wenn keine neurologischen Ausfälle bestehen, konservativ vorgegangen werden. Die Behandlung erfolgt mit einem Kopf-Brust-Gipsverband für 3—4 Monate.

Die *operative* Spanversteifung zwischen Hinterhauptsschuppe und Atlas hat sich nicht bewährt, da eine knöcherne Heilung der Spanversteifung meist nicht erfolgt.

2. Dens epistrophei

Bei den Brüchen des Dens epistrophei muß man unterscheiden, ob der abgebrochene Zahnfortsatz verschoben ist oder nicht. Ist keine Verschiebung vorhanden, so soll die Ruhigstellung mit einem Kopf-Brust-Gipsverband für mindestens 4 Monate erfolgen.

Besteht eine Verschiebung des abgebrochenen Zahnfortsatzes, so ist diese mittels einer CRUTCHFIELD-Klammer im Dauerzug zu beseitigen. Zeigt die Röntgenkontrolle, daß die Einrichtung gelungen ist, so wird ein Kopf-Brust-Gipsverband für 4—6 Monate angelegt. Eine operative Versteifung ist nur bei Denspseudarthrosen notwendig, wenn Lähmungen infolge sekundärer Verschiebungen auftreten. Hierbei hat sich die Operationstechnik nach J. BÖHLER bewährt, da die Spanversteifung nur zwischen dem 1. und 2. Halswirbel erfolgt (Abb. 116).

Die Verschiebung des Dens epistrophei wird im Dauerzug mit einer CRUTCHFIELD-Klammer beseitigt. Wenn die Einrichtung gelungen ist, kann die *Operation* erfolgen: Die Lagerung ist die gleiche wie zur Fusion der Dornfortsätze (Seite 129).

Durch einen 20 cm langen Hautschnitt, der an der Protuberantia occipitalis beginnt und nach kaudal über die Mitte der Dornfortsätze zieht, werden der hintere Atlasbogen und der Dornfortsatz des 2. Halswirbels freigelegt. Der Atlasbogen ist im Querschnitt keilförmig. Die Rundung des Atlasbogens entspricht der Krümmung der Metapyhse des oberen Schienbeinendes, aus der ein rechteckiger Span entnommen wird. In die obere Kante des Spans wird eine Rille gefräst, in die die untere Kurve des Atlasbogens einrastet. Der Span wird mit zwei Drahtschlingen, die um den Atlasbogen und durch Bohrlöcher im Span geschlungen werden, fixiert. Am unteren Ende des Spans wird eine Ausnehmung für den Dornfortsatz des 2. Halswirbels gesägt, so daß der Span dem Dornfortsatz fest aufsitzt. Der Span wird an den Dornfortsatz mit einer Drahtschlinge fixiert.

Nach der Operation wird bis zum Ausheilen der Wunde durch 10 Tage mit der CRUTCHFIELD-Klammer ein Dauerzug ausgeübt. Nach Abnehmen der CRUTCHFIELD-Klammer wird eine SCHANZ-Krawatte aus Gips für 10 Wochen angelegt.

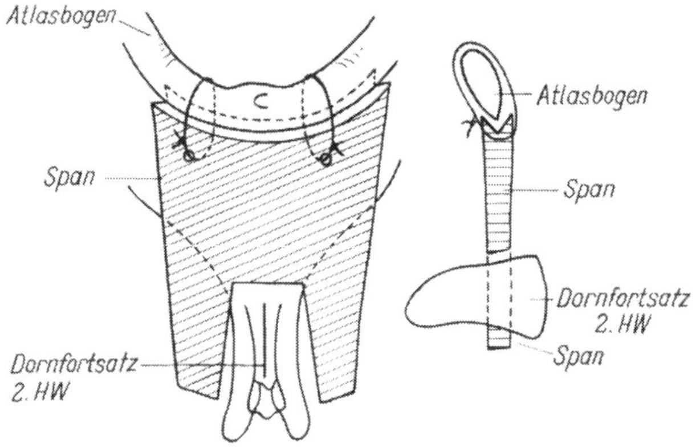

a b

Abb. 116 a u. b. Schematische Darstellung der Spanversteifung zwischen 1. u. 2. Halswirbel nach J. BÖHLER

(Abb. aus BÖHLER J. Zbl. Chir. 87, 657 [1962])

3. 3.—7. Halswirbel

Im Bereich des 3.—7. Halswirbels sollen reine Wirbelkörperbrüche mittels einer CRUTCHFIELD-Klammer im Dauerzug eingerichtet werden. Nach der Einrichtung ist ein Kopf-Brust-Gipsverband für 4—6 Wochen anzulegen.

Besteht jedoch ein Verrenkungsbruch mit Bogenbruch und Brüchen der Gelenkfortsätze mit Verschiebung, so soll der Dauerzug mit der CRUTCHFIELD-Klammer durch 5—6 Wochen ausgeübt werden, um eine neuerliche Verschiebung zu verhindern. Ein Kopf-Brust-Gipsverband ist erst *nach* dieser Zeit anzulegen. Die Ruhigstellung im Gipsverband soll 4—6Monate betragen.

Reine Wirbelkörperbrüche, bei denen nur eine geringe Impression der Deckplatte vorhanden ist, brauchen nicht aufgerichtet zu werden, sondern es genügt das Anlegen eines Kopf-Brust-Gipsverbandes für 3 Monate.

Besteht eine *Verhakung der Gelenkfortsätze,* die sich konservativ nicht lösen läßt, so kann die Einrichtung nur operativ durch den „hinteren Zugang" erfolgen (siehe Seite 129).

Um die Stabilität der Halswirbelsäule nicht zu gefährden, soll man dabei nur die Spitzen und nicht die ganzen Gelenkfortsätze wegnehmen.

Die *Versteifung der Halswirbelsäule ist angezeigt:*

1. Bei Teilverrenkungen oder Verrenkungsbrüchen, bei denen es nach der konservativen Einrichtung im Gipsverband zu einer *neuerlichen* Verschiebung gekommen ist.
2. Reine Verrenkungen stellen ebenfalls eine absolute Indikation für eine Versteifung dar.

Zur Versteifung der Halswirbelsäule eignet sich am besten der *„hintere Zugang"*, das heißt die Fusion der Dornfortsätze. Einige Tage vor der Operation wird eine CRUTCHFIELD-Klammer angelegt und durch Dauerzug die Fehlstellung im Bereich der Halswirbelsäule beseitigt. Zeigt das Röntgenbild, daß die Einrichtung gelungen ist, so kann die *Operation* durchgeführt werden.

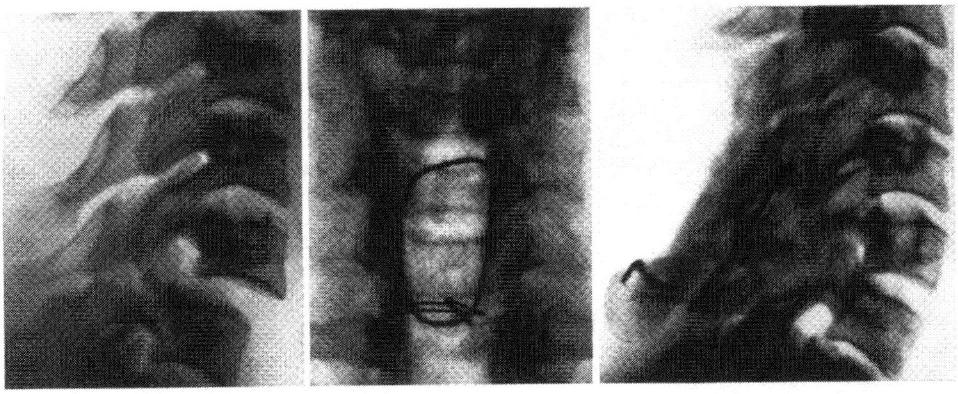

a b c

Abb. 117 a—c. Nicht stabiler Verrenkungsbruch des 6. auf den 7. Halswirbel ohne neurologische Ausfälle bei einem 42jährigen Gendarmen. Der 6. Halswirbel ist gegenüber dem 7. um 8 Millimeter nach vorne verschoben, der Bogen des 6. Halswirbels und der linke obere Gelenkfortsatz des 7. Halswirbels sind gebrochen (Abb. 117 a).

Zustand 11 Monate nach Fusion der Dornfortsätze des 5.—7. Halswirbels durch beidseits der Dornfortsätze angelegten Knochenspäne (Abb. 117 b u. c)

In Intratrachealnarkose wird der Verletzte auf den Bauch gelagert, wobei mit der CRUTCHFIELD-Klammer dauernd ein Zug auch während der Operation ausgeübt werden muß. Ein entsprechender Gegenzug am Operationstisch muß an beiden Beinen mit Hilfe von Fußlaschen erfolgen. Der Dornfortsatz des verletzten Wirbels wird mit einer Nadel markiert.

Durch eine Röntgenkontrolle überzeugt man sich nach der Lagerung am Operationstisch, ob der Wirbel eingerichtet und ob der richtige Dornfortsatz mit der Nadel markiert wurde.

Der Hautschnitt wird in der Mittellinie über den Dornfortsätzen angelegt. Der Dornfortsatz des verletzten Wirbels sowie eines höher und tiefer gelegenen Wirbels werden subperiostal freigelegt, ebenso die entsprechenden Wirbelbogen bis lateral zu den Gelenkfortsätzen. Der über dem verletzten Wirbel liegende Dornfortsatz wird knapp an seiner Wurzel quer durchbohrt, ein Draht von 1 mm Stärke wird durch das Bohrloch durchgezogen und um den Dornfortsatz des unter dem verletzten Wirbel liegenden Wirbels herumgeschlungen.

Besteht z. B. ein nicht stabiler Verrenkungsbruch des 6. auf den 7. Halswirbel, so wird der Dornfortsatz des 5. Halswirbels durchbohrt und der Draht um den Dornfortsatz des 7. Halswirbels herumgeschlungen. Damit die Drahtschlinge möglichst straff geknüpft werden kann, wird die Halswirbelsäule unter Zug lordosiert und der Draht mit der Spannzange geknüpft. Beiderseits der Dornfortsätze wird je ein Knochenspan von 10 mm Breite und 65 mm Länge angelegt, und um eine Verschiebung der Späne zu verhindern, mit einer Drahtschlinge an einem Dornfortsatz befestigt. Durch eine Röntgenkontrolle überzeugt man sich von der Einrichtung des Bruches, von der guten Lage der Drahtschlingen und der Späne. Nach Anlegen einer Saugdrainage wird die Wunde schichtweise verschlossen und ein Schutzverband angelegt.

Der Verletzte wird in das Bett zurückgelagert und mit einer CRUTCHFIELD-Klammer weiterhin ein Dauerzug ausgeübt.

Nach 10 Tagen werden die Hautnähte entfernt. Ein Kopf-Brust-Gipsverband wird angelegt, mit dem der Verletzte aufstehen und herumgehen kann. Die Ruhigstellung im Gipsverband beträgt 4 Monate, um einem Reißen der Drähte und damit einer neuerlichen Verschiebung vorzubeugen (Abb. 117).

Die Versteifung der Wirbel durch Fusion der Dornfortsätze ist technisch einfacher als die durch den „vorderen Zugang“, bei dem die Wirbelkörper fusioniert werden.

4. Brust- und Lendenwirbel

Das Aufrichten eines komprimierten 1.—11. Brustwirbelkörpers ist nicht oder nur teilweise möglich. Zur Behandlung genügt daher Bettruhe, solange stärkere Schmerzen bestehen. Hingegen sollen Kompressionsbrüche des 12. Brustwirbels und 1.—5. Lendenwirbels konservativ aufgerichtet und anschließend bis zur Heilung in einem Gipsmieder, das 3—5 Monate getragen werden soll, ruhiggestellt werden.

Brustkorb, Lunge und Herz

Die meisten perforierenden Verletzungen von Brustkorb, Lunge und Herz entstehen in Friedenszeiten durch Messerstiche. Diese Verletzungen machen manchmal klinisch keine besonderen Erscheinungen. Erst bei genauer Wundrevision sieht man, daß eine Verletzung der Pleura, der Lunge, ja sogar des Herzens vorliegt.

Bei *Stichverletzungen* im Bereich des Brustkorbes bestehen folgende Verletzungsmöglichkeiten:

1. Der Stich endet in der Interkostalmuskulatur, ohne die Pleura zu verletzen.
2. Die Pleura ist verletzt, nicht jedoch die Lunge und der Herzbeutel.
3. Pleura und Lunge sind verletzt.
4. Pleura und Herzbeutel sind verletzt.
5. Pleura, Herzbeutel und Herz sind verletzt.

Bei 4 und 5 kann zusätzlich noch eine Verletzung der Lunge vorliegen.

Stichverletzungen *ohne* Verletzung der Pleura können in örtlicher Betäubung ausgeschnitten und genäht werden.

Bei Verdacht einer Pleuraverletzung wird in Intratrachealnarkose die Hautwunde ausgeschnitten und in die Tiefe verfolgt. Dabei soll die Hautwunde immer *großzügig* in Richtung des Verlaufs der Rippen verlängert werden, um einen guten Überblick zu erhalten.

Kann man annehmen, daß eine Verletzung des Herzens vorliegt, so ist die Hautwunde so zu verlängern, daß ein von der vorderen Axillarlinie bis zur Parasternallinie reichender Schnitt in Höhe des 5. Zwischenrippenraumes zustande kommt.

Geht die Wunde in die Tiefe und ist die Pleura verletzt, so werden die beiden benachbarten Rippen mit einem Raspatorium freigelegt und der Interkostalraum mit einem Rippensperrer (Abb. 118) auseinandergedrängt (bei Herzverletzungen der 5. Zwischenrippenraum) und die Pleura entsprechend weiter eröffnet.

Gelingt es mit dem Rippensperrer nicht, einen genügenden Überblick zu bekommen, oder kommt es zu einer starken Blutung aus den Interkostalgefäßen, die nicht beherrscht werden kann, dann ist es am besten, die beiden Rippen von 2 cm parasternal auf 10—12 cm nach lateral zu resezieren.

Sieht man, daß weder die Lunge noch der Herzbeutel verletzt sind, so ist ein weiteres Vorgehen nicht notwendig.

Besteht eine Verletzung der Lunge, so wird die Verletzungsstelle mit Einzelknopfnähten aus Katgut vernäht.

Ist der Herzbeutel eröffnet und der Herzmuskel unverletzt, so wird der Herzbeutel, nachdem vorhandene Blutkoagula mit dem Sauger entfernt wurden, durch feine Seidenknopfnähte verschlossen.

Die Absaugung des Blutes aus dem Herzbeutel soll langsam erfolgen, da es zu einer heftigen stoßweisen Blutung aus der Herzwunde kommen kann, wenn eine Verletzung des

Herzens besteht. Die Blutung muß sofort durch digitale Kompression beherrscht werden (Abb. 119).

Um die Herzwunde besser versorgen zu können, legt man beidseits des komprimierenden Fingers je einen Haltefaden an und stillt die Blutung für die Naht temporär durch Hochheben und Überkreuzen der beiden Haltefäden.

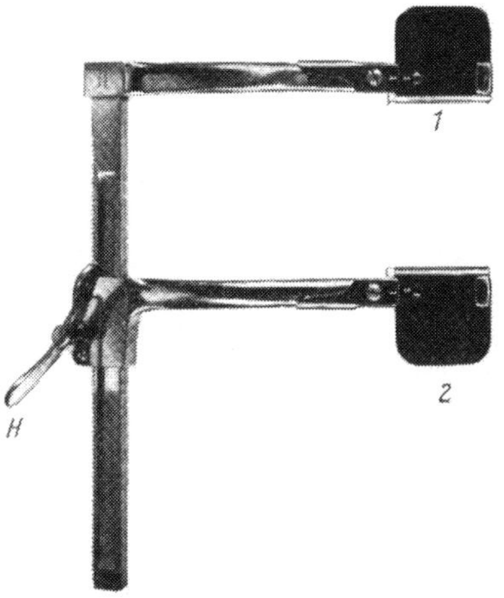

Abb. 118. Rippensperrer im geöffneten Zustand zum Erweitern des Interkostalraumes. Der eine Arm ist starr fixiert (1). Durch Drehen am Handgriff (H) wird der andere bewegliche Arm (2) entlang der Führung vom starren Arm entfernt

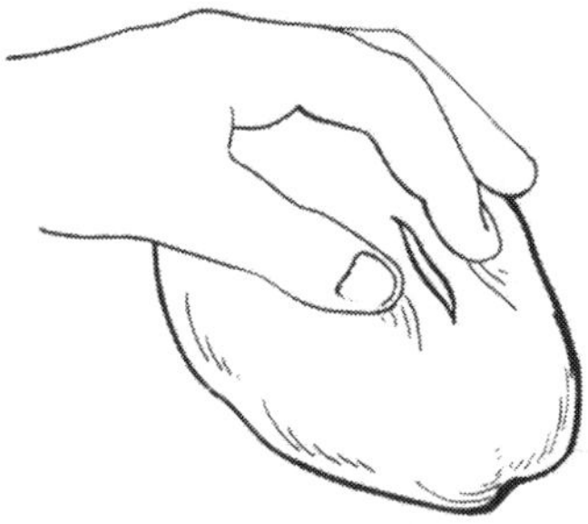

Abb. 119. Schematische Darstellung der digitalen Kompression einer Wunde der Herzmuskulatur

Die Naht des Herzmuskels erfolgt mit atraumatischen Nadeln durch Einzelknopfnähte aus Seide. Dabei ist darauf zu achten, daß die Nähte nicht durch das Endokard gehen. Der Herzbeutel und die Pleura werden ebenfalls mit Einzelknopfnähten aus Seide genäht.

Vor dem Knüpfen der letzten Naht der Pleura muß zuerst die Lunge entfaltet und so der Pneumothorax beseitigt werden (mit Hilfe des Atembeutels). Dann erst darf die letzte Pleuranaht geknüpft werden.

Die Interkostalmuskulatur wird mit Einzelnähten aus Katgut luftdicht verschlossen. Dann erfolgt die Naht der Haut.

Stumpfe Bauchverletzungen

Zu den häufigsten Verletzungen im Bereich des Bauches gehören die Zerreißungen des *Dünndarmes* und der *Milz*.

Der Erfolg oder Mißerfolg bei der Behandlung einer stumpfen Bauchverletzung hängt von der möglichst *rasch* nach dem Unfall gestellten Diagnose und dem *entsprechend frühzeitigen operativen Eingreifen ab.*

Die *klinische* Diagnose einer traumatischen intraabdominellen Verletzung ist oft schwer zu stellen und erfordert Erfahrung, da es zwischen dem klinischen Bild des Schockzustandes und dem einer stumpfen Bauchverletzung Überschneidungen gibt. Laboratoriumsuntersuchungen gleich nach der Verletzung sind meist problematisch.

Es ist daher grundsätzlich zuerst die *Schockbehandlung* einzuleiten. Analgetika dürfen *keine* gegeben werden, um das klinische Bild nicht zu verschleiern.

Klingt der Schockzustand in 1—2 Stunden ab, ist der Bauch weich, nicht druckempfindlich, besteht keine Flankendämpfung, so besteht *keine* Indikation zur Laparatomie. Trotzdem ist eine stationäre Beobachtung des Verletzten unbedingt notwendig, da es „gedeckte" Risse der Magen- und Darmwand sowie von parenchymatösen Organen gibt. So können Spätblutungen bei sogenannten „zweizeitigen" Milzrupturen bis zu 3 Wochen nach dem Unfall auftreten.

Ist eine intraabdominelle Verletzung spätestens 1—2 Stunden nach Einleitung der Schockbehandlung *nicht mit Sicherheit auszuschließen, so soll nicht weiter zugewartet, sondern unter allen Umständen eine Probelaparatomie* gemacht werden.

Die Hauptleitsymptome für eine Laparatomie sind:

1. In der Vorgeschichte eine entsprechend starke stumpfe Gewalteinwirkung auf den Bauch (z. B. Verletzung durch das Lenkrad, Auffallen auf harten Gegenstände usw.).
2. Schmerzen im Bauch.
3. Schmerzen, die oberhalb des linken Schlüsselbeines angegeben werden, weisen auf eine Verletzung der Milz hin.
4. Die vorangegangene Schockbehandlung hat keinen oder nur unvollständigen und vorübergehenden Erfolg. Der Blutdruck erreicht nicht den Normalwert oder sinkt wieder ab und der Puls wird rascher.
5. Örtliche Druckempfindlichkeit das Bauches und manchmal eine Abwehrspannung der Bauchdecken. Die örtliche Druckempfindlichkeit kann einen Hinweis auf den Ort der Verletzung geben, muß es aber nicht.

Die *Operation* wird in Allgemeinnarkose durchgeführt, wobei die Schockbehandlung fortgesetzt werden muß. Der Zugang wird je nach Lage des verletzten Organes angelegt, z. B. bei einer Verletzung der Milz ein Rippenbogenrandschnitt links usw.

Für die *Probelaparatomie* eröffnet man die Bauchhöhle durch einen medianen Oberbauchschnitt, den man gegebenenfalls zu einem Rippenbogenrandschnitt oder medianem Unterbauchschnitt verlängern kann. Der Nabel wird dabei links umschnitten.

An dieser Stelle sei darauf hingewiesen, daß mehrere Organe *gleichzeitig* verletzt sein können, z. B. Milz und Dünndarm oder Milz und Magen usw.

Das weitere Vorgehen nach Eröffnen der Bauchhöhle hängt von dem darin vorgefundenen freien Inhalt ab.

1. Ist in der Bauchhöhle Blut, so wird dieses entfernt und die Blutungsquelle gesucht.
2. Ist in der Bauchhöhle neben Blut auch Magen- oder Darminhalt — was man zumeist erst nach Hochschlagen des Netzes feststellen kann —, so soll man der Spur des Darminhaltes vorsichtig folgen. Die Lage der Eingeweide soll dabei möglichst wenig geändert werden, um den Darminhalt nicht in der ganzen Bauchhöhle zu verschleppen. Die verletzte Darmschlinge wird vor die Bauchdecken gebracht.

   Der ausgetretene Darminhalt kann jedoch gering sein und leicht übersehen werden. Darum muß immer — auch im Anschluß an die Vorlagerung aller zunächst gefundenen verletzten Darmschlingen — der Darm vom Zökum aufsteigend bis zum Magen und dann absteigend bis zum Sigma genauestens untersucht werden. *Es ist stets daran zu denken, daß der Darm an mehreren Stellen gleichzeitig verletzt* sein kann.

3. Entweicht beim Eröffnen der Bauchhöhle Luft, so kann dies auf eine Verletzung des Magens hinweisen.
4. Ist in der Bauchhöhle neben Blut auch Harn, so liegt eine intraperitoneale Blasenruptur vor.

1. Milz

Bei Milzzerreißungen soll die Milz nicht genäht, sondern *entfernt* werden.

Man spaltet das Peritoneum des Lig. gastrolineale, evtl. auch noch das Lig. gastrocolium unter Schonung der Gefäße an der großen Kurvatur des Magens, umfaßt den Milzstiel mit den Fingern und ligiert ihn doppelt. Dabei ist darauf zu achten, daß der Schwanz der Bauchspeicheldrüse nicht mitgefaßt wird. Dann wird die Milz von der konvexen Seite her luxiert, wobei vorher bestehende Verwachsungen gelöst und blutende Gefäße einzeln ligiert werden müssen (obere Polarterie!).

Verwachsungen zwischen oberem Milzpol und Zwerchfell oder ein kurzer Milzstiel können den Eingriff erschweren. Eine Drainage der Bauchhöhle ist *nicht* notwendig.

2. Leber

Risse der Leber soll man versuchen durch tiefgreifende, doppelt gestochene Einzelknopfnähte aus Katgut zu verschließen (Verwendung einer runden Nadel!). Zusätzlich wird Spongostan, Sorbacel oder ähnl. auf die Naht gelegt und das Operationsgebiet drainiert. Das Drain wird *neben* der Operationswunde herausgeleitet.

Gelingt die Naht des Leberrisses nicht oder nicht einwandfrei, wird der Riß austamponiert und drainiert. Streifen und Drain werden neben der Operationswunde herausgeleitet.

Bei ausgedehnten Zerreißungen der Leber kann die Resektion eines Leberlappens notwendig werden. Sie erfolgt keilförmig im Gesunden. Die Aussichten des Verletzten auf ein Überleben sind in diesen Fällen jedoch gering (Chancen bei Resektion des linken Lappens günstiger).

3. Gallenblase und ableitende Gallenblase

Kleine Risse der Gallenblase werden zweischichtig mit Einzelknopfnähten verschlossen. Bei größeren Rissen wird am besten die Gallenblase entfernt.

Längsrisse im Ductus choledochus oder hepaticus werden über einem an der Rißstelle eingeführten T-Drain, quere Durchrisse über dem oberen Schenkel eines distal der Nahtstelle eingeführten T-Drain genäht, das nach 2 Wochen entfernt werden soll. Zusätzlich wird das Operationsgebiet drainiert.

4. Bauchspeicheldrüse

Die Verletzung der Bauchspeicheldrüse erfolgt häufig retroperitoneal. Bei Mitverletzung des Peritonealüberzuges können vereinzelte Fettgewebsnekrosen („Kalkspritzer") den Weg zur Auffindung der Verletzungsstelle weisen.

Die Bauchspeicheldrüse wird durch Spaltung des Lig. gastro-colicum unter Schonung der Vasa gastro-epiploica oder von einem bereits bestehenden Riß im Lig. hepato-gastricum aus freigelegt.

Kleine Verletzungen werden mit Einzelknopfnähten einfach übernäht. Bei einem kompletten Durchriß der Bauchspeicheldrüse werden beide Enden im Gesunden angefrischt und dann durch einige Katgut-Einzelknopfnähte miteinander vereinigt. Zur besseren Adaptierung während der Naht kann ein mit einem Faden armierter Uretherenkatheter in das Lumen des Ductus pancreaticus beiderseits eingeführt werden. Der Katheter wird vor der letzten Naht durch Zug am Faden wieder entfernt. Die Verletzungsstelle der Bauchspeicheldrüse ist abzutamponieren und zu drainieren. Streifen und Drains werden *neben* der Operationswunde herausgeleitet.

Bei einer Zertrümmerung von Bauchspeichelgewebe kommt eine Resektion nur im Schwanzbereich in Frage. Die Resektion erfolgt keilförmig.

Bei jeder Verletzung der Bauchspeicheldrüse empfiehlt sich zur Einschränkung der äußeren Pankreassekretion durch 8—10 Tage hindurch ausschließlich eine parenterale Nahrungs- und Flüssigkeitszufuhr. Darüber hinaus sollen 2mal täglich bis 50 0000 E Trasylol i.v. gegeben werden.

5. Mesenterium und Mesokolon

Risse des Mesenteriums und Mesokolons werden durch Einzelknopfnähte unter Schonung der Gefäße verschlossen. Abrisse an der Insertionsstelle bis ungefähr 15 cm Länge können, sofern der zugehörige Darmabschnitt einwandfrei durchblutet ist, durch Annähen behoben werden. Bei längeren Abrissen mit Verletzung größerer Gefäße wird meist eine Darmresektion notwendig (siehe S. 135). *Es ist stets zu untersuchen, ob sich ein Gekröseriß nicht auf den Darm fortsetzt!*

6. Netz

Kleine Risse werden genäht, vom Mesokolon abgerissene Teile wieder angenäht, stark gequetschte und zerrissene Teile abgetragen.

7. Peritonealduplikatur

Einrisse werden nach Ligatur verletzter Gefäße durch Einzelknopfnähte verschlossen. Lebenswichtige Gefäße wie die V. portae und Lebergefäße müssen genäht werden. Ihre Ligatur führt zum Tod.

8. Retroperitoneum

Große Gefäße werden minutenlang komprimiert und dann angeklemmt. Ist eine Ligatur nicht möglich, kann man notfalls die Klemmen liegen lassen, mit Gaze umwickeln und nach 3—4 Tagen — bereit zur Relaparatomie — vorsichtig abnehmen.

9. Magen

Risse in der Magenwand werden durch Einzelkopfnähte in drei Schichten verschlossen.

10. Zwölffingerdarm

Bevorzugte Rißstellen im Bereiche des Zwölffingerdarmes sind die Pars descendens und die Flexura duodeno-jejunalis.

Die Prognose besonders der retroperitonealen Zwölffingerdarmverletzungen ist schlecht. Eine gallige Verfärbung der peritonealen Umschlagfalte weist auf eine solche hin. Nach Spaltung des Peritoneums lateral des absteigenden Astes wird dieser stumpf nach medial gedrängt und so die Rückseite zur Ansicht gebracht. Der Riß wird zweischichtig quer vernäht. Die Naht muß spannungslos sein. Das Operationsgebiet wird drainiert. Zusätzlich soll eine Gastro-Enterostomie angelegt werden.

11. Dünndarm

Die Verletzung des Dünndarmes erfolgt meist im Bereiche der oberen Jejunumschlingen. Nach Vorlagerung des verletzten Darmabschnittes wird die Bauchhöhle abgedeckt.

Punktförmige Wunden des Dünndarmes verschließt man durch eine Tabaksbeutel- und Serosa-Z-Naht, kleinere Risse *unter* halbem Darmumfang durch eine fortlaufende Katgutnaht und darüber gelegten Serosa-Einzelknopfnähten.

Bei großen, unregelmäßigen Rissen, Defekten, mehrfachen Rissen auf kurzen Abschnitten, Abriß des Darmes vom Gekröse mit Gangraen ist eine Resektion des entsprechenden Darmabschnittes angezeigt. Die Anastomosierung der Stümpfe soll im *einwandfrei* unbeschädigten Gebiet erfolgen.

Nach doppelter Unterbindung des Darmes beiderseits des zu entfernenden Abschnittes wird das Mesenterium desselben keilförmig vom übrigen Gekröse abgetrennt, jedoch nur bis zu einer Breite von 5 cm parallel zum Darm. Anschließend wird der Darm zwischen den doppelten Ligaturen durchtrennt und der verletzte Abschnitt mit dem anhaftenden Gekröse entfernt. Die Darmstümpfe werden durch eine Tabaksbeutelnaht versenkt. Darüber wird die Serosa mit Einzelknopfnähten gedeckt. Dann wird eine mindestens 5 cm lange, isoperistaltische Seit-zu-Seit-Anastomose angelegt. Nach Fixation der Stümpfe durch eine Reihe von Serosa-Einzelknopfnähten aneinander parallel zum Gekröseansatz, wird der Darm beiderseits in 0,5 cm Entfernung parallel zu dieser Nahtreihe eröffnet. Nach Vereinigung beider Ecken durch je eine durchgreifende Katgut-Einzelknopfnaht erfolgt eine fortlaufende Katgutnaht durch alle Schichten, die nach vorne in eine einstülpende Naht fortgesetzt werden soll. Darüber wird eine Reihe von Serosa-Einzelknopfnähten gelegt, durch die die Stumpfenden gut an die Darmwand fixiert werden. Zuletzt wird unter Schonung der Gefäße der Mesenterialschlitz verschlossen.

Für eine End-zu-End-Anastomose wird das Darmlumen nicht ligiert, sondern beidseits zwischen zwei Darmklemmen schräg durchtrennt, um den Querschnitt der Anastomose zu vergrößern.

12. Dickdarm

Dickdarmverletzungen sind besonders *infektionsgefährdet*, vor allem, wenn sie retroperitoneal liegen. Zur Darstellung der letzteren wird das Peritoneum an der lateralen Umschlagsfalte gespalten und der Darm nach medial zu verzogen.

Kleine Risse werden in beweglichen Darmabschnitten zweischichtig, in retroperitonealen dreischichtig in querer Richtung vernäht. Bei größeren Rissen in beweglichen Dickdarmabschnitten wird in gleicher Weise wie bei Dünndarmrissen vorgegangen. Ist in retroperitonealen Abschnitten eine Resektion notwendig, gelingt oft eine spannungslose Darmnaht auch bei End-zu-End-Anastomosierung nicht, weshalb eine Ileo-Transversostomie bei Verletzung des Colon ascendens bzw. eine Transverso-sigmoidostomie bei Verletzung des Colon descendens gemacht werden muß, wobei in beiden Fällen eine End-zu-Seit-Anastomosierung erfolgt. Der ausgeschaltete Dickdarm soll zur Gänze reseziert werden.

Bei retroperitonealen Dickdarmverletzungen wird die genähte Darmschlinge über ein dickes Gummirohr *vor* die Bauckdecken gelagert. Bei einwandfreier Heilung kann das Gummirohr nach 4—6 Tagen entfernt und die Darmschlinge in die Bauchhöhle zurückverlagert werden.

War Kot in die Bauchhöhle eingetreten, so soll der DOUGLASsche Raum mit einem dicken Gummirohr drainiert werden, das durch eine Stichinzision neben der Operationswunde herausgeleitet wird.

Offene Bauchverletzungen

Offene Bauchverletzungen entstehen in Friedenszeiten zumeist durch Stich, im Krieg durch Schuß in den Bauch. Die Erfolgsaussichten verringern sich mit zunehmendem Intervall zwischen Unfall und Operation, weshalb diese unter gleichzeitiger intensiver Schockbehandlung zum frühest möglichen Zeitpunkt durchgeführt werden soll.

Grundsätzlich soll die operative Eröffnung der Bauchhöhle bei offenen Bauchverletzungen möglichst groß, der Eingriff an den Eingeweiden möglichst klein sein.

Bei Darmverletzungen begnügt man sich nach Möglichkeit mit Übernähungen. Entstehen dabei Stenosen, anastomosiert man den zu- und abführenden Darmschenkel miteinander. Darmresektionen sollen nur im äußersten Notfall gemacht werden. Bei allen offenen Dickdarmverletzungen muß die genähte Darmschlinge vorgelagert werden.

Harnröhre, Harnblase und Nieren

Besteht der *Verdacht* auf eine Verletzung der Harnröhre, Harnblase oder der Nieren, so soll darauf geachtet werden, ob der Verletzte spontan urinieren kann und ob der Harn klar oder blutig ist. Bei Brüchen im Bereich des Beckens besteht häufig *gleichzeitig* eine Verletzung der Harnröhre oder der Harnblase.

1. Gelingt es *nicht*, den Katheder (aus Gummi oder Plastik) bis in die Blase einzuführen und entleeren sich dabei nur wenige Tropfen Blut, so kann man annehmen, daß eine Zerreißung der Harnröhre vorliegt. In diesen Fällen beläßt man den Katheter, soweit man ihn einführen konnte, spritzt 10—20 ccm einer 30%igen Urografinlösung ein und macht eine Röntgenaufnahme. Liegt eine Harnröhrenzerreißung vor, so ist im Röntgenbild der Austritt von Kontrastmittel zu sehen.

2. Kann der Katheter in die Blase eingeführt werden und entleert sich zuerst *etwas Blut und dann klarer Harn*, kann eine Schleimhautverletzung der Harnröhre vorliegen. Zur Sicherheit prüft man noch, ob nicht eine Verletzung der Harnblase besteht.

Ist diese auszuschließen, so beläßt man den Katheter und ersetzt ihn durch einen Verweil-Katheder, der ungefähr 10—14 Tage zu belassen ist.

3. Kann der Katheder leicht in die Blase eingeführt werden und entleert sich *Blut*, so kann eine Verletzung der Harnblase oder der Nieren vorliegen. Die Verletzung der Harnblase wird wie unter Punkt 4 festgestellt. Kann die Verletzung der Harnblase ausgeschlossen werden, so liegt eine Nierenverletzung vor. Dann soll eine i.v. Pyelographie, sobald sich der Verletzte erholt hat, gemacht werden.

4. Kann der Katheder leicht in die Blase eingeführt werden und entleeren sich jedoch nur *wenige* Tropfen, wenn auch klaren Harnes, so soll man an die Möglichkeit einer Blasenverletzung denken.

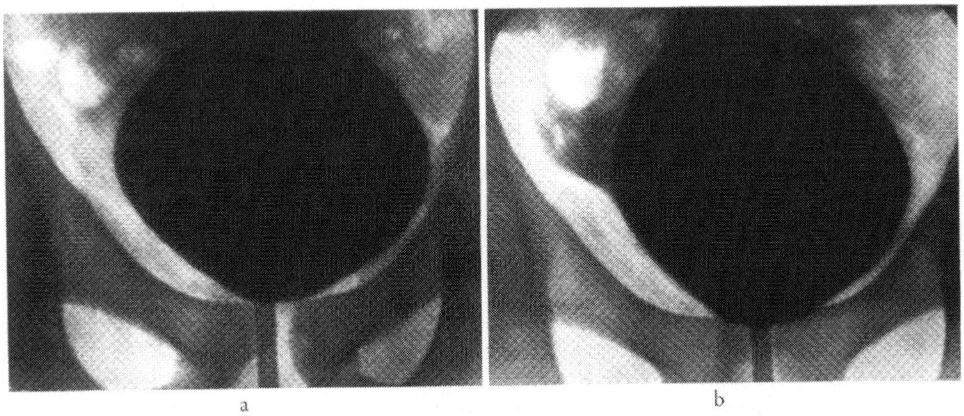

a b

Abb. 120 a u. b. Kleiner Riß in der Harnblase bei einem 43jährigen Angestellten, der als Mopedfahrer von einem PKW niedergestoßen wurde. Die Bilder zeigen die Wichtigkeit der Röntgenaufnahme auch noch 20 Minuten nach der Kontrastfüllung.

Auf der Abb. 120 a, die gleich nach der Kontrastmittelfüllung der Blase gemacht wurde, ist ein Austritt von Kontrastmittel nicht mit Sicherheit zu sehen.

Abb. 120 b. Die Röntgenkontrolle 20 Minuten nach der Füllung angefertigt, zeigt einen deutlichen Austritt von Kontrastmittel. Bei der Operation fand sich ein 5 mm großer extraperitonealer Riß in der Harnblase rechts

Zur genauen Diagnose füllt man die Blase mit 300 ccm Kochsalzlösung auf, der 40 ccm 65%iges Urografin beigegeben wird. Nach der Füllung macht man eine Röntgenaufnahme, um zu sehen, ob das Kontrastmittel aus der Blase ausgetreten ist. Ist der Riß in der Blase sehr klein, so kann unter Umständen auf dieser Aufnahme noch kein Kontrastmittelaustritt zu sehen sein. Daher werden nach weiteren 10 bzw. 20 Minuten nochmals Röntgenaufnahmen gemacht, auf denen auch bei kleinen Rissen ein Austritt des Kontrastmittels nachzuweisen ist (Abb. 120).

Von manchen Autoren wird diese Kontrastmitteldarstellung bei Verdacht auf eine Blasenruptur wegen Infektionsgefahr abgelehnt. Eine solche konnten wir bei unseren Fällen *nicht* beobachten.

1. Harnröhre

Die traumatischen Verletzungen der Harnröhre liegen meist im Bereich der Pars membranacea.

In Allgemeinnarkose wird die Vorderwand der Harnblase durch einen suprapubischen Schnitt freigelegt, mit Haltefäden angeschlungen, die Blase eröffnet und der Harn abgesaugt. Von peripher her wird durch die Harnröhre ein Metallkatheter eingeführt und nach Auffädeln des proximalen Harnröhrenstumpfes in die Harnblase vorgeschoben. Rückläufig wird mit Hilfe des Metallkatheters ein ungefähr 50 cm langer Polyvinylschlauch durch die Harnröhre gezogen (Abb. 121) und mit einer Seidennaht am Orificium externum fixiert (Durchzugsverfahren). Eine Naht der Harnröhre ist nicht notwendig.

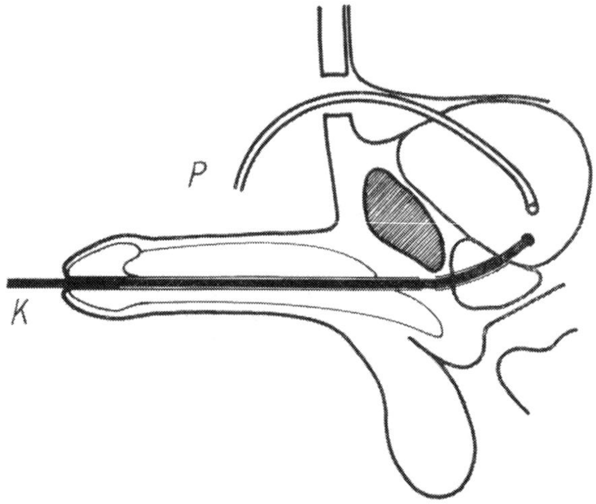

Abb. 121. Durchzugsverfahren bei einem Riß der Harnröhre im Bereich der Pars membranacea: Von peripher her ist ein Metallkatether (K) in die Harnblase eingeführt, nachdem der zentrale Stumpf der Harnröhre aufgefädelt wurde. Rückläufig wird mit Hilfe des Katethers ein Polyvinylschlauch (P) durch die Harnröhre gezogen

In die Blase wird aus Sicherheitsgründen ein Kunststoffrohr eingelegt, das suprapubisch herausgeleitet wird, und die Operationswunde mit Einzelnähten, die durch eine Z-Naht gesichert werden, verschlossen, wobei das Durchzugsrohr ebenfalls suprapubisch herausgeleitet ist.

In das Cavum Retzii wird ein Saugdrain, das durch die gesunde Haut herausgeleitet wird, für 48 Stunden eingelegt und die Wunde schichtweise vernäht. Das in die Blase eingelegte Kunststoffrohr kann in der Regel nach 8—10 Tagen entfernt werden. Das Durchzugsrohr soll nach 3 Wochen durch einen gewöhnlichen Blasenkatheter ersetzt werden. Hat sich die Blasenfistel geschlossen, so kann auch dieser Katheter entfernt werden.

Bei einer Verletzung der vorderen Harnröhre soll man in der gleichen Weise vorgehen.

2. Harnblase

Die traumatischen Verletzungen der Blase sind meist extraperitoneal und nur selten intraperitoneal gelegen. Bei einer Blasenverletzung soll so bald als möglich die operative Versorgung durchgeführt werden, um einer Urinphlegmone bzw. einer Peritonitis vorzubeugen.

In Allgemeinnarkose wird durch einen suprapubischen Schnitt die Blasenvorderwand freigelegt, mit Haltefäden angeschlungen und die Blase eröffnet. Damit bekommt man einen guten Überblick über die Verletzungsstelle.

Ein Riß der Blasenwand wird zweischichtig mit Katgutknopfnähten verschlossen. Die Naht der Schleimhaut selbst ist nicht notwendig.

Findet sich der Riß der Blasenwand im Bereich der Ureterenostien, so sollen diese vor der Naht mit Kunststoffkatheter, die 1 Woche belassen werden, geschient werden.

Anschließend wird transurethral ein Ballon-Katheter in die Blase eingeführt und die Blase selbst mit einem Kunststoffschlauch, der suprapubisch herausgeleitet wird, drainiert. Die operativ eröffnete Blasenvorderwand wird mit Einzel-Katgutnähten verschlossen, die durch eine Z-Naht gesichert werden.

Mußten in die Harnleiter vor der Naht des Blasenrisses Katheter eingeführt werden, so werden diese ebenfalls suprapubisch herausgeleitet. Durch Einspritzen von physiologischer Kochsalzlösung in den Ballon-Katheter prüft man, ob die Naht der Blase wasserdicht erfolgt ist.

Nach Versorgung jedes extraperitonealen Risses der Blase soll zur Sicherheit noch die Bauchhöhle eröffnet und inspiziert werden, um Nebenverletzungen ausschließen zu können.

Vor dem schichtweisen Wundverschluß wird paravesikal ein Saugdrain für 48 Stunden eingelegt, das durch die gesunde Haut herausgeleitet wird.

Bei jeder intraperitonealen Verletzung der Blase muß nach Naht der Blasenwunde diese noch peritonealisiert werden.

3. Niere

Stumpfe Verletzungen der Niere bedürfen meist *nicht einer sofortigen* operativen Behandlung, wie z. B. eine Verletzung der Milz oder des Dünndarms.

Ist der Harn blutig und wurde eine Verletzung der Harnröhre und Harnblase ausgeschlossen, so liegt in der Regel eine Nierenverletzung vor. In *äußerst* seltenen Fällen kann bei klarem Harn eine Niere von ihrem Stiel abgerissen sein und der klare Harn aus der nichtverletzten Niere stammen.

Bei den Nieren bestehen folgende Verletzungsmöglichkeiten:

1. Oberflächliche Parenchymeinrisse *ohne* eine Verbindung zum Nierenhohlsystem.
2. Tiefe Einrisse mit Eröffnung der Kelche bzw. des Nierenbeckens.
3. Zertrümmerung der Niere oder Abriß der Niere vom Stiel.

Das Ausmaß der Nierenverletzung *kann klinisch nicht* festgestellt werden, sondern nur durch ein Urogramm bzw. durch eine retrograde Pyelographie.

Das *Urogramm* soll erst nach zwei bis drei Tagen gemacht werden, bis sich der Verletzte erholt hat. Mit dem Urogramm wird sowohl die Funktionstüchtigkeit und das Ausmaß der Verletzung der Niere festgestellt, als auch das Vorhandensein einer zweiten Niere.

Findet man im Urogramm ein intaktes Nierenbecken und intakte Kelche und ist nur eine kleine Einbruchsstelle von Kontrastmittel zu sehen, so kann *konservativ* vorgegangen werden.

Zeigt die entsprechende Niere keine Kontrastmittelausscheidung, so kann trotzdem keine Verletzung vorliegen. Die Nichtausscheidung von Kontrastmittel in den ersten Tagen nach der Verletzung kann reflektorisch und schockbedingt sein. Daher ist das Urogramm nach drei bis vier Tagen zu wiederholen.

Kommt es auch beim zweiten Urogramm zu keiner Darstellung der Niere, so soll eine *retrograde Pyelographie* gemacht werden. Ergibt diese eine schwere Verletzung der Niere, dann soll die Operation gleich angeschlossen werden. Von manchen Autoren wird die retrograde Pyelographie wegen Infektionsgefahr abgelehnt; wir konnten bei unseren Verletzten nach einer retrograden Pyelographie niemals eine Infektion beobachten.

In äußerst seltenen Fällen kann trotz isoliertem Abriß der Nierenvene das Urogramm normal sein, ebenso wie eine retrograde Pyelographie keinen Anhaltspunkt für eine Verletzung bieten kann, obwohl die Nierengefäße abgerissen sind. Dies sind aber sehr seltene Ereignisse.

Die *Indikation zur Operation* bei einer Nierenverletzung ist gegeben

1. Primär: Bei *lebensbedrohender* Blutung. Dazu ist zu sagen, daß selbst eine massive Nierenblutung in der Regel innerhalb von ein bis zwei Tagen von selbst zum Stillstand kommt, wenn das *Peritoneum* unverletzt ist.
2. Sekundär: Wenn die Kontrastmitteldarstellung zeigt, daß das Nierenbecken oder die Kelche verletzt sind, oder daß die Niere völlig funktionslos geworden ist.

Die Kenntnis der Funktionstüchtigkeit der *zweiten* Niere ist *Voraussetzung* für jeden operativen Eingriff.

Ist ein operatives Vorgehen bei einer Nierenverletzung notwendig, so bestehen folgende Möglichkeiten:

1. Naht der Niere, der Nierenkelche und des Nierenbeckens, wenn die Durchblutung aller einzelnen Teile gewährleistet ist.
2. Resektion eines Nierenpoles, wenn nur ein Pol abgerissen und die restliche Niere ausreichend durchblutet ist und die ableitenden Harnwege intakt sind.
3. Entfernung der Niere, wenn diese zertrümmert oder vom Nierenstiel abgerissen ist.

Die Art des *operativen Zuganges* wird durch die Indikation bestimmt. Lebensbedrohend wird eine Nierenblutung meist nur durch gleichzeitigen Bauchfellriß und Blutung in die Bauchhöhle. In diesen Fällen wird die Niere von einem oberen Pararektalschnitt aus transperitoneal freigelegt, und zwar durch bogenförmige Spaltung des Peritoneum kranial lateral der Flexura coli hepatica bzw. lienalis, wobei man den Riß im Peritoneum nach Möglichkeit in diese Richtung erweitert.

Findet man bei Revision des Abdomens wegen gleichzeitiger anderer innerer Verletzungen das Peritoneum über einer Niere vorgewölbt, aber unverletzt, soll man die Niere primär *nicht* freilegen.

In allen anderen Fällen, bei denen eine *Operation* der verletzten Niere angezeigt ist, soll diese von einem lumbalen Schrägschnitt aus erfolgen.

Der Verletzte wird hierfür mit der gesunden Seite auf eine aufblasbare Gummirolle gelagert, deren Luft zur Hautnaht abgelassen wird. Der Schnitt verläuft kaudal und parallel zur 12. Rippe und endet knapp über dem höchsten Punkt des Darmbeinkammes. Nach Durchtrennung der Muskulatur wird die Fascia transversa gespalten und das Peritoneum ohne Eröffnung der Bauchhöhle vorsichtig nach vorne abgedrängt. Eventuell muß zur besseren Darstellung des oberen Nierenpoles die 12. Rippe reseziert werden.

Zur vorübergehenden Blutstillung drückt man den Nierenstiel mit der Hand gegen die Wirbelsäule. Das Anlegen von Gefäßklemmen soll wegen der Nähe der V. cava caudalis und der Aorta descendens nur unter Sicht erfolgen. Die Resektion eines Nierenpoles erfolgt keilförmig, wobei die Resektionsflächen durch Naht verschlossen werden. Bei Entfernung der Niere sollen Arterie, Vene und Ureter getrennt und zweifach ligiert werden. Eine Drainage der Operationsstelle ist notwendig, wenn die Verletzung zu einer Eröffnung der ableitenden Harnwege geführt hat, oder wenn gleichzeitig der Magen oder Darm verletzt wurde, wenn sie primär offen war oder bereits vor der Operation eine Infektion aufgetreten ist. Die Drainage erfolgt unabhängig vom Zugang *immer* nach lumbal. Ist das Peritoneum eröffnet, muß es stets dicht verschlossen werden.

Sachregister

P

Q

R

S

T

U

V

W

Z

Kolibri 360 GmbH
Ferdinand-Jühlke-Straße 7
99095 Erfurt, Deutschland
produktsicherheit@kolibri360.de